Susan Perry/Jim Dawson
Chronobiologie – die innere Uhr Ihres Körpers

Susan Perry/Jim Dawson

Chronobiologie – die innere Uhr Ihres Körpers

Entdecken und nutzen Sie den *eigenen* Rhythmus!

Aus dem Amerikanischen übersetzt von Helga Künzel

Ariston Verlag · Genf/München

CIP-Titelaufnahme der Deutschen Bibliothek

PERRY, SUSAN:
Chronobiologie: die innere Uhr Ihres Körpers;
entdecken und nutzen Sie den eigenen Rhythmus! /
Susan Perry u. Jim Dawson.
Aus d. Amerikan. übers. von Helga Künzel. –
2. Aufl. – Genf;
München: Ariston Verlag, 1991
Einheitssacht.: The secrets our body clocks reveal <dt.>
ISBN 3-7205-1591-5
NE: Dawson, Jim:

Die amerikanische Originalausgabe erschien unter dem Titel
»The Secrets Our Body Clocks Reveal«
1988 bei Rawson Associates, Macmillan Publishing Company,
New York
© 1988 by Susan Perry and Jim Dawson

© Copyright der deutschen Ausgabe by
Ariston Verlag, Genf 1990

Alle Rechte, insbesondere des – auch auszugsweisen – Nachdrucks, der phono- und photomechanischen Reproduktion, Photokopie, Mikroverfilmung sowie der Übersetzung und jeglicher anderen Aufzeichnung und Wiedergabe durch bestehende und künftige Medien, vorbehalten.

Gestaltung des Schutzumschlages:
Atelier Höpfner-Thoma, GraphicDesign BDG, München
Satz: RSM, Reutte/Tirol
Gesamtherstellung: Wiener Verlag, Himberg bei Wien

Erstauflage Februar 1990
Zweite Auflage Januar 1991
Printed in Austria 1991

ISBN 3-7205-1591-5

Inhalt

Danksagungen 12

1. *Die Zeiten Ihres Lebens* 15
   Ihr Rhythmusbewußtsein: eine Befragung 17
   Der Takt eines typischen Tages 17
   Ihre inneren Rhythmen 20
   Biologische Rhythmen sind *keine* Biorhythmen ... 22
   Die Natur der Rhythmen 23
   Loslösung von der Sonne 24
   Aufrechterhaltung der Synchronizität 26
   Gefahren des Verlusts der Synchronizität 27
   Wie flexibel sind Ihre Rhythmen? 29
   Ein unterschiedlicher Takt 31
   Tägliche Rhythmen und der Jungbrunnen 31
   Jahreszeitliche Rhythmen und Winterwahnsinn 32
   Der Mond, Manie und Monatsrhythmen 34
   Geheimnisvolle wöchentliche Rhythmen 35
   Ultradiane Rhythmen und das Neunzig-Minuten-
   Rätsel 37
   Ihre inneren Rhythmen: einige Beispiele 38
   Das Aufspüren Ihrer Rhythmen 39

2. *Ihre täglichen Höhen und Tiefen* 40
   Die besten Zeiten, die schlechtesten Zeiten 42
   Sind Sie ein Morgenmensch oder ein Nachtmensch? . 42
   Wann Sie am wachsten sind 43
   Wann Sie am wenigsten wach sind 43
   Das Nachlassen der Aufmerksamkeit am frühen
   Nachmittag 44
   Wann Ihr Gedächtnis am besten ist 45
   Wann Ihr Denkvermögen am besten ist 46
   Welche Zeit sich am besten für einfache, monotone
   Arbeiten eignet 47
   Wann Sie mit Ihren Händen am geschicktesten sind 47

Wann Ihre Stimmung – vielleicht – am besten ist 47
Wann Ihre Sinne am schärfsten sind 48
Wie Sie die Zeit beurteilen 49
Wann Sie beim Sport und bei anderen körperlichen
Betätigungen am besten sind 49
Wie eine Frau ihre Rhythmen bei ihrer Arbeit
einsetzt 51
Das Bestimmen Ihres Tages 52
Unterschiede zwischen Nacht- und Tagmenschen 53
In welchem Maß sind Sie ein Nacht- oder
ein Morgenmensch? 54
Das Aufspüren Ihres Wachheitsrhythmus 54
Das Aufspüren Ihres täglichen Temperaturzyklus 54
Wenn eine Lerche eine Eule heiratet 58
Ihre Neunzig-Minuten-Zyklen 60
Tagträumen 60
Schläfrigkeit 61
Der Gang zur Toilette 61
Der Drang, etwas zu essen 62
Der Drang zu rauchen 62
Tips, die Ihnen helfen, Ihre täglichen Rhythmen im
Takt zu halten 63
Wie Streß Ihre Zyklen verkürzt 64

3. *Die Wichtigkeit des Schlafs* 65
Ihr Schlafzyklus: eine Befragung 66
Wieviel Schlaf brauchen Sie? 67
Ohne Schlaf auskommen 69
Die Rhythmen der Nacht 71
Der Schlafinstinkt 73
Die kritischen Phasen: Tiefschlaf und Traumschlaf 74
Was der Tiefschlaf für Sie bewirkt 74
Was der Traumschlaf für Sie bewirkt 76
Was Ihren Schlafrhythmus unterbrechen kann 77
Was Ihren Schlafrhythmus fördern kann 78
Die Erfüllung Ihrer persönlichen Schlafbedürfnisse 79
Wie Sie Ihr persönliches Schlafbedürfnis ermitteln 79
Wie Sie Ihre ideale Schlafengehenszeit ermitteln 80
Wie Sie am Wochenende lange aufbleiben und dennoch
Montagsmüdigkeit vermeiden können 81
Sind Sie ein Lang- oder ein Kurzschläfer? 83

Inhalt

Wie sich schlechter Schlaf auf Ihre sportlichen
Leistungen auswirkt 84
Wenn die Rhythmen »falsch« gehen 85
Wenn Sie Einschlafprobleme haben 85
Wenn Sie Probleme haben, wach zu bleiben 87
Wenn Sie Probleme haben, eine regelmäßige
Schlafengehenszeit einzuhalten 87
Wenn die Chronotherapie versagt 88
Schlafstörende Drogen 89
Ein Schläfchen tagsüber: gut oder schlecht? 90
Was im Schlaf passiert 93
Nächtliches Zähneknirschen (Bruxismus) 93
Kopfstoßen 94
Myoklonische Zuckungen 94
Nachtangst (Pavor nocturnus) 94
Schlafwandeln (Somnambulismus) 95
Bettnässen (Enuresis) 95
Sprechen im Schlaf (Somniloquie) 96
Alpträume 96
Schlaflähmung 96
REM-Verhaltensstörung 97
Schmerzhafte Erektionen 97
Gebündelt auftretende Kopfschmerzen 98
Schlafbedingtes Asthma 98
Hypnagogische Halluzinationen 99
Ratschläge zur Verbesserung Ihres Schlafzyklus 100

4. *Das Maß Ihrer Stimmungen* 101
Ihre stimmungsmäßige Verwundbarkeit: eine
Befragung 102
Der Rhythmus der Gemütsverstimmungen 102
Das Aufspüren Ihrer täglichen Stimmungen 104
Streß und Gemütsverstimmung: ein Bruch im
Rhythmustakt 105
Wie Streß Ihre Rhythmen zerbricht 107
Wie eine Rhythmusstörung Streß verursacht 110
Winterliche Gemütsverstimmung 112
Es werde Licht 113
Unterschiede zwischen Winterdepression und
andersgearteter Depression 115
Die Zyklen der Depression 115

Wenn normale Schwermut zu Depression wird 116
Die Weihnachtszeit ist's nicht 117
Schlafzyklus und Depression 118
Die Manipulierung des Schlafs zur Behandlung von
Depression 120
Ratschläge zur Linderung von Gemüts-
verstimmungen 122

5. *Ihre Sexualzyklen* 123
Ihre Sexualzyklen: eine Befragung 124
Ich bin verliebt, es muß – Herbst sein 124
Die wahrscheinlichste Geburtszeit 125
Ihre tägliche und wöchentliche Libido 126
Der Menstruationszyklus 126
Einmal im Monat – so ungefähr 127
Was Ihren Menstruationszyklus verlängern oder
verkürzen kann 128
Vier Hormone und ihre Wirkung 129
Die vier Menstruationsphasen 131
Wie Sie mit dem prämenstruellen Syndrom
fertig werden 132
Wenn Selbsthilfemaßnahmen nicht helfen 136
Wann Ihre Periode am wahrscheinlichsten
einsetzt 136
Die Aufzeichnung Ihres monatlichen Zyklus 137
Was eine Frau aus ihrer Tabelle erfuhr 138
Auch Männer haben Zyklen 139
Zyklusveränderungen 141
Kürzere männliche Zyklen 142
Wie Ihr Menstruationszyklus sich auf Ihre
körperliche Gesundheit auswirkt 142
Wann man am ehesten von einer Krankheit
befallen wird 144
Wie Ihr Menstruationszyklus sich auf Ihre geistigen
Fähigkeiten auswirkt 145
Wie körperliche Übungen Ihren monatlichen Zyklus
beeinflussen können 146
Wie sich Sport auf Ihren monatlichen Zyklus
auswirken kann 148
Wie Ihr Menstruationszyklus Ihr Gewicht
beeinflußt 149

Epilepsie 195
Durch Geschlechtsverkehr übertragene
Krankheiten 196
Tips für die Aufrechterhaltung eines gesunden
Takts 198

7. *Sie sind – wann Sie essen* 199
Die Eßgewohnheiten: eine Befragung 200
Warum Sie im Herbst zunehmen 201
Wann Sie essen – das wirkt sich auf Ihr Gewicht aus 202
Warnung der Weight-Watchers 203
Der neunzigminütige Hungerzyklus 203
Das Aufspüren des Essensdrangs 204
Wie sich Ihre Geschmacksknospen im Lauf des Tages
verändern 206
Wie Koffein Ihre Rhythmen beeinflußt 206
Verbreitete Koffeinlieferanten 209
Tips für das Timing von Koffein 210
Wie Alkohol Ihre Rhythmen beeinflußt 211
Förderung Ihrer täglichen Rhythmen mittels
Ernährung 211
Einleitung eines guten Starts am Morgen 213
Bekämpfung der Flaute am frühen Nachmittag 214
Bekämpfung der spätnachmittäglichen Nieder-
geschlagenheit 214
Bekämpfung der spätnachmittäglichen Zappeligkeit 215
Wachbleiben in der Nacht 215
Nährmittel, die abends Ihre Entspannung fördern 215
Nährmittel, die Ihnen das Einschlafen erleichtern 216
Nahrung, die Energie spendet 216
Nahrung, die beruhigt 217
Ratschläge für »rhythmische« Kost 217

8. *Gestörte Rhythmen: Jet-Krankheit* 219
Ihre Anfälligkeit für die Jet-Krankheit:
eine Befragung 220
Was ist die Jet-Krankheit? 221
Was verursacht die Jet-Krankheit? 221
Es spielt keine Rolle, ob Sie hin oder zurück fliegen 223
Wie die Jet-Krankheit sich auf die Leistung
auswirkt 223

Wie sich der Menstruationszyklus auf Ihre Haut
auswirkt 149
Besondere Anmerkungen für Frauen, die die Pille
nehmen 150
Wie Ihr Menstruationszyklus Ihr sexuelles Verlangen
beeinflußt 151
Wie es sich auf Ihren Zyklus auswirkt, wenn Sie unter
Frauen sind 152
Tips für das Leben mit Ihren Sexualrhythmen 153
Wie es sich auf Ihren Zyklus auswirkt, wenn Sie unter
Männern sind 154

6. *Bewahrung eines gesunden Takts – Rhythmen und
Medizin* 155
Ihre Anfälligkeit für Krankheiten: eine Befragung 156
Das Aufspüren von Krankheiten mit Hilfe der
Rhythmen 157
Ihr Gesundheitsthermometer 158
Behandlung von Krankheiten mit Hilfe der
Rhythmen 160
Pumpen, die den Takt halten 162
Vermeidung von Krankheiten mit Hilfe der
Rhythmen 163
Erkrankung, wenn Ihre Synchronizität gestört ist 163
Asthma 165
Heuschnupfen, Nesselfieber und andere Allergien 168
Erkältungen, Grippe und andere verbreitete
Infektionskrankheiten 169
Kopfschmerzen 170
Spannungskopfschmerzen 171
Migräne (Hemikranie) 172
Gebündelt auftretende Schmerzen 174
Wann Sie den Zahnarzt aufsuchen sollten 176
Geschwüre 177
Wenn Sie ins Krankenhaus müssen 179
Bluthochdruck (Hypertonie) 180
Ermitteln Ihres Blutdrucks 184
Herzattacken 185
Ein schmerzendes Herz 190
Krebs 191
Die Jahreszeiten des Krebses 193

Nutzung der Jet-Krankheit zu Ihrem
geschäftlichen Vorteil 225
Bekämpfung der Jet-Krankheit 226
Außerhalb Ihrer Kontrolle 228
Eine Erfindung des Flugpioniers Wiley Post 230
Was Sie ändern können 231
Vor dem Flug 231
Während des Flugs 232
Nach dem Flug 235
Zeitplan für den Aufenthalt in der Sonne 236
Besondere Tips für Sportler 237
Das Anti-Jet-lag-Programm 238
Rein geschäftlich 239
Sommerzeit: Jet-lag in Ihrem Schlafzimmer 241
Ratschläge für das Reisen durch die Zeit 242

9. *Gestörte Rhythmen: Schichtarbeit* 243
Eignen Sie sich für die Schichtarbeit? – Eine
Befragung 245
Zeitverschiebung bei Schichtarbeit: die Jet-Krankheit
der Arbeitswelt 245
Eignen Sie sich für die Nachtschicht? 247
Die Auswirkungen der Schichtarbeit 251
Wie Schichtarbeit Ihr gesellschaftliches Leben
beeinflußt 251
Wie Schichtarbeit Ihr häusliches Leben beeinflußt ... 253
Wie Schichtarbeit Ihren Schlaf beeinflußt 255
Wie Schichtarbeit Ihre Gesundheit beeinflußt 256
Linderung des mit der Schichtarbeit
verbundenen Streß 257
Der Niedergang Ihrer Gesundheit 259
Warnung: Machen Sie keine Nachtschicht, wenn Sie
eine der angeführten Krankheiten haben! 260
Wie sich Schichtarbeit auf Ihre Leistung auswirkt 261
Nicht alle Zeitpläne für Schichtarbeit sind gleich 264
Tips zur besseren Bewältigung von Schichtarbeit 265

10. *Der Takt der Zukunft* 266

Literaturhinweise 269

Danksagungen

Auch das Schreiben eines Buches hat seinen völlig eigenen Rhythmus; und als wir an diesem Buch arbeiteten, halfen uns viele Menschen, einen gleichmäßigen Takt einzuhalten. In erster Linie möchten wir den zahlreichen Wissenschaftlern und Forschern danken, die uns ihre Zeit widmeten und uns von ihrer Sachkenntnis profitieren ließen, vor allem Franz Halberg, Bob Sothern, William Hrushesky, Timothy Monk, Michael Smolensky, Mitchel Kling, Margaret Moline, David Sack, R. Curtis Graeber, Cynthia Hedricks, Sharon Golub und Mark Mahowald. Unser besonderer Dank gilt dem *Melpomene Institute* für die Überlassung seiner Forschungsarbeiten über Sportlerinnen und den Menstruationszyklus.

Danken möchten wir ferner unserer unermüdlichen Rechercheurin Beth Atkinson, die endlose Stunden in der Bibliothek der Medizinischen Fakultät der Universität von Minnesota verbrachte, sowie Billy Steve Clayton, der uns voll Geduld bei der Anfertigung der graphischen Darstellungen des Buches half.

Ein jegliches hat seine Zeit, und alles Vorhaben unter dem
  Himmel hat seine Stunde:
Geboren werden und sterben, pflanzen und ausrotten, was
  gepflanzt ist,
würgen und heilen, brechen und bauen,
weinen und lachen, klagen und tanzen,
Steine zerstreuen und Steine sammeln, herzen und ferne sein
  vom Herzen,
suchen und verlieren, behalten und wegwerfen,
zerreißen und zunähen, schweigen und reden,
lieben und hassen, Streit und Friede hat seine Zeit.

Der Prediger Salomo 3, 1 – 8

1
Die Zeiten Ihres Lebens

> Jedes Ding hat seine Zeit.
> WILLIAM SHAKESPEARE
> *Die Komödie der Irrungen*

Unser ganzes Leben und all unser Tun und Treiben werden heutzutage von der Uhr beherrscht. Wir essen, schlafen, arbeiten, vergnügen uns und lieben sogar noch nach dem strengen Zeitplan, den uns die Gesellschaft mit ihren Usancen und Normen auferlegt hat. Die meisten von uns essen morgens, dann wieder mittags und nehmen ihre Hauptmahlzeit abends ein. Wir arbeiten zu bestimmten Zeiten, in denen es von uns verlangt wird, nicht unbedingt zu der Zeit, in der wir am meisten Lust dazu haben und am leistungsfähigsten wären. Körperliche Bewegung, sofern wir sie uns überhaupt verschaffen, wird irgendwo zwischen unsere beruflichen und häuslichen Aufgaben hineingequetscht. Die Liebe heben wir für die in gesellschaftlicher Hinsicht passendste Zeit auf, gewöhnlich für den späten Abend. An den Wochenenden fühlen wir uns verpflichtet, uns zu amüsieren, lange aufzubleiben und gründlich auszuschlafen. Am Wochenbeginn schleppen wir uns dann zur Arbeit, die Kaffeetasse in der Hand, und versuchen, die obligate Montagsmüdigkeit abzuschütteln.

Entspricht dieses Leben unserem natürlichen Zeitplan? Nein! Es ist höchst unnatürlich!

Wir richten unser Leben zwar auf das harte Ticken der Uhren unserer Gesellschaft aus, aber tief in jedem von uns schwingen Rhythmen, die auf grundlegende, uralte Zeitmesser eingestellt sind. Dies sind unsere *natürlichen Rhythmen,* und nach ihnen sollten wir zu leben versuchen!

Was genau sind diese Rhythmen? Sie sind ein komplexes System innerer Schrittmacher, die alles an und in uns regulieren, angefangen bei der Körpertemperatur bis hin zu unseren Stimmungen und Verhaltensweisen. Sie entscheiden weitgehend, wann wir glücklich oder deprimiert, geduldig oder gereizt, sorgfältig oder unfallgefährdet sind. Und sie haben starken Einfluß auf unsere Anfälligkeit für Krankheit und Streß sowie unsere Widerstandskraft dagegen.

Der wissenschaftliche Begriff für das Forschungsgebiet und die Untersuchung dieser biologischen Rhythmen lautet *Chronobiologie*. Alle Lebewesen, von den Mollusken bis zu den Menschen, unterliegen diesen biologischen Rhythmen. Einige der Rhythmen sind schnell, sie haben eine kurze Wellenlänge und lassen sich in Minuten oder Sekunden messen; andere dauern Stunden, Tage, Monate oder sogar Jahre. Das Ansteigen der Körpertemperatur zum Höchstwert, der bei den meisten Menschen jeden Abend erreicht wird, ist ein Beispiel für einen täglichen Rhythmus. Der Menstruationszyklus ist ein monatlicher Rhythmus. Das Stärkerwerden des Sexualtriebs im Herbst ist ein Beispiel für einen jahreszeitlichen oder jährlichen Rhythmus.

Das Verständnis Ihrer inneren Schrittmacher kann Ihnen helfen, Ihr Leben so zu gestalten, daß Sie die Möglichkeit haben, *mit* Ihren natürlichen Rhythmen zu arbeiten statt gegen sie. Es kann Ihre Leistungsfähigkeit bei der Arbeit und beim Vergnügen steigern.

Die Kenntnis Ihrer biologischen Rhythmen kann Ihnen beispielsweise helfen, zu lernen oder in Erfahrung zu bringen:

o wann Sie wichtige Versammlungen und Treffen ansetzen sollten;
o wann Sie eine Diät beginnen sollten;
o wie Sie die Montagsmüdigkeit vermeiden können;
o wann Sie sich körperliche Bewegung verschaffen sollten, um Verletzungsgefahren zu verringern und die Leistungsfähigkeit zu steigern;
o wann Sie am wachsamsten auf Symptome von Brustkrebs und anderen Krankheiten achten sollten;
o wie Sie Ihre Studienkurse oder die Lernstunden Ihrer Kinder so planen können, daß sie zu den Spitzenzeiten der Merkfähigkeit und anderer geistiger Fertigkeiten stattfinden;
o wie Sie im Düsenzeitalter die Auswirkungen der Zeitverschiebung bei Flugreisen verringern können;
o wann Ihr Sexualtrieb am stärksten ist;
o wann Sie Intelligenz- und andere Tests machen oder meiden sollten;
o wie Sie die Einnahme von Medikamenten zeitlich so planen

können, daß diese am besten wirken und die geringsten Nebenwirkungen haben;
o wann die Wahrscheinlichkeit, daß Sie schwanger werden, am größten ist;
o wann Sie am anfälligsten für Übellaunigkeit und Depression sind;
o wie Sie ärztliche Behandlungen und Zahnarztbesuche zeitlich so planen können, daß Sie am wenigsten Schmerzen ertragen müssen.

Die Liste ließe sich endlos fortsetzen, denn die biologischen Rhythmen sind ein integraler Bestandteil unseres täglichen Lebens.

Ihr Rhythmusbewußtsein: eine Befragung

o Fuhlen Sie sich als Nacht- oder als Morgenmensch?
o Gibt es eine bestimmte Tageszeit, zu der Sie nach Ihrem Gefühl am produktivsten sind, gleichgültig, was Sie tun?
o Haben Sie den Eindruck, daß Ihre Energien am frühen Nachmittag erlahmen?
o Verspüren Sie zu einer bestimmten Zeit am Tag, im Monat (bei Frauen), im Jahr stärkeren sexuellen Drang?
o Ändert sich Ihre Stimmung mit den Jahreszeiten?
o Fallen Ihnen sportliche Übungen zu einer bestimmten Tageszeit leichter?
o Schmeckt Ihnen das Essen mit fortgeschrittener Tageszeit besser?

Wenn Sie auf irgendwelche dieser Fragen mit Ja geantwortet haben, sind Sie sich Ihrer biologischen Rhythmen bewußt – oder zumindest der Auswirkung, die diese Rhythmen auf Ihr Befinden haben.

Der Takt eines typischen Tages

Damit wir besser verstehen, wie die biologischen Rhythmen unser tägliches Leben beeinflussen, wollen wir ein erfundenes Ehepaar,

Harry und Helen, während eines durchschnittlichen Tages beobachten.

Es ist Dienstag morgen. Um sieben Uhr klingelt an Harrys und Helens Bett der Wecker. Helen ist bereits seit einer Stunde wach und hat sich, wie jeden Morgen, die Frühnachrichten im Radio angehört. Harry dagegen schläft beim Klingeln des Weckers noch fest und läßt sich nur widerwillig aus einem lebhaften Traum reißen. Er wacht mit einer Erektion auf, seiner vierten in dieser Nacht (was er freilich nicht weiß). Die Erektion hat er nicht als Folge seines Traums, sondern als Folge des gezeitenähnlichen Einströmens von Blut in seinen Penis, das in einem etwa neunzigminütigen Zyklus stattfindet, während er schläft.

Helen und Harry zögern beide, aufzustehen. Ihre Körpertemperatur beginnt erst zu steigen, deshalb empfinden sie das Bett als besonders behaglich. Und die Hormone, die ihre Libido steuern, haben jetzt die größte Wirkung des Tages erreicht, was die Versuchung, zwischen den Laken zu bleiben, noch verstärkt.

Doch für das Ehepaar ist heute ein Arbeitstag und für ihre beiden Kinder ein Schultag. Harry und Helen stehen auf und beginnen mit der morgendlichen Routine. Helen ist zu dieser frühen Stunde zwar nicht gerade ein Energiebündel, doch viel wacher und fröhlicher als Harry. Der Grund dafür ist, daß Helens biologische Rhythmen denjenigen Harrys zeitlich um einiges voraus sind. Die Hormone, die ihren Körper wecken und ihre Stimmung heben, beginnen das tägliche Ansteigen eine gute Stunde früher als Harrys Hormone.

Während Helen unten für die Familie das Frühstück richtet, taumelt Harry ins Bad, um sich zu rasieren. Für diese Tätigkeit ist die frühe Morgenstunde eine günstige und gleichzeitig ungünstige Zeit: günstig, weil Harrys Schmerzempfindlichkeit frühmorgens gering ist, und ungünstig, weil seine Hände frühmorgens am stärksten zittern. Heute schafft Harry es zu seiner Freude, sich beim Rasieren nicht zu schneiden. Er hat nicht bemerkt, daß sein Bartwuchs während einer ganzen Woche schwach gewesen ist.

Zum Frühstück essen Harry und die Kinder Hafergrütze mit braunem Zucker und Milch. Helen, die Diät hält, weil sie abnehmen will, begnügt sich mit einem Glas Orangensaft und einer leicht gebutterten Scheibe Toast. Sie erinnert Harry, daß er auf dem Heimweg einige Lebensmittel für die Lasagne mitnehmen soll, die sie zum Abendessen zubereiten will.

Helen sollte sich lieber ein reichliches Frühstück genehmigen

Der Takt eines typischen Tages

und abends wenig essen, denn Kalorien, die man morgens konsumiert, verwandeln sich weniger leicht in Körperfett als jene, die man abends einnimmt.

Am Frühstückstisch eröffnet HORATIO, Harrys und Helens Sohn, den Eltern, daß er in der Schule heute eine Rechtschreibprüfung hat. Zum Glück hat er gestern noch am Nachmittag für die Prüfung gelernt – die beste Tageszeit, um etwas zu lernen, das man zu einem späteren Zeitpunkt wissen muß. Auch der Tochter HILDA steht an diesem Tag ein großes Ereignis bevor, ein Fußballspiel im Anschluß an den Unterricht. Hilda und ihre Mitspielerinnen müßten zu der Stunde eigentlich ihre beste spielerische Leistung bringen können, denn die motorischen Fähigkeiten aller Menschen erreichen ihren Höhepunkt am späten Nachmittag.

Harry ist leider nicht so gut dran. Die zeitliche Anberaumung eines wichtigen Termins während dieses Arbeitstags fällt, was seine biologischen Rhythmen anbelangt, nicht mit der günstigsten Stunde zusammen. Er muß in einer Besprechung, die gleich nach der Mittagspause stattfindet, seinem Chef eine ausführliche Erläuterung geben. Harrys Aufmerksamkeit und seine geistigen Fähigkeiten unterliegen zu der Zeit dem üblichen frühnachmittäglichen Absinken, und das dürfte es ihm erschweren, Fragen seines Chefs rasch und erschöpfend zu beantworten.

Nach dem Frühstück geht jedes der Familienmitglieder seines Weges: auf die Eltern wartet die Arbeit, auf die Kinder die Schule. Während Harry den Vormittag damit zubringt, seiner Erläuterung den letzten Schliff zu geben, überprüft Helen einige Zahlen für einen Bericht, den sie vorbereitet. Die Zeit ist günstig für eine solche Arbeit; ihre mathematischen Fähigkeiten befinden sich auf dem Höchststand.

In der Mittagspause zieht Helen rasch Laufkleidung an und joggt in einem Park unweit ihres Bürogebäudes etwa fünf Kilometer. Sie braucht dazu einundzwanzig Minuten – eine gute Zeit für sie, wahrscheinlich aber könnte sie die Strecke noch schneller bewältigen, würde sie im Anschluß an die Arbeit laufen, denn zu dieser Zeit befinden sich ihre sportlichen Fähigkeiten, einschließlich der Ausdauer, auf dem täglichen Höhepunkt.

Um die Mitte des Nachmittags liest Helen Material für ihren Bericht und schreibt einen ersten Entwurf. Harry überlegt unterdessen, was bei seiner Erläuterung schiefgegangen ist, und faßt den Entschluß, dem Chef seine Ideen zu einem späteren Zeitpunkt noch einmal zu erläutern. Beide Beschäftigungen sind gut gewählt für den Nachmittag, denn zu dieser Zeit erreicht die geistige Fähigkeit, altes Wissen zu durchdenken und neue Informationen aufzunehmen, ihr größtes Leistungsvermögen. Ab vier Uhr nachmittags jedoch ertappen Helen und Harry sich dabei, daß sie immer wieder auf die Uhr schauen. Beider Wahrnehmung der Zeit hat sich verändert, die Minuten scheinen ihnen langsamer zu verstreichen, und die letzte Arbeitsstunde zieht sich endlos hin.

Nach der Arbeit eilt Helen zum Fußballspiel ihrer Tochter und anschließend heim, um das Abendessen für ihre Familie zuzubereiten. Harry ist früher nach Hause gekommen, zusammen mit Horatio, und hat schon die Soße für die Lasagne gemacht. Zu dieser Tageszeit riecht die Soße besonders köstlich, denn die Sinneswahrnehmungen, einschließlich des Riechens, sind jetzt am intensivsten. Dafür befindet sich die Lärmverträglichkeit auf dem Tiefpunkt, und die üblichen geschwisterlichen Katzbalgereien zwischen Horatio und Hilda wirken besonders aufreizend auf die Eltern.

Nach dem Abendessen setzen sich Helen und Harry mit einem Cocktail zum Radio, um sich ein spezielles Jazzkonzert anzuhören. Weil ihre Sinne am Abend geschärfter sind, bereitet das Konzert den beiden jetzt viel mehr Genuß als zu irgendeiner anderen Tageszeit. Die Cocktails schmecken zu dieser Stunde stärker, doch ihre berauschende Wirkung auf Harry und Helen ist jetzt schwächer, als sie es zu einer früheren Tageszeit gewesen wäre.

Gegen zehn Uhr abends beginnt Helens Körpertemperatur zu sinken, und sie wird müde. Um 22.30 Uhr liegt sie im Bett, tief schlafend. Harry dagegen muß noch zwei Stunden warten, bis seine Körpertemperatur und andere innere Rhythmen ihn schlafbereit machen. Er schaut sich im Fernsehen eine Mitternachts-Talk-Show an und bleibt bis ein Uhr auf.

Ihre inneren Rhythmen

Die Veränderungen, die bei Harry und Helen während eines typischen Tages in ihrem Leben stattfanden – Veränderungen der Wachheit, der Sinneswahrnehmungen und der geistigen Fähigkeiten –, sind die Folge wirklicher, meßbarer biologischer Veränderungen in ihrem Körper. Wir alle unterliegen ständig solchen rhythmischen Veränderungen. Unsere Körper sind inwendig fortwährend im Fluß.

erwies sich als wahrhaft erstaunlich. Beispielsweise kann der Zeitpunkt am Tag, zu dem ein Mensch Medikamente oder eine Bestrahlung zur Behandlung von Krebs erhält, über Leben und Tod entscheiden.

Viele medizinische Spezialisten, vor allem Ärzte, brauchen jedoch lange, um ihren alten homöostatischen Standpunkt zu ändern. Allmählich aber werden die Beweise zugunsten der Chronobiologie immer überzeugender, wozu Computer viel beitragen, die sowohl das Aufspüren als auch die Dokumentation von Rhythmen erleichtern und präziser machen. Als Folge davon beginnen die Wissenschaftler und Mediziner ihre altmodischen Vorstellungen vom menschlichen Körper zunehmend zu überdenken.

Der Widerstand ist jedoch noch nicht gänzlich gebrochen. Nur selten messen Ärzte den Blutdruck eines Patienten während einer Konsultation mehr als einmal. Und bei weitem nicht alle Psychiater sind sich der jahreszeitlichen oder zyklischen Natur einiger Formen der Depression bewußt.

Mittlerweile aber wird die Chronobiologie, die noch vor wenigen Jahren als seltsame, unbedeutende Wissenschaft galt, bereits an bedeutenden Universitäten und medizinischen Zentren der ganzen Welt gelehrt. Chronobiologen arbeiten in den USA beispielsweise für die NASA sowie für die *National Institutes of Health* und andere Regierungslaboratorien.

Die Chronobiologie gelangt nach und nach in den Hauptstrom der Wissenschaft, sie verändert zunehmend unsere Betrachtungsweise des Lebens und der Zeit.

Biologische Rhythmen sind keine Biorhythmen

Verwechseln Sie die Wissenschaft der *biologischen Rhythmen* nicht mit der *Biorhythmik*. Die beiden sind so verschieden voneinander wie die Astronomie und die Astrologie!

Die Biorhythmik war das Forschungsprodukt von Dr. med. WILHELM FLIESS, einem deutschen Arzt (1858 bis 1928), der – zumindest eine Zeitlang – mit SIGMUND FREUD befreundet war. Nach Fliess' Überzeugung ist jeder Mensch bisexuell und hat ausgeprägt männliche sowie weibliche Charakterzüge. Die sogenannten männlichen Züge (zum

Nehmen wir beispielsweise die *Körpertemperatur*. Sie steigt und sinkt jeden Tag mit der Präzision einer Uhr um ein bis zwei Grad. Selbst wenn Sie den ganzen Tag im Bett bleiben, steigt und sinkt Ihre Körpertemperatur nach diesem regelmäßigen täglichen Rhythmus. Deshalb kann eine Veränderung Ihrer Körpertemperatur um ein oder zwei Grad ein Anzeichen für Krankheit sein, muß aber nicht; entscheidend ist hier, *wann* Sie die Temperatur messen.

Ganz ähnlich verhält sich der *Blutdruck*. Auch er folgt einem regelmäßigen Rhythmus des Auf und Ab, der im Lauf eines Tages bis zu zwanzig Prozent betragen kann. Wenn Sie Ihren Blutdruck also zufällig zu dem Zeitpunkt messen, wo er am höchsten ist, könnten die Werte auf ein Gesundheitsproblem hinweisen, das vielleicht gar nicht besteht, oder – wichtiger noch – ein existierendes Problem verschleiern. (Weitere Einzelheiten über die gesundheitlichen Auswirkungen der Blutdruckrhythmen erfahren Sie in Kapitel 7.)

Die Vorstellung, daß unsere Körper sich immerzu in fließender, regelmäßiger Veränderung befinden, widerspricht der medizinischen Ausbildung der meisten unserer heutigen Ärzte. Seit den dreißiger Jahren wird den angehenden Ärzten gelehrt, daß im Körper relativ stabile oder *homöostatische* Bedingungen herrschen. Schwankungen im Körper sind demzufolge als zufällig und bedeutungslos oder aber als Zeichen von Krankheit anzusehen.

Doch schon in den vierziger Jahren fiel es einigen Wissenschaftlern schwer, die homöostatische Sicht des Körpers zu akzeptieren. Zu ihnen zählte FRANZ HALBERG, ein glänzender junger Wissenschaftler aus Europa, der in den Vereinigten Staaten von Amerika arbeitete. Ende der vierziger Jahre machte Halberg eine bemerkenswerte Entdeckung. Er stellte fest, daß bei Labormäusen die Zahl der weißen Blutkörperchen zu verschiedenen Tageszeiten auffallend höher oder niedriger war. Halberg zeichnete diese Hochs und Tiefs auf und entdeckte, daß sie in einem vorhersagbaren täglichen Zyklus auftraten, den er als *zirkadiane Rhythmik* (lateinisch für »rund um den Tag«) bezeichnete.

Mit dieser Entdeckung war die moderne Wissenschaft der *Chronobiologie* – die Untersuchung biologischer Rhythmen in Lebewesen – geboren. Halberg und seine Kollegen, im Lauf der Zeit dann auch Dutzende anderer Wissenschaftler auf der ganzen Welt, begannen voll Akribie weitere Rhythmen bei Mäusen sowie bei Menschen zu suchen und aufzuzeichnen. Was sie fanden, das

Beispiel Kraft, Ausdauer und Mut) kommen laut Fliess alle dreiundzwanzig Tage zum Ausdruck *(Körperrhythmus)*, während die weiblichen Züge (Sensibilität und Intuition) einem etwas längeren Zyklus von achtundzwanzig Tagen unterliegen *(Seelenrhythmus)*. Später fügten Schüler von Fliess den beiden Rhythmen einen dritten hinzu, der dreiunddreißig Tage währt *(Geistrhythmus)*.

Fliess glaubte, jeder Mensch könne, wenn er einige auf seinem Geburtsdatum basierende Berechnungen anstelle, seine persönlichen physischen (männlichen) und emotionalen (weiblichen) Hoch- und Tiefphasen voraussagen. Vermutlich wäre Fliess' Theorie ignoriert worden, hätte nicht Freud sie zunächst als großen Durchbruch in der Biologie gepriesen. Freud änderte seine Ansicht jedoch bald und tat die Biorhythmik als mathematischen Humbug ab, unglücklicherweise aber erst, nachdem sie viele gläubige Anhänger gefunden hatte.

Weil die Biorhythmogramme leicht zu erstellen sind, läßt sich die Biorhythmustheorie relativ leicht widerlegen – und dies haben Wissenschaftler viele Male getan. Vor einigen Jahren beispielsweise untersuchten die *Federal Aviation Administration* (Luftfahrtbundesamt) und der *National Transportation Safety Board* (Behörde für die Sicherheit des staatlichen Transportwesens) die Kurven von 8.625 Piloten, die in Flugzeugunglücke verwickelt waren. Man fand absolut keinen Zusammenhang zwischen negativen Biorhythmen und den Unfällen.

Es wäre schön, wenn man zur Bestimmung unserer körperlichen und seelischen Hochs und Tiefs nichts anderes tun müßte, als einfach ein paar mathematische Formeln auf der Basis unseres Geburtsdatums auszurechnen. Die Rhythmen in unserem Inneren sind in Wahrheit aber viel zu kompliziert dazu.

Die Natur der Rhythmen

Wenn Sie ein bißchen überlegen, dürfte die Tatsache, daß Ihr Körper vielen inneren Rhythmen unterliegt, Sie nicht überraschen. Überall rund um uns finden sich Rhythmen, sie bestehen vom Anbeginn der Zeit an: Auf den Tag folgt die Nacht. Der Mond am Nachthimmel nimmt zu und ab. Die Flut steigt und fällt. Die Jahreszeiten wechseln.

Die Rhythmen in Ihrem Körper sind eng mit den Zyklen in der Welt rund um Sie verbunden, besonders mit dem Auf- und Untergang der Sonne. Tatsächlich glauben die meisten Chronobiologen, daß sich unsere inneren Rhythmen ursprünglich als Reaktion auf den Sonnenzyklus von Licht und Dunkelheit (Tag und Nacht, Wärme und Kälte) entwickelten. Diese Rhythmen befähigten unsere ältesten Vorfahren, Veränderungen in der physischen Welt ihrer Umgebung zu ahnen; folglich schützten und erhielten sie die Spezies. Wie wir wissen, erreichen unsere Sinne am Abend ihre größte Schärfe; dies stellte sicher, daß unsere Vorfahren in den gefährlichen Stunden des abendlichen Zwielichts besonders wach und auf der Hut vor räuberischen Wesen waren.

Ausgelöst wurden unsere inneren Rhythmen ursprünglich wohl durch die Sonne. Nach und nach jedoch, im Lauf der Entwicklung, schlugen sie tiefe Wurzeln in unserem Körper. Sie haben den Kontakt mit den Sonnenzyklen zwar nie verloren, aber heute ist es ihnen möglich, unabhängig vom Einfluß der Sonne abzulaufen.

Einer der ersten Wissenschaftler, die dieser Unabhängigkeit biologischer Rhythmen auf die Spur kamen, war der im achtzehnten Jahrhundert lebende französische Astronom JEAN JAQUES D'ORTOUS DE MAIRAN. Er führte 1729 ein kleines Experiment durch, in dem er beobachtete, daß die Blätter eines Heliotropiums, die sich normalerweise am Morgen öffnen und am Abend schließen, dieses Verhaltensmuster auch beibehielten, wenn man die Pflanze vierundzwanzig Stunden lang in völlige Dunkelheit stellte.

De Mairans Experiment zeigte, daß etwas im Inneren der Pflanze, und nicht die Sonne, für das vorhersagbare Öffnen und Schließen der Blätter verantwortlich war. Heute glauben die Wissenschaftler, daß dieses geheimnisvolle Etwas seinen Sitz in den Genen der Pflanze hat. Mit anderen Worten, die Rhythmen aller Lebewesen – auch der Pflanzen und Tiere – sind ererbt. Sie sind Bestandteil unserer genetischen Ausstattung.

Loslösung von der Sonne

De Mairans Arbeit mit dem Heliotropium wurde zweihundert Jahre lang weitgehend ignoriert. Als die Wissenschaftler sie endlich wiederaufgriffen, entdeckten sie noch eine weitere bemerkenswerte Tatsache über die biologischen Rhythmen: Diese haben ihre eigene tägliche Rhythmusdauer, die nur selten mit dem exakten vierundzwanzigstündigen Rhythmus der Sonne übereinstimmt. Bei einer bestimmten Pflanzenart beispielsweise kann der tägliche Zyklus 24,4 Stunden betragen, bei einer anderen Art 25,6 Stunden. Seltsamerweise erhält man bei der Kreuzung zweier Pflanzen mit zwei verschiedenen Zyklen eine dritte Pflanze mit einem Zyklus, der etwa in der Mitte liegt – ein nachdrücklicher Hinweis auf die Ererbtheit biologischer Rhythmen.

Die Wissenschaftler begannen dann die täglichen Zyklen von Tieren zu untersuchen und stießen auf dasselbe Phänomen. Ein Eichhörnchen einer bestimmten Gattung beispielsweise, das in einem Käfig in völliger Dunkelheit gehalten wurde, lief genau alle vierundzwanzig Stunden und einundzwanzig Minuten auf seinem Übungsrad.

Dank der Opferbereitschaft von Freiwilligen, die mehrere Wochen (manchmal sogar Monate) in unterirdischen Höhlen oder fensterlosen Wohnungen verbrachten, abgeschnitten von allen äußeren Zeithinweisen, wissen wir, daß auch die menschlichen Rhythmen unabhängig vom Sonnenzyklus funktionieren. Viele von uns neigen zu einem natürlichen Tageszyklus, der etwas länger ist als der vierundzwanzigstündige Sonnenzyklus (bei einigen wenigen Menschen allerdings sind die Zyklen kürzer als vierundzwanzig Stunden). Mit anderen Worten, könnten wir unserer natürlichen Neigung folgen, würden wir jeden Tag später ins Bett gehen und später aufwachen. In dieser Hinsicht gleichen wir Tieren, die tagsüber aktiv sind; Tiere, die nachts aktiv sind, neigen dagegen zu einem Tageszyklus, der kürzer als vierundzwanzig Stunden ist. Niemand weiß, warum.

Verwirrend ist für die Wissenschaftler auch die Tatsache, daß Frauen zu einem kürzeren Tageszyklus tendieren als Männer und daß sie – zumindest in der sorglosen Welt eines unterirdischen Bunkers – dazu neigen, einen größeren Teil ihres Zyklus schlafend zu verbringen. Außerdem haben alleinlebende Menschen gewöhnlich kürzere tägliche Zyklen als Menschen mit Wohngefährten; hier weiß ebenfalls niemand, warum.

Aus welchem Grund haben wir uns vom strengen vierundzwanzigstündigen Zyklus der Sonne gelöst? Vielleicht werden wir das nie mit Sicherheit wissen, aber einige Chronobiologen glauben, dank der Tatsache, daß sich unsere biologischen Tage leicht von den Sonnentagen unterscheiden, seien wir anpassungsfähiger an die jahreszeitlichen Veränderungen von Tageslicht und Dunkelheit.

Aufrechterhaltung der Synchronizität

Wenn unser Tageszyklus fünfundzwanzig statt vierundzwanzig Stunden dauert, wie schaffen wir es dann, unser Leben dem kürzeren Zeitplan anzupassen, den uns die Sonne diktiert?

Glücklicherweise ist unser Körper fähig, sich jeden Tag neu auf den vierundzwanzigstündigen Rhythmus einzustellen, und zwar dank vieler starker Zeithinweise. Die Chronobiologen bezeichnen diese Hinweise mit dem deutschen Wort *Zeitgeber*. Einige davon befinden sich außerhalb unserer Körper, andere haben ihren Sitz im Körper, wieder andere sind Teil unserer Alltagsgewohnheiten.

Würden unsere Körper nicht auf diese Zeitgeber reagieren, sähe die Gesellschaft wahrhaft seltsam aus. Dann würde in unserer Vorstellung ein Tag etwas völlig anderes bedeuten. Für einige könnte der Tag 24,6 Stunden haben, für einige dagegen 23,8 Stunden. Bei einigen, die schwache Körperrhythmen haben, könnte er sich sogar von Nacht zu Nacht verändern, an einem Tag sagen wir 22,5 Stunden haben und am nächsten 25,1 Stunden. In Bälde würden dann die Tage eines Menschen nicht mehr mit denen anderer Menschen synchron gehen. Ein Chaos wäre die Folge. Es wäre beispielsweise ungeheuer schwierig, sich mit einem Freund für kommenden Samstag zu verabreden, denn wessen Samstag wäre gemeint, der Ihre oder der seine?

Zeitgeber spielen folglich eine entscheidende Rolle in unserem Leben. Der offenkundigste – und wichtigste – äußere Zeitgeber ist das Erscheinen und Verschwinden der Sonne am Himmel. Beim Anblick der aufgehenden Sonne am Morgen weiß Ihr Körper, daß es nun Zeit ist, bestimmte innere Rhythmen in Gang zu setzen – auch wenn diese von ihrer natürlichen Neigung her gern noch eine Stunde oder so warten möchten. Genauso ist der Einbruch der Dunkelheit ein Hinweis für andere Rhythmen, stärker oder schwächer zu werden.

Weitere äußere Zeitgeber, die uns die Natur liefert, sind Erscheinungen wie das Zwitschern der Vögel am frühen Morgen oder das Ansteigen und Sinken der Lufttemperatur. Sogar elektromagnetische Felder können bei der Aufrechterhaltung der Synchronizität unserer inneren Rhythmen eine Rolle spielen. Doch keiner dieser Zeitgeber scheint so stark zu sein wie die Sonne.

Äußere Zeitgeber passen unsere Körper nicht nur dem Sonnentag an, sondern helfen ihnen auch, den Wechsel der Jahreszeiten vorauszuspüren. Ein Beispiel: Unsere Körper können anhand der Dauer der Nacht erkennen, wann der Winter kommt – und die nötige Einstellung der Körperrhythmen vornehmen, wie etwa die Verlangsamung unseres Stoffwechsels, damit wir zum Schutz gegen die Kälte mehr Fett im Körper behalten.

Für die in der modernen Welt lebenden Menschen sind die Hinweise der Natur jedoch oft nur um ein weniges wichtiger als jene, die uns die Gesellschaft und unsere täglichen Gewohnheiten aufzwingen. Das Stellen eines Weckers, das regelmäßige Arbeiten von acht bis siebzehn Uhr, das Essen zur immer gleichen Tageszeit, sogar das Trinken einer Tasse Kaffee jeden Morgen – alle diese Aktivitäten helfen unserem Körper, einen regelmäßigen vierundzwanzigstündigen Zyklus einzuhalten.

Als hätten wir nicht genügend Zeitgeber, um unsere Körper mit der Welt in Gleichklang zu halten, helfen sich unsere inneren Rhythmen und synchronisieren einander gegenseitig, denn keiner der unzähligen Rhythmen in unseren Körpern arbeitet isoliert. Einige Rhythmen werden stärker, während andere nachlassen; es ist ähnlich wie bei einem modernen Tanz, in dem sich die Tänzer unabhängig voneinander zu bewegen scheinen, in Wirklichkeit aber einer sorgfältigen Choreographie gehorchen. Der Tanz unserer Rhythmen ist so kompliziert, daß die Chronobiologen erst anfangen, die Wechselbeziehungen zwischen den einzelnen Rhythmen zu verstehen.

Gefahren des Verlusts der Synchronizität

Wir sind zwar nicht bewußt auf den komplizierten Zeitplan eingestellt, der in unserem Inneren abläuft, aber wir bekommen dieses System schmerzhaft zu spüren, wenn es aus der Synchronizität gerät. Das klassische Beispiel dafür ist die Zeitverschiebung beim Fliegen mit Düsenmaschinen. Wenn wir über Zeitzonen reisen, spielen unsere Körper verrückt, weil sie versuchen, sich den neuen Zeitgebern anzupassen. Schritt für Schritt, einer nach dem anderen, stellen sich unsere Körperrhythmen auf die neuen Hinweise ein; dies kann jedoch zwei Wochen oder länger dauern. Und in der Zeit dazwischen fühlen wir uns oft scheußlich, sowohl physisch als auch psychisch.

Schichtarbeiter – Menschen, die in einer Woche beispielsweise von sieben bis sechzehn Uhr arbeiten und in der nächsten von zweiundzwanzig bis sieben Uhr – leiden unter einer von der Arbeit verursachten Zeitverschiebung. Bei jedem Wechsel von einer Schicht in die andere müssen ihre Körper sich auf neue Zeitgeber einstellen. Als Folge davon gelangen ihre Körper nie in einen konstanten Rhythmus. Das gleiche gilt für Menschen, die während der Arbeitswoche nachts arbeiten und an den Wochenenden dann versuchen, Tagmenschen zu sein. Auch ihre Rhythmen müssen sich ständig umstellen.

Man muß freilich nicht über Zeitzonen fliegen oder Nachtschicht machen, um die Auswirkungen insynchroner Rhythmen zu spüren. Jeder, der schon irgendwann an Montagsmüdigkeit litt, hat eine Rhythmusstörung erlebt. Dabei geschieht folgendes: Am Wochenende bleibt man lange auf und schläft spät ein. Am Sonntag abend ist unser täglicher Schlaf-Wach-Rhythmus dann um einige Stunden hinausgeschoben. Deshalb fällt uns das Einschlafen zu einer relativ frühen Stunde am Sonntag schwer. Wenn am Montag morgen der Wecker klingelt, haben wir das Gefühl, mitten in der Nacht aus dem Schlaf gerissen zu werden. Und in gewissem Sinne ist es tatsächlich mitten in der Nacht – zumindest für unsere Körperrhythmen.

Eine solche Rhythmusstörung ist mehr als lästig, sie ist ungesund. Zahlreiche Untersuchungen, die jegliche Spezies von Lebewesen erfaßten, Pflanzen ebenso wie Fruchtfliegen und Menschen, haben ergeben, daß alle diese Lebewesen schneller wachsen, mehr produzieren und schlicht gesünder sind, wenn ihre inneren Rhythmen mit ihrer äußeren Umgebung gleichlaufen. Menschen, die in wechselnden Schichten arbeiten oder häufig Zeitzonen überqueren müssen (oder auch beides, wie es bei den Jet-Crews der Fall ist), klagen über eine ganze Reihe physischer Probleme, unter anderem über Durchfall, Übelkeit, Kopfschmerzen, Augenbrennen, Krämpfe in den Beinen, Unregelmäßigkeiten bei der Menstruation und chronische Schlafstörungen. Bei ihnen treten auch mehr Ehe- und Gemütsprobleme auf als bei der Mehrheit der Menschen.

Ein auf Dauer unregelmäßiger Arbeitsplan kann sogar Ihr Leben verkürzen. In einer diesbezüglichen Studie hatten Mäuse, die man ähnlichen Bedingungen wie bei der Schichtarbeit aussetzte, eine um sechs Prozent kürzere Lebensspanne als Mäuse mit einem gleichbleibenden Tagesablauf. In einem anderen Experiment wurde bei einer Gruppe Schmeißfliegen der Zeitraum, in dem sie dem Tageslicht ausgesetzt waren, einmal wöchentlich so verkürzt oder ausgedehnt, als wären sie von New York nach London geflogen. Diese Schmeißfliegen starben früher als die einer zweiten Gruppe, bei der in einem gleichbleibenden Tagesablauf zwölf Stunden Sonne auf zwölf Stunden Dunkelheit folgten.

Genauso quälend ist die psychische Müdigkeit, die auftritt, wenn sich die Rhythmen wiederholt neu einstellen müssen. Eine Studie der US-Armee beispielsweise erbrachte, daß Soldaten, die nach Europa geflogen wurden, volle sieben Tage brauchten, um ihre Fähigkeit zu klarem, logischem Denken ganz wiederzuerlangen. Bei den meisten Schichtarbeitern jedoch ändert sich die Schicht jede Woche. Als Folge davon leiden viele von ihnen an ständiger Hirnmüdigkeit.

Diese Art Ermüdung kann natürlich ernste Sicherheitsprobleme zur Folge haben – für die Öffentlichkeit genauso wie für den einzelnen betroffenen Arbeiter. Experten führen mehrere schwere Flugzeugunglücke auf Fehler von Piloten zurück, die vor ihren letzten, tödlichen Flügen unregelmäßige Flugstunden zu bewältigen gehabt hatten. Die Fehler, die zu dem Kernkraftwerkunfall auf Three Mile Island führten, wurden um vier Uhr morgens begangen, von Menschen, die in wöchentlich wechselnden Schichten arbeiteten. Bei dem Unfall im Kernkraftwerk Tschernobyl in der Sowjetunion scheinen ähnliche Faktoren mitgespielt zu haben.

Wie flexibel sind Ihre Rhythmen?

Nicht alle Menschen empfinden Schichtarbeit, Langstreckenflüge oder das Aufbleiben während der ganzen Nacht als unangenehm.

Der Grund ist, daß diese Menschen flexiblere biologische Rhythmen haben. Mit anderen Worten, sie verfügen über Rhythmen, die sich relativ leicht auf neue Zeitgeber einstellen. Leider kann man sich flexible Rhythmen nicht aneignen. Man hat sie von Geburt an oder hat sie nicht. Und leider nimmt die Flexibilität Ihrer Rhythmen mit zunehmendem

Alter ab. Flexibler können Sie Ihre Rhythmen also nicht machen, aber Sie können das Wissen verwerten, wie flexibel – oder starr – Ihre Rhythmen sind. Falls Sie starre Rhythmen haben, sollten Sie sich beispielsweise von der Schichtarbeit fernhalten. An Abenden vor einer wichtigen Versammlung oder einem anderen bedeutenden Ereignis sollten Sie es vermeiden, über Ihre übliche Schlafengehenszeit hinaus aufzubleiben – und sei es nur eine Stunde. Andernfalls wäre Ihre Leistungsfähigkeit am folgenden Tag nicht optimal.

Sollten Sie jedoch herausfinden, daß Sie flexible Rhythmen haben, brauchen Sie nicht ganz so streng mit sich selbst zu sein, was die Einhaltung eines regelmäßigen Tagesablaufs angeht. Höchstwahrscheinlich werden Ihre Rhythmen (innerhalb einiger Grenzen!) sich rasch an alle neuen Zeitgeber anpassen, mit denen Sie sie konfrontieren.

Wie können Sie die Flexibilität Ihres Körpers bestimmen? Hier einige Fragen, die Sie sich stellen sollten:

○ Ziehen Sie es vor, Ihre Arbeit am Morgen statt später am Tag zu erledigen?
○ Wenn Sie nachts lange auf einer Party bleiben, fällt es Ihnen dann schwer, am nächsten Morgen lange zu schlafen, selbst wenn nichts Sie daran hindert, es zu tun?
○ Fühlen Sie sich, wenn Sie in einer Nacht wenig Schlaf bekommen, am nächsten Tag träge und schläfrig?
○ Liegt Ihnen viel daran, Ihre Mahlzeiten zu festgesetzten Zeiten einzunehmen?
○ Halten Sie sich, wenn Sie in Urlaub fahren, an Ihre normale Alltagsroutine, was das Schlafengehen und Aufstehen anbelangt?
○ Wachen Sie, nachdem Sie den Wecker mehrere Tage lang auf eine bestimmte Zeit gestellt hatten, von selbst auf, *kurz bevor* der Wecker klingelt?
○ Finden Sie es nach einem Flug über drei oder mehr Zeitzonen schwierig, sich dem Zeitplan Ihrer neuen Umgebung anzupassen?

Je öfter Sie auf diese Fragen mit Ja geantwortet haben, desto starrer sind Ihre Rhythmen. Eine Reihe von Nein-Antworten zeigt auf, daß Ihre Rhythmen relativ flexibel sind.

Weitere Informationen darüber, was Sie tun können, um die Auswirkungen der Zeitverschiebungen beim Fliegen und der Schichtarbeit zu verringern, finden Sie in den Kapiteln 8 und 9 dieses Buches.

Ein unterschiedlicher Takt

Bisher haben wir vorwiegend über tägliche Rhythmen gesprochen. Doch Ihr Körper unterliegt noch einer Reihe anderer Takte. Einige sind klar erkennbar, wie beispielsweise die jahreszeitlichen Rhythmen; andere sind feiner, so die wöchentlichen Rhythmen. Alle spielen eine Rolle im Hinblick auf Ihre Gesundheit und Ihr Glück.

Wir wollen uns nun die fünf Hauptkategorien der Rhythmen genauer ansehen.

Tägliche Rhythmen und der Jungbrunnen

Weil die täglichen Rhythmen leicht aufzuspüren und zu messen sind, ist über sie mehr bekannt als über alle übrigen. Der offenkundigste tägliche Rhythmus ist der Schlaf-Wach-Zyklus. Es gibt jedoch noch weitere tägliche – oder *zirkadiane* – Rhythmen: Temperatur, Blutdruck, Ausschüttung von Hormonen, Zellteilung und andere mehr. Tatsächlich herrscht die Ansicht, daß alle Körperfunktionen von irgendeiner Art Tageszyklus gesteuert werden.

Jeder von uns wird zwar mit einer Reihe individuell angelegter Tagesrhythmen geboren, aber es dauert Wochen – manchmal sogar Jahre –, bis diese Rhythmen mit der Umgebung synchron laufen. Einer der ersten Rhythmen, die einen regelmäßigen Takt erlangen, ist der Urinfluß. Ab der zweiten oder dritten Lebenswoche nässen Säuglinge ihre Windeln tagsüber stärker als nachts, und dabei spielt es keine Rolle, wieviel Milch oder sonstige Nahrung sie trinken oder wann sie trinken. Im Alter zwischen einem und fünf Monaten entwickeln die Kleinkinder einen täglichen Herzrhythmus. Wenn sie zwischen fünf und neun Monate alt sind, lassen sich Temperatur- und Blutzuckerrhythmen einwandfrei aufspüren. Andere Körperfunktionen brauchen länger, um sich zu stabilisieren. Bei den Nebennierenhormonen beispielsweise, den Adrenalinen – die unter anderem das Herz zu kräftigerem Schlag anregen –, dauert es etwa drei Jahre, bis sich ein regelmäßiges Tagesmuster einstellt. Dies könnte der Grund dafür sein, daß Säuglinge und Kleinkinder tagsüber genauso leicht einschlafen wie nachts.

Einige Chronobiologen sind der Ansicht, daß Kinderärzte eines Tages werden beurteilen können, wie gut sich ein Baby entwickelt, indem sie notieren, wann verschiedene zirkadiane Rhythmen mit der Umgebung synchron werden – etwa so, wie sie sich heute an Entwicklungsmeilensteinen wie Gehen und Sprechen orientieren.

Nicht nur am Beginn, sondern auch gegen Ende unseres Lebens vollziehen sich bei unseren zirkadianen Rhythmen wesentliche Veränderungen. Während Sie in Ihren Zwanzigerjahren einen frei laufenden zirkadianen Rhythmus von 25,6 Stunden haben, dürften Sie in Ihren Sechzigerjahren vermutlich einen frei laufenden Rhythmus von 24,3 Stunden haben. Mit anderen Worten, Ihr täglicher Zyklus von Schlafen und Wachsein dürfte sich bei Ihnen mit zunehmendem Alter verkürzen. Außerdem wird sich die Amplitude – der Unterschied zwischen den Hochs und den Tiefs – vieler Ihrer anderen zirkadianen Rhythmen, einschließlich der Körpertemperatur, verringern, wenn Sie altern; sie kann sogar ganz verschwinden.

Nach Ansicht einiger Chronobiologen bestünde das Geheimnis des Jungbrunnens darin, die zirkadianen Rhythmen vor dem Schrumpfen und Abnehmen zu bewahren, wenn wir altern. Doch bis jetzt haben die Wissenschaftler keine Ahnung, wie man dies bewerkstelligen könnte.

Jahreszeitliche Rhythmen und Winterwahnsinn

Manche Eskimos leiden an einer Art jährlichem »Wahnsinn«, der auch als arktische Hysterie bezeichnet wird und jeden Winter einige Stunden oder auch ein paar Tage lang dauern kann. Forscher, die dieses seltsame Phänomen untersuchten, fanden heraus, daß die von diesem »Wahnsinn« befallenen Menschen während der Wintermonate eine ungewöhnlich hohe Menge Kalzium ausschieden – etwa acht- bis zehnmal mehr als im Sommer. Kalzium hat starken Einfluß auf das Nervensystem; es wird für die Übermittlung von Nervenreizen im Körper benötigt. Möglicherweise verursacht der Verlust von soviel Kalzium jeden Winter eine vorübergehende Geisteskrankheit.

Jahreszeitliche Rhythmen und Winterwahnsinn

Die Eskimos leiden nicht als einzige an jahreszeitlich bedingter Geisteskrankheit. Viele Menschen, besonders jene in nördlichen Breiten, leiden an der sogenannten jahreszeitlich bedingten affektiven Depression, einer Depressionsart, die jeden Herbst und Winter auftritt, wenn die Tage kürzer werden, und die offenbar mit einem Hormon namens Melatonin zusammenhängt. Manche Wissenschaftler glauben, daß tatsächlich alle Menschen im Winter eine leichte Verschlechterung der Stimmung erleiden. (Näheres über die Beziehung zwischen biologischen Rhythmen und Depression erfahren Sie in Kapitel 4.)

Natürlich haben wir noch andere jahreszeitliche – oder *zirkannuelle* – Rhythmen. Unser Sexualdrang beispielsweise erreicht seinen Höhepunkt im Spätsommer und Frühherbst, nicht im Frühling, wie uns die Dichter glauben machen möchten. Kinder wachsen im Sommer schneller als im Winter. Der Sommer ist auch die Jahreszeit, in der unsere Lungen und Muskeln am leistungsfähigsten sind – deshalb erreichen wir in dieser Zeit am ehesten persönliche Bestleistungen in dem von uns gewählten Sport.

Sogar der Tod scheint jahreszeitliche Vorlieben zu haben: Todesfälle infolge Arteriosklerose sind am häufigsten im oder um den Januar, Selbstmorde im oder um den Mai, tödliche Unfälle im Spätsommer.

Während die zirkadianen Rhythmen an die Rotation der Erde um ihre Achse geknüpft sind, hängen die jahreszeitlichen Rhythmen mit dem Kreislauf der Erde um die Sonne zusammen. Und die Sonne (oder auch ihr Fehlen) hilft uns, unsere täglichen Zyklen sowie unsere jährlichen Zyklen zu synchronisieren. Dank eines Vorgangs, der *Photoperiodismus* heißt, vermögen unsere Körper die Länge der Tage zu messen und somit exakt zu bestimmen, wo wir uns im Sonnenjahr befinden. Und *dies* befähigt unsere Rhythmen, Veränderungen in der Umgebung vorauszuahnen und sich darauf vorzubereiten.

Die jahreszeitlichen Rhythmen lassen sich mittels starkem künstlichem Licht leicht überlisten. Farmer beispielsweise bringen Hühner in fensterlosen Ställen unter und benutzen dann künstliches Licht, um die Hormonsysteme der Vögel glauben zu machen, es sei Frühling; das regt die Hühner dazu an, mehr Eier zu legen. Einige Psychiater verwendeten mit Erfolg starkes künstliches Licht zur Behandlung jahreszeitlich bedingter Depression.

Der Mond, Manie und Monatsrhythmen

Viele Jahrhunderte lang führte man seltsames Verhalten jeglicher Art auf den Mond zurück. Primitive Völker schrieben dem Mond eine Reihe geheimnisvoller Kräfte zu und glaubten, er könne Schwangerschaften verursachen und die Menschen verrückt machen. Das Schlafwandeln beispielsweise bezeichnet man seit alters her auch als Mondsüchtigkeit.

Noch heute geben die Menschen dem Mond – vor allem dem Vollmond – die Schuld an vielen Dingen, von Kindsgeburten bis zu Morden und Selbstverstümmelungen. Nicht selten hört man Polizisten von zunehmendem Wahnsinn auf den Straßen reden, wenn Vollmond ist. Krankenschwestern, die auf Entbindungsstationen arbeiten, erkennen angeblich an der dramatisch steigenden Zahl von Geburten, daß (beziehungsweise wann) Vollmond ist.

Ein erfolgreicher New Yorker Börsenmakler behauptet, der Mond hätte sogar Einfluß darauf, wie die Menschen auf dem Aktienmarkt agieren. Ihm zufolge werden die Menschen bei Vollmond unsicher und unruhig und neigen dazu, mehr zu verkaufen. Meist, so fügt er hinzu, sind die Verkäufe dann falsch.

Ob an den Mythen, die sich um den Mond ranken, etwas wissenschaftlich Haltbares ist, muß erst noch ergründet werden. Bis jetzt waren die Untersuchungen über die Auswirkung des Mondes auf unser Verhalten alles andere als schlüssig. Einige wiesen zum Beispiel auf einen direkten Zusammenhang zwischen den Mondphasen und dem Auftreten von Mord, Selbstmord sowie Geisteskrankheit hin; andere dagegen lassen eine solche Verbindung nicht erkennen.

Es gibt jedoch Beweise für die Vermutung, daß wir in unserem tiefsten Inneren andere monatliche Rhythmen haben, die sich vor Jahrmillionen als Reaktion auf die zyklischen Änderungen der Gravitationsanziehung des Mondes auf die Erde entwickelten. Diese Anziehung ist stark. Sie verursacht nicht nur die Gezeiten unserer Meere, sondern hat auch zur Folge, daß sich die Erdkruste bis zu vierzig Zentimeter hervorwölbt und dann wieder verflacht. Unsere inneren monatlichen Rhythmen gehen höchstwahrscheinlich mit der Anziehungskraft des Mondes synchron und, in geringerem Maß, mit den Veränderungen seines Lichts.

Der sichtbarste dieser monatlichen Rhythmen – die Chronobiologen bezeichnen sie als *zirkatrigintane Rhythmen* – ist der weibliche Menstruationszyklus. Er beträgt durchschnittlich 29,5 Tage –

hat also genau die Dauer des Mondzyklus. Infolge der biologischen Veränderungen im Rahmen des Fortpflanzungszyklus treten bei den Frauen eine Reihe weiterer monatlicher Rhythmen auf, angefangen von Schwankungen der Stimmung und des sexuellen Verlangens bis zur Veränderung der Anfälligkeit für Krankheiten. (Einzelheiten über die Höhen und Tiefen während des Menstruationszyklus erfahren Sie in Kapitel 5.)

Auch bei Männern können monatliche Rhythmen auftreten. Leider untersuchen nur wenige Wissenschaftler diese Möglichkeit. Einer davon ist BOB SOTHERN, Chronobiologe an der Universität von Minnesota; er verfolgt seit mehr als zwei Jahrzehnten seine persönlichen Rhythmen sorgfältigst. Drei- bis fünfmal unterbricht er jeden Tag seine Beschäftigung für zehn Minuten, um den Zustand seines Körpers und seines Geistes zu messen. Mit einem medizinischen Gerät, das er in einer Aktentasche bei sich trägt – einer Art tragbaren Arztpraxis –, prüft er Faktoren wie Körpertemperatur, Blutdruck, Zeitwahrnehmung und die Hand-Augen-Koordination.

Sothern berichtet, daß er unter seinen Rhythmen mehrere monatliche Zyklen aufspürte. Die Luftmenge, die er in der Lunge halten kann, und die Kraft, mit der er einen Gegenstand fassen kann, scheinen beispielsweise einem monatlichen Zu- und Abnehmen zu unterliegen. Das gleiche gilt für die Geschwindigkeit, mit der sein Bart wächst.

Er betont, daß die monatlichen Rhythmen bei Männern vielleicht nicht so ausgeprägt sind wie bei Frauen, daß sie aber mit Sicherheit existieren.

Geheimnisvolle wöchentliche Rhythmen

Wöchentliche Rhythmen – in der Chronobiologie *zirkaseptane Rhythmen* genannt – zählen zu den rätselhaftesten und faszinierendsten Entdeckungen der Chronobiologie. Tägliche und jahreszeitliche Zyklen stehen in offensichtlicher Verbindung mit der Sonne, und monatliche Zyklen scheinen mit dem Mond verknüpft zu sein. Doch was gibt es in der Natur, das zur Entwicklung wöchentlicher Rhythmen hätte führen können?

Auf den ersten Blick könnte man meinen, die wöchentlichen Rhythmen hätten sich als Reaktion auf die siebentägige Woche entwickelt, die vor Jahrtausenden von der menschlichen Kultur festgelegt wurde. Doch diese Theorie ist nicht zu halten, wenn man sich bewußt macht, daß auch Pflanzen, Insekten und Säugetiere wöchentliche Zyklen haben.

Es könnte sein, daß sich die wöchentlichen Rhythmen einfach von selbst entwickelten. Vielleicht merkten lebende Organismen, daß sie für ihre verschiedenen inneren Prozesse einen Zyklus brauchten, der länger als einen Tag und kürzer als einen Monat war. Also »erfanden« sie den wöchentlichen Rhythmus. Oder, wie es der Chronobiologe Franz Halberg formuliert: »Wir sagten der Mutter Natur, daß wir das lieber selbst machen würden.« Mutter Natur wurde jedoch nicht ganz vergessen. Der siebentägige Zyklus läuft sowohl mit der Sonne als auch mit dem Mond synchron. Schließlich besteht er aus vierundzwanzigstündigen Zyklen, und vier siebentägige Zyklen entsprechen ziemlich genau einem Mondmonat.

Deshalb kann man annehmen, daß die Biologie – und nicht eine Kultur – unsere siebentägige Woche entstehen ließ. Sie ist zweifellos ein tief in uns verwurzelter Rhythmus. Nach der Französischen Revolution, am Ende des achtzehnten Jahrhunderts, versuchten die neuen Herrscher Frankreichs, die Siebentagewoche abzuschaffen, weil diese nach ihrer Ansicht auf religiösem Aberglauben basierte. Statt dessen wollten sie die »rationalere« Zehntagewoche einführen, doch das Experiment scheiterte. Die Menschen legten weiterhin an jedem siebten statt an jedem zehnten Tag eine Ruhepause ein. Mehr als hundert Jahre später unternahmen die Revolutionsführer in der Sowjetunion einen ähnlichen Versuch, die Woche zu ändern – erst auf fünf Tage, dann auf sechs. Auch diesmal leisteten die Menschen Widerstand, darum führte man schließlich die Siebentagewoche wieder ein.

Wissenschaftler vertreten jetzt die Theorie, daß unsere soziale Woche in Wirklichkeit ein Zeitgeber sein könnte, der uns hilft, unsere wöchentlichen biologischen Rhythmen immer wieder neu einzustellen, genau wie unsere täglichen sozialen Routineaufgaben uns bei der Einstellung unserer täglichen Rhythmen helfen. Dies könnte erklären, warum manche unter uns, die es gewöhnt sind, sich am Samstag und Sonntag zu entspannen, völlig durcheinandergeraten, wenn sie das Wochenende durcharbeiten müssen. Das zerbricht unsere Rhythmen.

Die wöchentlichen biologischen Rhythmen sind schwer aufzuspüren. Tatsächlich wußten die Chronobiologen bis vor kurzem nicht einmal mit Sicherheit, daß solche Rhythmen existieren. Doch man findet sie überall im Körper, unter anderem bei so grundlegenden Körperfunktionen wie Blutdruck, Herzschlag und Mundtemperatur. Wöchentliche Muster entdeckte man auch bei der Zu- und Abnahme verschiedener Körpersubstanzen, einschließlich des Kortisols, jenes Hormons, das unseren Körper bei der Streßbewältigung unterstützt.

Tatsächlich scheinen die wöchentlichen Rhythmen sich am leichtesten aufspüren zu lassen, wenn der Körper unter Streß steht, wie es der Fall ist, wenn er sich gegen ein Virus, ein Bakterium oder andere schädliche Eindringlinge wehren muß. Erkältungssymptome beispielsweise (in Wirklichkeit Zeichen dafür, daß sich der Körper gegen das Erkältungsvirus wehrt) halten etwa eine Woche an. Windpockensymptome (hohes Fieber und kleine rote Flecken) erscheinen fast genau zwei Wochen nach dem Kontakt mit einer infizierten Person.

Der Körper scheint auch in siebentägigen Intervallen erstaunlich anfällig zu sein. Lange vor der Entdeckung des Penizillins wußten die Ärzte, daß für Patienten mit Lungenentzündung oder Malaria etwa am siebten Tag nach der Erkrankung die größte Gefahr bestand. Heute wissen Ärzte, die Organtransplantationen vornehmen, daß bei ihren Patienten nach der Operation die Gefahr einer Abstoßung der neuen Organe in jeweils siebentägigen Intervallen am größten ist.

Ultradiane Rhythmen und das Neunzig-Minuten-Rätsel

Rhythmen in Ihrem Körper, die öfter als alle vierundzwanzig Stunden auftreten, werden *ultradiane Rhythmen* genannt (»ultra« wegen ihres häufigen Vorkommens). Einige ultradiane Rhythmen sind von sehr kurzer Dauer. Beispielsweise haben Ihre Hirnwellen einen Takt vom Bruchteil einer Sekunde, Ihr Herz schlägt in Sekundenintervallen, und Ihre Atmung erfolgt im Sechs-Sekunden-Rhythmus.

Andere dauern länger. Einer der faszinierendsten Rhythmen ist der etwa neunzig Minuten während grundlegende Ruhe-Aktivitäts-Zyklus. Wenn Sie wach sind, nimmt Ihre Konzentrationsfähigkeit etwa alle neunzig Minuten ab, und Ihre Neigung zu Tagträumen wächst. Ein ähnliches Muster prägt Ihren Schlaf: Sie träumen etwa alle neunzig Minuten. Es gibt noch andere neunzigminütige ultradiane Rhythmen. Anfälle von Hunger beispielsweise kommen und gehen im Neunzig-Minuten-Takt. Ebenso bei vielen Rauchern der Drang, sich eine Zigarette anzuzünden.

Ihre inneren Rhythmen: einige Beispiele

Art des Rhythmus	Dauer	Beispiele
Ultradian	weniger als zwanzig Stunden	Herzschlag; 90minütige Schwankungen im Energiemaß und Aufmerksamkeitsgrad; Hirnwellen
Zirkadian (täglich)	etwa einen Tag	Temperatur; Blutdruck; Schlaf-Wach-Zyklus; Zellteilung
Zirkaseptan (wöchentlich)	etwa eine Woche	Abstoßung von Nieren-, Herz- und Bauchspeicheldrüsentransplantaten; Blutdruck; Herzschlag; Erkältung
Zirkatrigintan (monatlich)	etwa einen Monat	Menstruationszyklus
Zirkannuell (jährlich)	etwa ein Jahr	jahreszeitlich bedingte Depression; Sexualdrang; Anfälligkeit für einige Krankheiten

Interessanterweise verkürzen sich, wenn man unter Streß steht, diese neunzigminütigen Rhythmen, manchmal bis auf sechzig Minuten oder weniger. Das könnte der Grund sein, warum wir in Perioden von großem Streß kettenrauchen oder öfter essen.

Die Ursache dieser neunzigminütigen Rhythmen ist nicht bekannt, doch vielleicht will die Natur auf diesem Weg sicherstellen, daß wir im Lauf des Tages Perioden durchleben, in denen wir besonders auf unsere körperlichen Bedürfnisse und die Gefahren rund um uns achten.

Das Aufspüren Ihrer Rhythmen

Ihre Körperrhythmen beeinflussen jeden Aspekt Ihres Lebens, angefangen von Ihrer Stimmung und Ihrem Sexualverlangen bis zu Ihrer Fähigkeit, Diät zu halten oder mit dem Rauchen aufzuhören.

Tatsächlich wirken sie sich sogar auf Ihre Fähigkeit aus, dieses Buch zu lesen! Sofern Sie es beispielsweise in Abschnitten von neunzig Minuten oder mehr lesen, dürften Sie feststellen, daß Ihre Konzentration periodenweise nachläßt, wenn Sie die Tagtraumphasen Ihres neunzigminütigen ultradianen Zyklus durchlaufen. Lesen Sie das Buch am Nachmittag, werden Sie wahrscheinlich mehr des hier präsentierten Materials im Gedächtnis behalten als bei der Lektüre früher oder später am Tag.

In den anschließenden Kapiteln werden wir die faszinierenden und kaum bekannten Einflüsse der inneren Rhythmen Ihres Körpers auf Ihr Leben genauer unter die Lupe nehmen. Wir werden mit Ihren alltäglichen Rhythmen beginnen, speziell jenen, die sozusagen die wache Hälfte Ihres täglichen Schlaf-Wach-Zyklus ausmachen.

2
Ihre täglichen Höhen und Tiefen

> Denke am Morgen. Handle am Nachmittag.
> Iß am Abend. Schlafe in der Nacht.
> WILLIAM BLAKE
> *The Marriage of Heaven and Hell*

Als MAGGIE und STEVE heirateten, fanden sie, daß sie geradezu ideal zusammenpaßten. Sie hatten das gleiche Herkommen und gleiche Wertvorstellungen, dazu viele gleiche Interessen und Vorlieben, angefangen bei der Restaurierung alter Häuser bis zur Zubereitung würziger volkstümlicher Gerichte.

Doch bereits im ersten Ehejahr wurden sich die beiden eines großen Unterschieds zwischen ihnen immer deutlicher bewußt: Kaum je standen sie morgens gleichzeitig auf oder gingen abends gleichzeitig schlafen.

Maggie war gewöhnlich schon um halb sieben Uhr auf und aktiv. Um acht Uhr hatte sie ihren morgendlichen Lauf hinter sich, geduscht und gefrühstückt und las die Morgenzeitung. Steve dagegen taumelte gewöhnlich einige Minuten vor acht Uhr aus dem Bett, kam benommen und mürrisch zum Frühstück herunter und bat um Kaffee. Erst um zehn Uhr, etwa eine Stunde nach Arbeitsbeginn, fühlte er sich allmählich wach und bereit für den vor ihm liegenden Tag.

Am Abend war es genau umgekehrt. Maggies Energien erlahmten früh; normalerweise schlief sie um halb elf Uhr bereits fest. Steve dagegen blieb bis nach Mitternacht auf, er las, sah fern oder werkelte einfach im Haus herum.

Anfangs fanden die beiden diesen Unterschied in ihrem Tagesablauf amüsant. Sie zogen einander deswegen auf. Doch mit zunehmender Dauer der Ehe wurde er zum Anlaß für Konflikte. Maggie begann Steve zu beschuldigen, er sei faul und unordentlich, weil er den größten Teil des Vormittags im Bett zubrachte oder in den frühen Tagesstunden herumtrödelte. An den Wochen-

Ihre täglichen Höhen und Tiefen

enden reagierte sie gereizt, wenn er abends lange aufblieb und am nächsten Tag dann fast bis mittags schlief. Steve andererseits konnte nicht begreifen, daß Maggie abends so früh einschlief. Es ärgerte ihn, daß er nach zehn Uhr abends keine Gefährtin mehr hatte.

Der unterschiedliche Tagesablauf begann sich auch auf das Sexualleben der beiden auszuwirken. Maggie war abends zu müde, Steve morgens zu verschlafen.

Die Ehe versauerte, und jeder gab dem anderen die Schuld.

Maggies und Steves Problem ist alles andere als ungewöhnlich. Viele von uns leben mit einem Menschen zusammen – einem Ehepartner, Kind, Elternteil oder Liebhaber –, der ein völlig anderes Tagesschema hat.

Bis vor kurzem glaubten die Verhaltensforscher, solche Unterschiede seien lediglich die Folge persönlicher Exzentrizitäten oder früh entwickelter Lebensgewohnheiten. Inzwischen haben die Forscher jedoch erkannt, daß jeder von uns einen bestimmten Rhythmus des Schlafens und Wachseins hat, der in unseren Genen programmiert ist.

Mit anderen Worten, Sie werden genauso als »Morgen-« oder »Nachtmensch« geboren wie mit Ihrer Augenfarbe. Leider können Sie wenig tun, um das zu ändern.

Doch Sie können sich – und den Menschen in Ihrer Umgebung – das Leben wesentlich erleichtern, indem Sie lernen, Ihren individuellen Schlaf-Wach-Zyklus und einige andere grundlegende tägliche Rhythmen zu erkennen und zu verstehen. Dieses Kapitel vermittelt Ihnen das Wissen, das Sie dazu brauchen. Vor allem werden wir einige der Hauptrhythmen betrachten, von denen die wache Hälfte Ihres Schlaf-Wach-Rhythmus geprägt ist.

In Kapitel 3 dann werden wir mit gleicher Aufmerksamkeit jene Rhythmen betrachten, die den dunklen Teil oder die Schlafhälfte Ihres täglichen Zyklus bestimmen.

Haben Sie diese Rhythmen erst einmal erkannt, können Sie einen Tagesplan ausarbeiten, der besser mit den ihnen zugrunde liegenden Taktmaßen im Einklang steht. Auf diese Weise sollte es Ihnen gelingen, ein gesünderes und produktiveres Leben zu führen.

Die besten Zeiten, die schlechtesten Zeiten

Um elf Uhr vormittags sind Sie ein ganz anderer Mensch als um elf Uhr nachts.

Tatsächlich ist der Unterschied derart kraß, daß der Versuch, eine bestimmte Arbeit zum »falschen« Zeitpunkt in Ihrem Tageszyklus zu erledigen, etwa so wäre, als versuchten Sie die Arbeit zu erledigen, nachdem Sie sich betrunken oder eine Nacht mit nur drei Stunden Schlaf hinter sich haben!

Sind Sie ein Morgenmensch oder ein Nachtmensch?

Wahrscheinlich wissen Sie bereits intuitiv, ob Sie ein Morgenmensch (manchmal »Lerche« genannt) oder ein Nachtmensch (manchmal »Eule« genannt) sind. Wenn Sie sich nicht sicher sind, helfen Ihnen die folgenden Fragen, Gewißheit zu erlangen:

o Wachen Sie früh auf und gehen Sie früh ins Bett?
o Sind Sie morgens beim Aufstehen normalerweise putzmunter und voller Tatendrang?
o Haben Sie das Gefühl, daß Sie frühmorgens am besten arbeiten?
o Stellen Sie fest, daß Sie kurz vor dem Klingeln Ihres Weckers von selbst aufwachen?

Wenn Sie auf diese Fragen mit Ja geantwortet haben, sind Sie mit großer Wahrscheinlichkeit ein Morgenmensch.

o Wachen Sie spät auf, und gehen Sie spät ins Bett?
o Sind Sie beim Aufwachen schlaftrunken und reagieren langsam?
o Leiden Sie normalerweise in den frühen Morgenstunden, und wallen in Ihnen Energie und Kreativität erst später am Tag auf?
o Passiert es Ihnen leicht, daß Sie Ihren Wecker überhören und weiterschlafen?

Wenn Sie auf diese Fragen mit Ja geantwortet haben, sind Sie mit großer Wahrscheinlichkeit ein Nachtmensch.

Der Grund liegt natürlich darin, daß Ihr Körper biologisch nicht stabil ist. Die Hormone und anderen Substanzen, die Ihre Denk- und Bewegungsfähigkeit beeinflussen, durchlaufen in Ihrem Körper tägliche Höhen und Tiefen.

Wie Sie sich fühlen, wie gut Sie die Ihnen übertragene Arbeit erledigen, der Grad Ihrer Wachheit und Ihrer Empfänglichkeit für Gerüche sowie Geschmacksnuancen, das Maß, in dem Sie Speisen oder Musik genießen – dies alles verändert sich im Lauf des Tages.

Den Chronobiologen ist es gelungen, einige der allgemeinen Zeitspannen im Tagesverlauf zu bestimmen, in denen uns die Bewältigung verschiedener Aufgaben mit großer Wahrscheinlichkeit am leichtesten fällt. Folgendes haben sie herausgefunden:

Wann Sie am wachsten sind

Die meisten Menschen erreichen den Gipfel der Wachheit um die Mittagszeit. Es wäre also klug von Ihnen, in der Arbeitswoche das Mittagessen auf eine Zeit nach diesem Wachheitsgipfel zu verschieben – und ihn statt zum Essen für eine Arbeit zu nutzen. An den Wochenenden sollten Sie am späten Vormittag vielleicht Besorgungen machen oder geplante Dinge im Haus erledigen, weil Sie zu dieser Zeit am meisten Energie und Arbeitseifer haben – und kaum saumselig sind.

Wann Sie am wenigsten wach sind

Es überrascht nicht, daß wir in den frühen Morgenstunden – besonders zwischen drei und sechs Uhr – am wenigsten wach sind. Unsere Fähigkeit, klar zu denken und rasch zu reagieren, hat dann ihren Tiefpunkt erreicht. Schläfrigkeit ist nicht der einzige Grund für das tägliche Absacken der Wachheit. Andere innere Rhythmen, die unsere Wachheit beeinflussen, durchlaufen in den Stunden vor Tagesanbruch ebenfalls ihren Tiefpunkt.

Wenn Sie um diese Tageszeit aktiv sein müssen, sollten Sie vermeiden, Dinge zu tun, die ein genaues, scharfes Urteil oder schnelle physische Reaktionen verlangen. Dies ist *nicht* die richtige Zeit, um Ihre Steuererklärung zu machen (selbst wenn der Abgabetermin bedrohlich näherückt). Und es ist auch nicht die richtige

Zeit, um auf einer Fernstraße zu fahren. LKW-Unfälle beispielsweise nehmen zwischen vier und sechs Uhr morgens um das Sechzehnfache zu – obwohl viele der in die Unfälle verwickelten Fahrer in der Nacht davor volle acht Stunden geschlafen haben.

Das Nachlassen der Aufmerksamkeit am frühen Nachmittag

Bald nachdem unsere Aufmerksamkeit ihren Höhepunkt erreicht hat, läßt sie plötzlich nach. Wir sind müde, können uns nicht mehr gut konzentrieren und haben vielleicht das unbezwingbare Verlangen, ein Schläfchen zu machen. Viele Menschen führen dieses tägliche Absacken der Energie auf das Essen zurück, das sie mittags einnehmen. Es erklärt die nachmittägliche Flaute jedoch nicht ganz. Untersuchungen haben erbracht, daß dieser Energieschwund am frühen Nachmittag unabhängig davon eintritt, was Sie – oder ob Sie – mittags essen oder trinken. Doch ein üppiges Mahl, besonders eines mit vielen Kohlehydraten, verschärft das Problem, weil Kohlehydrate uns beruhigen.

Einige Wissenschaftler glauben, daß dieser zirkadiane Rhythmus auf unsere tropische Herkunft zurückgeht. Die Evolution versah unsere Körper vermutlich damit, um uns vor gesundheitsschädlicher Überanstrengung in der größten Tageshitze zu bewahren. Tatsächlich werden in vielen Gegenden mit warmem Klima die Büros, Geschäfte und Schulen in den frühen Nachmittagsstunden für eine tägliche Siesta geschlossen.

Zum Glück dauert die frühnachmittägliche Flaute höchstens ein paar Stunden. Eine Möglichkeit, die Auswirkung auf Ihre Arbeit zu reduzieren, besteht darin, mittags spät zu essen, sagen wir, um ein Uhr oder noch später, und dabei auch energiespendendes Protein zu konsumieren. Wenn Sie danach an Ihre Arbeit zurückkehren, sollten Sie versuchen, einfache Dinge zu erledigen, bis Ihre Wachheit wieder zunimmt, was gewöhnlich gegen fünfzehn Uhr geschieht. Sorgen Sie dafür, daß Ihre Aufgaben nicht langweilig sind, denn sonst könnte es passieren, daß Sie bei der Arbeit einschlafen.

Ein letztes Wort zur Energieflaute am frühen Nachmittag: Wenn Sie ein Morgenmensch sind, spüren Sie dieses tägliche Nachlassen der Energie wahrscheinlich stärker als ein Nachtmensch. Die Wissenschaftler suchen immer noch den Grund dafür.

Wann Ihr Gedächtnis am besten ist

Ihr *unmittelbares* oder *Kurzzeit*gedächtnis ist in den Frühstunden am besten – tatsächlich ist es da um fünfzehn Prozent leistungsfähiger als zu jeder anderen Tageszeit. Also, Schüler und Studenten, aufgepaßt: Wenn Sie eine Prüfung oder ein Examen am Morgen machen müssen, lohnt es sich wirklich, Ihre Notizen *unmittelbar davor* noch einmal durchzugehen. In der Arbeitswelt gilt dasselbe. Bei einer Besprechung, die morgens stattfindet, werden Sie sich weniger auf schriftliche Notizen verlassen müssen als bei einer nachmittäglichen – sofern Sie Ihre Aufzeichnungen unmittelbar vor der morgendlichen Besprechung durchgehen. Wenn es wichtig ist, daß Sie den Eindruck erwecken, Sie könnten Zahlen oder Fakten aus dem Gedächtnis herunterrasseln, sollten Sie versuchen, dies früh am Tag zu tun. Versäumen Sie nicht, die Zahlen oder Fakten, die Sie herunterrasseln wollen, unmittelbar vor der Besprechung noch einmal zu rekapitulieren.

Ihr *Langzeit*gedächtnis jedoch ist etwas völlig anderes. Der Nachmittag eignet sich am besten zum Lernen von Stoff, den Sie nach mehreren Tagen, Wochen oder sogar Monaten noch im Gedächtnis haben möchten. Wenn Sie Student sind, sollten Sie Ihre wichtigen – oder schwierigeren – Vorlesungen tunlichst für den Nachmittag statt den Vormittag einplanen, sofern dies möglich ist. Außerdem sollten Sie versuchen, am Nachmittag zu lernen statt spätabends. Interessanterweise lassen sich viele Studenten zu dem Trugschluß verleiten, sie würden am leichtesten lernen, während die Mitternachtslampe brennt, weil ihr Kurzzeitgedächtnis während dieser ersten Tagesstunden besser ist als am Nachmittag. Das Kurzzeitgedächtnis hilft Ihnen jedoch zwölf Tage oder auch nur zwölf Stunden später nicht mehr, wenn Sie beim Examen vor Ihrem leeren Blatt sitzen!

Studenten und Schüler sind natürlich nicht die einzigen, für die es von Vorteil ist, ihre Lernzeiten auf den Nachmittag zu legen. Rechtsanwälte beispielsweise täten gut daran, sich am Nachmittag auf ihre Prozesse vorzubereiten, um sicherzustellen, daß sie sich später im Gerichtssaal an das Material erinnern. Politiker, Manager oder andere, die Reden auswendig lernen müssen, merken sich ihren Stoff am besten und leichtesten, wenn sie ihn nachmittags einpauken.

Auch Unternehmen können diesen zirkadianen oder täglichen Rhythmus nutzen. Wollen Sie beispielsweise sichergehen, daß ein neuer Lehrling sich das meiste dessen merkt, was ihm während einer Ausbildungsstunde gelehrt wird, dann setzen Sie die Ausbildungsstunde für den Nachmittag an.

Das gleiche gilt für das Training von Sportmannschaften. Wollen Sie, daß Ihre Spieler sich komplizierte Spielzüge und Anweisungen merken, legen Sie die Zusammenkünfte der Mannschaft auf den Nachmittag.

Anmerkung: Wie gut Sie sich Dinge merken, hängt davon ab, wann Sie sie *lernen*, und nicht, wann Sie sie wissen müssen. Mit anderen Worten, wann Sie eine Rechtschreibprüfung machen, ist nicht wichtig; viel wichtiger ist, zu welcher Tageszeit Sie dafür gelernt haben.

Wann Ihr Denkvermögen am besten ist

Im Durchschnitt leisten wir bei Erkenntnisaufgaben – Herausforderungen, die größte geistige Anstrengung erfordern – unser Bestes in den Morgenstunden und besonders den späten Vormittagsstunden.

Deshalb sollten Sie alle Ihre Arbeiten, die komplizierte Denkvorgänge oder großes Organisationsgeschick erfordern, auf diese Tageszeit legen. Dazu gehören natürlich zahlreiche Aktivitäten, angefangen vom Schreiben eines Berichts über die Konstruktion eines Gebäudes bis zur Erstellung einer Bilanz.

Weil die Erkenntnisfähigkeiten am späten Vormittag groß sind, eignet sich diese Zeit auch für kreative Besprechungen oder Arbeitssitzungen, in denen wichtige Ideen erörtert und ausgewertet werden. Sorgen Sie dafür, daß solche Zusammenkünfte enden, bevor die frühnachmittägliche Flaute einsetzt, bei allen Beteiligten die Energien zu schwinden und die Ideen zu versiegen beginnen!

Sofern Sie ein Morgenmensch sind, sollten Sie sich auch darüber im klaren sein, daß Ihre Urteilsfähigkeit am späten Nachmittag und in den frühen Abendstunden stark nachläßt. Diese Zeit ist bei Ihnen alles andere als günstig für Arbeiten, die kompliziertes Denken erfordern.

Bei den Nachtmenschen läßt die Denkfähigkeit zu dieser Tageszeit ebenfalls nach, aber nicht so stark.

Welche Zeit sich am besten für einfache, monotone Arbeiten eignet

Wenn Ihre Beschäftigung teilweise oder ganz aus einfachen, monotonen Arbeiten besteht, werden Sie wahrscheinlich feststellen, daß Sie Ihre beste Leistung um die Mitte des Nachmittags bringen. Gemeint sind hier Arbeiten, die nicht allzu kompliziert sind und bei denen Sie Ihr Gedächtnis nicht sonderlich anstrengen müssen: Ablegen, Sortieren, Fotokopieren und Korrekturlesen (aber nicht Redigieren, das komplizierteste Denkprozesse erfordert). Im Haus wären es Arbeiten wie das Zusammenlegen von Wäsche, Geschirrspülen, Laub-Zusammenrechen und ähnliches mehr.

Die Arbeiten müssen aber wirklich einfach und unkompliziert sein, um unter diese Kategorie zu fallen. Wird eine Aufgabe auch nur ein bißchen kompliziert, gehört sie in die Erkenntniskategorie und sollte für den späten Vormittag eingeplant werden.

Wann Sie mit Ihren Händen am geschicktesten sind

Ihre manuelle Gewandtheit – die Geschwindigkeit und Koordinationsfähigkeit, mit der Sie komplizierte Aufgaben ausführen, bei denen Sie Ihre Hände gebrauchen müssen – ist zweifellos in den Nachmittagsstunden am größten. Arbeiten wie Zimmern, Maschineschreiben, Nähen und dergleichen, die den geschickten Einsatz der Hände erfordern, werden Ihnen zu dieser Tageszeit leichter fallen als zu jeder anderen.

Vielleicht stellen Sie auch fest, daß diese Zeit günstig ist für das Klavierüben oder das Üben mit anderen Musikinstrumenten – besonders weil das Langzeitgedächtnis ebenfalls am Nachmittag sehr leistungsfähig ist, was Ihnen helfen wird, ein Musikstück auswendig zu lernen.

Wann Ihre Stimmung – vielleicht – am besten ist

Überraschenderweise scheinen unsere Stimmungen – ob wir glücklich oder traurig sind, ruhig oder angespannt, geduldig oder gereizt – keinen starken täglichen Zyklen zu unterliegen. Warum dies so ist, wissen wir nicht. Der Grund könnte sein, daß unsere

Emotionen im Lauf des ganzen Tages stark von Dingen beeinflußt werden, die wir sehen und hören – beispielsweise eine besonders betrübliche Meldung in den Frühnachrichten –, und daß diese äußeren Faktoren die eventuell auftretenden inneren Rhythmen aufheben. Unser Quotient der Glücksgefühle scheint jedoch während der späten Vormittagsstunden am höchsten zu sein, aber die Chronobiologen sind sich nicht sicher, ob es sich hier um einen echten Rhythmus handelt oder einfach um das allgemeine Wohlgefühl, das um diese Tageszeit wegen unserer gesteigerten Wachheit eintritt.

Das Obenstehende soll freilich nicht heißen, daß die Stimmung in unseren täglichen Rhythmen keine Rolle spielt. Schlechte Stimmung (Traurigkeit, Gereiztheit und Angespanntheit) kann manchmal ein Zeichen dafür sein, daß mit Ihren Zyklen etwas nicht stimmt, vor allem, daß sie nicht mehr miteinander synchron sind. Deshalb fühlen sich beispielsweise Schichtarbeiter nach dem Beginn einer neuen Schicht oft so angespannt und sind sehr reizbar: Die Verbindung zwischen ihrer Körpertemperatur und dem Schlaf-Wach-Zyklus ist zerbrochen. (Näheres über Schichtarbeit finden Sie in Kapitel 9.)

Sollten Sie aus keinem erkennbaren Grund zunehmend gereizt oder deprimiert sein, empfiehlt es sich, Ihren Tagesablauf genau unter die Lupe zu nehmen. Haben Sie in letzter Zeit irgend etwas daran geändert, irgendwelche Zeitgeber umgruppiert? Wenn dies der Fall ist, können Sie zu Ihrer vorherigen Tageseinteilung zurückkehren oder abwarten, bis Ihre inneren Rhythmen sich an die neue gewöhnt haben.

Wann Ihre Sinne am schärfsten sind

Alle Ihre *Sinne* – Geschmack, Gesicht, Gehör, Gefühl und Geruch – sind in der Übergangszeit zwischen Spätnachmittag und frühem Abend am schärfsten. Das ist der Grund, warum uns das Abendessen besser schmeckt als das Frühstück, warum helles Licht uns abends stört und warum lärmende Kinder uns auf die Palme bringen können, wenn wir von der Arbeit heimkehren.

Es könnte auch der Grund sein, warum man in allen Gesellschaften der Welt abends zusammenkommt, um sich zu unterhalten, zu essen und zu musizieren. Der Abend ist jene Zeit, in der unsere Rhythmen am besten auf Sinnesaktivitäten eingestimmt sind.

Wie Sie die Zeit beurteilen

Wenn Sie sich amüsieren, scheint die Zeit zu verfliegen, und sie scheint sogar noch schneller zu verfliegen, wenn Sie sich frühmorgens oder spätabends amüsieren. Dies rührt daher, daß sich unsere Wahrnehmung der Zeit im Laufe des Tages ändert. Die Änderung hängt unmittelbar mit dem täglichen Ansteigen und Sinken unserer Körpertemperatur zusammen. Ist sie niedrig (am frühen Morgen und späten Abend), beschleunigt sich unsere Zeitwahrnehmung; ist sie hoch (vom Vormittag bis zum frühen Abend), verlangsamt sich unsere Zeitwahrnehmung. (Aus diesem Grund scheint die Zeit zu schleichen, wenn Sie Fieber haben.) Es ist also keine Einbildung von Ihnen, daß sich die letzten Stunden bis zum Ende des Arbeitstages ewig hinziehen. Natürlich *ist* es Einbildung – aber jetzt wissen Sie, daß ein Grund dafür besteht!

Wann Sie beim Sport und bei anderen körperlichen Betätigungen am besten sind

Die günstigste Zeit für das Tennisspielen, Skifahren, Laufen, Baseball-Werfen oder die Verfolgung anderer sportlicher Interessen ist der Nachmittag und frühe Abend. Während dieser Stunden des Tages ist Ihr Körper für eine optimale physische Leistung gerüstet. Ihre Systeme sind am besten koordiniert, und Sie können am schnellsten auf einen äußeren Reiz reagieren – beispielsweise einen auf Sie zufliegenden Tennisball.

Untersuchungen haben ergeben, daß physische Ausarbeitung in den späten Tagesstunden auch als weniger anstrengend und ermüdend *empfunden* wird – ob sie es nun wirklich ist oder nicht. Das bedeutet, daß Sie sich am Spätnachmittag und frühen Abend gewöhnlich bei körperlichen Aktivitäten mehr ins Zeug legen und deshalb größeren Nutzen davon haben.

Am ungünstigsten für körperliche Aktivität sind die Stunden von drei bis sechs Uhr morgens. Das überrascht nicht, denn es ist die Zeit, in der Sie sowohl körperlich als auch geistig am wenigsten wach sind. Die nachfolgenden Stunden eignen sich kaum besser. Falls Sie also die Gewohnheit haben, früh am Tag zu laufen oder sich anderswie körperlich auszuarbeiten, sollten Sie überlegen, ob Sie das nicht besser später täten, vorzugsweise am späten Nachmittag oder Abend. Untersuchungen, die an Schwimmern, Läufern, Kugelstoßern und Rudermannschaften vorgenommen wurden, zeigen in geradezu *überwältigender* Weise, daß die Leistung am Abend besser ist als am Morgen.

Eine Ausnahme könnten Sportarten bilden, die mit extremen Anstrengungen verbunden sind oder bei ungünstigem Wetter ausgeführt werden müssen – beispielsweise ein Triathlon an einem gräßlich naßkalten Tag. Wir neigen dazu, körperliches Unbehagen am späten Vormittag gelassener hinzunehmen als zu einer anderen Tageszeit.

Forschern an der NASA und anderswo gelang es, im Tagesablauf sogar noch kleinere »Fenster« für körperliche Leistungen ausfindig zu machen, die für bestimmte Sportarten genutzt werden können. Die bei den einzelnen Sportarten erforderlichen Fähigkeiten sind ausschlaggebend dafür, zu welcher Tageszeit sich die Fenster jeweils öffnen.

Einige Beispiele:
- *Die Kraft, mit der wir einen Gegenstand fassen, und die Kraft, mit der wir unsere Arme ziehen können, erreichen ihren Höhepunkt zwischen 14 Uhr und 18.30 Uhr.* Diese Zeitspanne eignet sich deshalb für Gewichtheben, Tennis, Rudern, Squash und andere Sportarten, bei denen man Kraft in den Händen und Armen braucht.
- *Die Elastizität des Körpers erreicht ihren Höhepunkt gegen 13.30 Uhr.* Kunstspringern, Turnern und anderen Athleten, die ihre Körper biegen und verdrehen, dürfte es also während der frühen Nachmittagsstunden leichter fallen als sonst, gute Leistungen zu bringen. Auch wer Yoga betreibt, sollte sich diese Zeit merken!
- *Unsere Hände neigen vormittags, besonders gegen 11 Uhr, stärker zum Zittern.* Der Grund ist wahrscheinlich, daß die hirnstimulierenden Substanzen Dopamin und Noradrenalin zu dieser Zeit ihre stärkste Wirkung erreichen. Als Folge davon ist bei Sportarten, die eine genaue Nerven-Muskel-Kontrolle erfordern, in dem Zeitraum Perfektion kaum möglich.
- *Unsere aerobe Fähigkeit durchläuft ihren Höhepunkt am Spätnachmittag und frühen Abend.* Zu dieser Tageszeit sind unsere Lunge und unser Herz leistungsfähiger, und unser Körper kann seine Energievorräte besser anzapfen. Deshalb sind das die günstigsten Stunden für Laufen, Radfahren und anderen Ausdauersport.

Wie eine Frau ihre Rhythmen bei ihrer Arbeit einsetzt

JACKIE ist freiberufliche Schriftstellerin und arbeitet nicht zu Hause. Weil sie selbständig und weitgehend ihr eigener Chef ist, kann sie sich ihre Arbeit einteilen, wie sie will. Nach einigen Versuchen und Irrtümern legte sie folgenden Zeitplan fest:

9 bis 12.30 Uhr:	Schreiben
12.30 bis 13 Uhr:	Mittagessen
13 bis 15 Uhr:	Interviews, Besprechungen, Recherchen
15 bis 17 Uhr:	Eintragungen im Zettelkasten, Ablage, Korrekturlesen, Korrespondenz

Jackie hat festgestellt, daß sie bei dieser Tageseinteilung am produktivsten ist. Sie sagt, sie könne vormittags am besten schreiben, weil sie sich da am wachsten fühlt und sich gut konzentrieren kann. »Etwa in der Hälfte des Nachmittags beginnt meine Aufmerksamkeit nachzulassen«, konstatiert sie. »Also halte ich es für das Beste, dann weniger anstrengende und nicht so langwierige Arbeiten zu erledigen, beispielsweise Briefe an meine Verleger zu schreiben oder die Korrektur von Artikeln zu lesen.«

Jackie weiß es zwar nicht, aber der Zeitplan, den sie für sich aufgestellt hat, ist auf ihre natürlichen zirkadianen Rhythmen abgestimmt. Wie bereits erwähnt, fallen den meisten von uns Denkarbeiten, wie das Schreiben, vormittags am leichtesten. Monotone Arbeiten, wie Ablegen und Korrekturlesen, führt man am besten nachmittags aus.

Jackie ist nicht die einzige, die ihren Arbeitstag unbewußt dem Takt ihrer inneren Rhythmen angepaßt hat. Die Untersuchung einer Gruppe englischer Sekretärinnen ergab, daß auch sie instinktiv die meisten monotonen Arbeiten – Ablegen und Fotokopieren – bis zum Nachmittag aufschieben.

Die meisten Sportarten erfordern natürlich eine Kombination dieser Fähigkeiten. Beim Tennis beispielsweise braucht man Kraft in der Hand, körperliche Elastizität und Ausdauer. Bevor Sie einen wichtigen Konkurrenzkampf planen, sollten Sie deshalb vielleicht ein wenig experimentieren, um jene Tageszeit zu ermitteln, in der Sie Ihre beste Leistung bringen.

Das Bestimmen Ihres Tages

Wir alle scheinen zwar das gleiche allgemeine Tagesmuster von Höhen und Tiefen zu durchlaufen, was den Grad unserer Wachheit und unsere Fähigkeit zur Ausführung bestimmter Aufgaben anbelangt, aber das genaue zeitliche Auftreten dieser Höhen und Tiefen unterscheidet sich von einem Menschen zum anderen. Es kann sein, daß Sie den täglichen Gipfel der Wachheit oder Munterkeit etwa um elf Uhr erreichen, Ihr Ehepartner (Chef, Freund, Bekannter) dagegen den seinen erst um zwölf Uhr. Oder Ihr Langzeitgedächtnis erreicht die größte Merkfähigkeit um drei Uhr nachmittags, während das eines anderen Menschen erst eine Stunde später am besten funktioniert.

Alles hängt hier davon ab, wie Ihr *biologischer* Tag strukturiert ist; mit anderen Worten, auf das Timing der zirkadianen Rhythmen in Ihrem Inneren kommt es an. Dieses bestimmt weitgehend, wie sehr Sie ein Morgenmensch oder aber ein Nachtmensch sind.

Je früher Ihr biologischer Tag einsetzt, desto früher beginnen – und enden – bei Ihnen im allgemeinen die Spitzenzeiten für die Ausführung verschiedener Aufgaben.

Normalerweise ist der Unterschied im Timing der Rhythmen zwischen einem Morgen- und einem Nachtmenschen relativ gering. Sogar bei *extremen* Morgenmenschen und *extremen* Nachtmenschen (nur zwanzig Prozent von uns fallen unter eine der beiden Kategorien) liegen die täglichen Zyklen zeitlich nicht mehr als zwei Stunden auseinander.

Eine Untersuchung ergab, daß extreme Morgenmenschen lediglich achtzig Minuten früher zu Bett gehen und aufstehen als extreme Nachtmenschen. Eine andere Untersuchung zeigte, daß der Höhepunkt der Körpertemperatur bei der ersten Gruppe lediglich um fünfundsechzig Minuten vor dem der zweiten Gruppe liegt.

Doch beim Urteils- und Denkvermögen besteht zwischen den günstigsten Perioden der Morgen- und der Nachtmenschen ein weit größerer zeitlicher Abstand. Beide Gruppen sind zwar in den späten Vormittagsstunden auf dem Gebiet am besten, aber zu anderen Tageszeiten können sie, was die Denkfähigkeit angeht, meilenweit auseinander liegen. Im allgemeinen sollte ein Morgenmensch für seine komplizierten, kreativen Aufgaben tunlichst den Vormittag – vor allem den späten Vormittag – einplanen und solche Arbeiten am Spätnachmittag nach Möglichkeit unterlassen.

Ein Nachtmensch dagegen sollte Arbeiten, die kompliziertes Denken erfordern, bis zum späten Vormittag vermeiden und sich dann keine allzu großen Sorgen machen, daß er am Nachmittag einen Tiefpunkt erleben könnte.

Große Unterschiede zwischen Morgen- und Nachtmenschen entdeckte man auch im Bereich der sportlichen Leistung. Zwar neigen beide Gruppen dazu, zwischen mittags und neun Uhr abends im Sport am besten zu sein, doch Nachtmenschen erreichen ihre Bestform später in diesem Zeitraum als Morgenmenschen – manchmal sogar bis zu fünf Stunden später!

Unterschiede zwischen Nacht- und Tagmenschen

- Morgenmenschen tendieren dazu, eher introvertiert zu sein, während Nachtmenschen stärker zu einer extravertierten Persönlichkeit neigen. Dies gilt besonders für Menschen, die älter als vierzig sind.
- Morgenmenschen haben gewöhnlich keine sehr flexiblen zirkadianen Rhythmen, was bedeutet, daß es für sie physisch wie psychisch von Vorteil ist, sich an einen geregelten Tagesablauf zu halten.
- Morgenmenschen schlafen gewöhnlich besser als Nachtmenschen und erwachen frischer.
- Frauen tendieren eher dazu, Morgenmenschen zu sein, als Männer.

In welchem Maß sind Sie ein Nacht- oder ein Morgenmensch?

Um dies festzustellen, können Sie zwei Tests machen: Im ersten ermitteln Sie den Grad Ihrer Wachheit oder Munterkeit während des Tages, im zweiten zeichnen Sie Ihre Körpertemperatur auf.

Das Aufspüren Ihres Wachheitsrhythmus

Nehmen Sie sich dafür einfach vom Aufstehen bis zum Schlafengehen jede Stunde ein oder zwei Minuten Zeit, um zu beurteilen, wie wach Sie sich jeweils fühlen. Benutzen Sie die Fünfpunkteskala der nebenstehenden Tabelle und tragen Sie den ermittelten Wert an der vorgesehenen Stelle ein.

Machen Sie den Test an mindestens drei Tagen. Rechnen Sie dann die Zahlen jeder Stunde zusammen und teilen Sie die Summe durch die Zahl der Testtage, um den Durchschnittswert für jede Stunde zu ermitteln. Stellen Sie diese Durchschnittsablesung in der nächsten Tabelle (auf Seite 57) graphisch dar. So müßten Sie klarsehen können, zu welchen Tageszeiten Sie am muntersten und zu welchen Sie am müdesten sind.

Das Lesen der Tabelle: Suchen Sie die Zeit, in der Ihre Wachheit den Höhepunkt erreicht. Morgenmenschen erreichen den Höhepunkt gewöhnlich vor dem Mittag, Nachtmenschen danach. Je früher am Vormittag der Höhepunkt Ihrer Wachheit also eintritt, ein desto ausgeprägterer Morgenmensch sind Sie. Und je später am Nachmittag der Höhepunkt Ihrer Wachheit eintritt, ein desto ausgeprägterer Nachtmensch sind Sie.

Das Aufspüren Ihres täglichen Temperaturzyklus

Der beste Weg zur Ermittlung Ihres täglichen Temperaturzyklus ist, sich vierundzwanzig Stunden lang jede Stunde zu messen und die Ergebnisse in die Tabelle auf Seite 59 einzutragen. Bestimmt aber fänden es die meisten von uns schwer machbar und unpraktisch, sich so oft am Tag zu messen – nicht zu reden davon, daß wir nachts ein halbes dutzendmal den Wecker stellen müßten. Zum Glück haben die Chronobiologen eine einfachere Methode

Das Aufspüren Ihres Wachheitsrhythmus

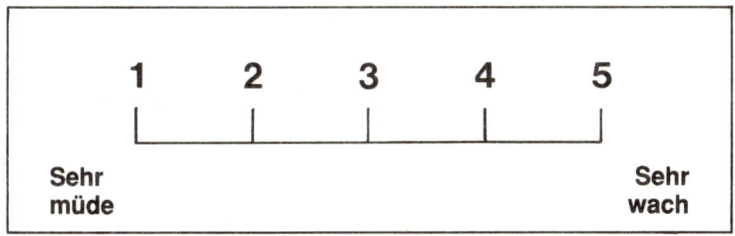

	Tag 1	Tag 2	Tag 3	Tag 4	Tag 5	Gesamt	Durch-schnitt
6							
7							
8							
9							
10							
11							
12							
13							
14							
15							
16							
17							
18							
19							
20							
21							
22							
23							
24							

entwickelt, um Ihnen die Ermittlung Ihres täglichen Temperaturzyklus zu ermöglichen. Sie brauchen dafür lediglich Ihre Temperatur an einem einzigen Tag fünfmal zu messen und dann zu schätzen, wie hoch Ihre Temperatur mitten in der Nacht ist. Gehen Sie folgendermaßen vor:

Schritt 1: Benutzen Sie ein genaues Fieberthermometer (die neuen elektronischen Thermometer sind die besten), messen Sie sich eine Stunde nach dem Aufstehen und dann tagsüber im Abstand von jeweils vier Stunden. Die letzte Messung sollte möglichst kurz vor dem Zubettgehen erfolgen. Drogen verschiedener Art, einschließlich Alkohol, Koffein und Medikamente, können Ihren natürlichen Zyklus verändern; vermeiden Sie darum diese Dinge tunlichst an dem Tag, an dem Sie die Messungen vornehmen. Und versuchen Sie nicht, wenn Sie eine Flugreise über mehr als eine Zeitzone gemacht haben, Ihren Temperaturzyklus vor Ablauf von zwei Wochen zu ermitteln. Notieren Sie Ihre gemessene Temperatur wie folgt:

Temperaturmessungen

1:_____   2:_____   3:_____   4:_____   5:_____

Schritt 2: Addieren Sie die erste, dritte und fünfte Messung, anschließend die zweite und die vierte. Ziehen Sie die zweite Summe von der ersten ab. Der Wert, den Sie erhalten, ist eine Schätzung Ihrer Körpertemperatur in der Nachtmitte. Betrachten Sie ihn als Ihre sechste Temperaturmessung.

$$\begin{aligned} &\underline{} \ (1, 3 \text{ und } 5)\\ &-\underline{} \ (2 \text{ und } 4)\\ &=\underline{} \ (6) \end{aligned}$$

Schritt 3: Tragen Sie alle sechs Temperaturmessungen in die Tabelle (Seite 59) ein. Nun sollten Sie erkennen können, wann Ihre Temperatur zu steigen beginnt, wann sie ihren höchsten Wert erreicht und zu fallen anfängt.

Das Lesen der Tabelle: Suchen Sie den Zeitpunkt, an dem Ihre Temperatur zu fallen beginnt. Morgenmenschen neigen zu Körpertemperaturen, die von acht Uhr abends zu fallen anfangen; die

Das Aufspüren Ihres Wachheitsrhythmus 57

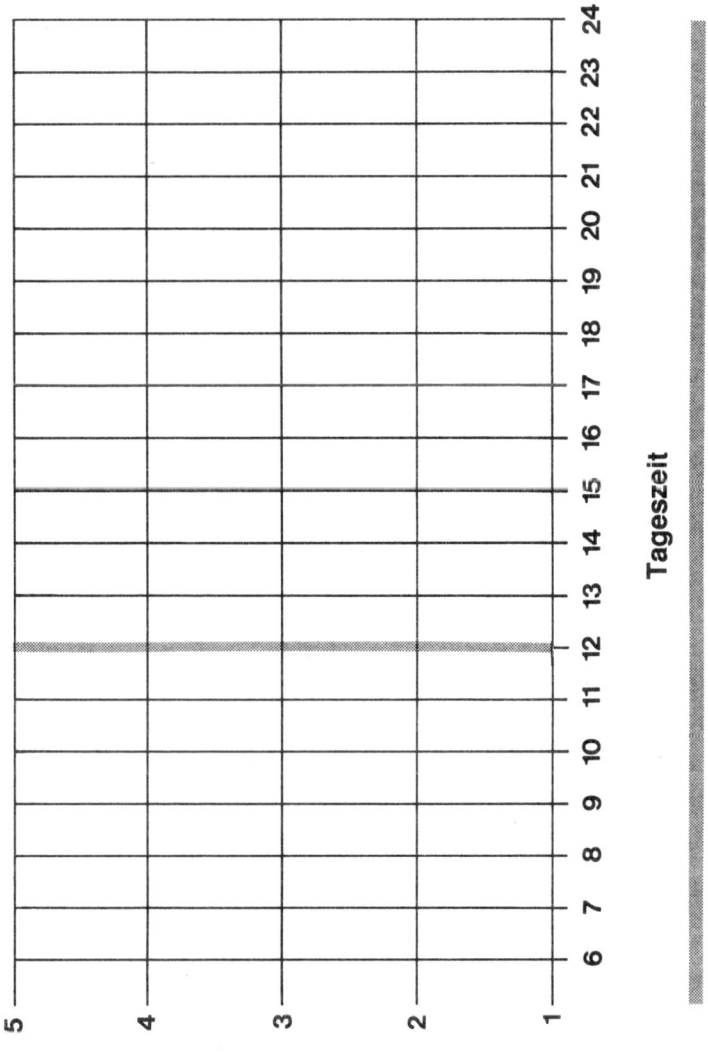

Temperaturen von Nachtmenschen fallen gewöhnlich nach acht Uhr abends. Je früher Ihre Temperatur am Abend fällt, ein desto ausgeprägterer Morgenmensch sind Sie; je später sie fällt, ein desto ausgeprägterer Nachtmensch sind Sie.

Eine Tendenz zum Morgen- oder Nachtmenschen ist auch in der allgemeinen Kurve des Temperaturzyklus zu erkennen. Ein Morgenmensch hat normalerweise eine Temperatur, die morgens ziemlich abrupt steigt; sie stabilisiert sich am frühen Nachmittag und beginnt am frühen Abend zu fallen (vor 20 Uhr). Der Temperaturrhythmus eines Nachtmenschen dagegen zeigt ein allmähliches Ansteigen während des Tages. Er stabilisiert sich am Spätnachmittag und beginnt auch später zu fallen (nach 20 Uhr).

Wenn eine Lerche eine Eule heiratet

Eine Ehe zwischen einem Morgen- und einem Nachtmenschen enthält oft mehr Konfliktstoff als eine Ehe zwischen zwei Morgen- oder zwei Nachtmenschen. Den gemischten Paaren fällt es häufig schwer, in ihrer Ehe ein Gefühl der Gemeinsamkeit und Zusammengehörigkeit zu erzeugen. Forscher fanden beispielsweise heraus, daß gemischte Paare seltener Geschlechtsverkehr haben, seltener miteinander ausgehen und weniger Zeit mit gemeinsamen Gesprächen verbringen als gleichgeartete Paare.

Wenn Sie und Ihr Ehepartner eines dieser gemischten Paare sind, müssen Sie sich vielleicht stärker als andere Paare bemühen, Zeiten zu finden, die Sie miteinander verbringen können – und in denen Sie beide munter sind. Wenn Sie ausgehen, dann brechen Sie früher auf, so daß Sie einen ganzen Abend genießen können, bevor die Lerche in Ihrem Duo allzu müde wird. Oder nehmen Sie sich am Nachmittag oder frühen Abend, wo keiner von Ihnen sonderlich müde oder mürrisch sein sollte, Zeit für ein Gespräch. Wenn Sie Probleme haben, Zeit für die Liebe zu finden, weil abends der eine von Ihnen beiden zu müde ist und morgens der andere – warum sollten Sie nicht versuchen, gelegentlich mitten am Nachmittag zusammenzukommen? Seien Sie erfinderisch.

Das Aufspüren Ihres täglichen Temperaturzyklus

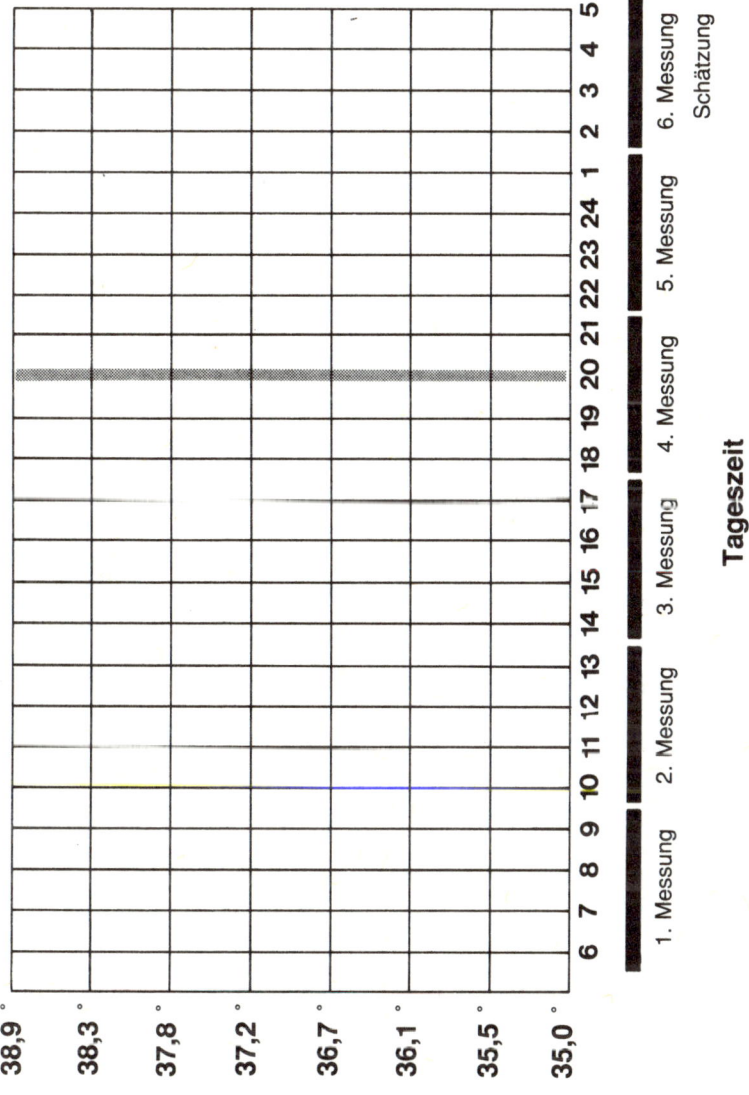

Ihre Neunzig-Minuten-Zyklen

Bis jetzt haben wir uns nur die *täglichen* Zyklen jener Tagesstunden angesehen, in denen Sie wach sind. Doch Sie haben in Ihrem Inneren noch andere, kürzere Zyklen, die ebenfalls Ihre Wachheit und Ihre Gewohnheiten beeinflussen. Es sind die ultradianen Zyklen, von denen wir in Kapitel 1 bereits sprachen – besonders die rätselhaften Neunzig-Minuten-Rhythmen.

Neunzigminütige Zyklen wurden erstmals in den fünfziger Jahren von Schlafforschern aufgespürt. Sie stellten fest, daß Erwachsene etwa alle neunzig Minuten vom Tiefschlaf in den Traumschlaf gleiten und umgekehrt. Weil unser Geist während des Traumschlafs wacher ist, fragten sich die Forscher, ob dieser Schlafzyklus nicht einfach Teil eines fortlaufenden Tagesrhythmus von Wachheit und Schläfrigkeit sei.

Ihre Vermutung bestätigte sich. Etwa alle neunzig Minuten nimmt unsere Wachheit zu – und ab –, ob wir wach sind oder schlafen. Die Wissenschaftler nannten dies unseren grundlegenden Ruhe-Aktivität-Zyklus. In jüngerer Zeit spürten die Forscher weitere neunzigminütige Zyklen auf. Diese sind jedoch nicht unbedingt miteinander synchron. Das heißt: Während der eine seinen Höhepunkt erreicht, könnte ein anderer gerade seine mittlere Phase oder sogar einen Tiefpunkt durchlaufen.

Werfen wir nun einen genaueren Blick auf einige dieser ultradianen Zyklen.

Tagträumen

Wenn Ihre Gedanken während einer Besprechung oder eines Konzerts wandern, führen Sie dies vermutlich auf Langeweile zurück. Doch der wirklich Schuldige dürfte die Biologie sein. Wissenschaftler haben festgestellt, daß in unseren Körpern alle neunzig Minuten feine Veränderungen stattfinden – beispielsweise im Muster der Hirnwellen, bei den Augenbewegungen und beim Muskeltonus –, die uns verleiten, mit offenen Augen zu träumen.

In diesen Zyklen scheinen sich am Tage die neunzigminütigen Traumzyklen fortzusetzen, die wir nachts im Schlaf erleben. (Siehe Kapitel 3.) Gleich den nächtlichen Träumen treten Tagträume spontan auf und erforschen oft Erfahrungen, die wir früher im Leben machten, doch gewöhnlich sind sie weniger bizarr.

Schläfrigkeit

Der ausgeprägteste Neunzig-Minuten-Rhythmus ist der »Schlaffähigkeit«-Zyklus. Etwa alle neunzig Minuten machen Sie eine kurze Phase durch, in der Sie anfällig für Müdigkeit und Schläfrigkeit sind. Würden Sie sich in einer dieser Phasen zurücklehnen und die Augen schließen, fiele es Ihnen leicht, einzuschlafen.

Wie der Tagtraum-Rhythmus, so scheint auch die Anfälligkeit für den Schlaf dem nächtlichen Schlafzyklus zu entsprechen. Sie ist das Tages-Äquivalent des Tiefschlafs, jenes Teils unseres Schlafzyklus, in dem unser Geist am inaktivsten ist. (Siehe Kapitel 3.)

Die rhythmischen Schläfrigkeitsperioden sind während der Vormittagsstunden kürzer als am Nachmittag. Deshalb ist es gewöhnlich am Vormittag schwieriger, ein Schläfchen zu machen, als später am Tag.

Manchmal können Sie sich der Müdigkeit erwehren – besonders wenn Sie einer interessanten oder ungewöhnlichen Beschäftigung nachgehen. Die meiste Zeit jedoch wäre es besser, Sie würden diesem Rhythmus nachgeben und in Ihrer Arbeit eine kurze Pause einlegen – zumal um die Mittagszeit, denn zu der Zeit kämpfen Sie bereits gegen die frühnachmittägliche Abnahme der Munterkeit. Machen Sie ein paar Dehnübungen oder einen kurzen Spaziergang, und sei es nur zur Toilette oder zum kühlgestellten Wasser. Wenn Sie zurückkommen, ist die schlimmste Müdigkeit gewöhnlich schon verflogen, und Ihr Geist wird wieder fähig sein, sich auf die vor Ihnen liegenden Aufgaben zu konzentrieren.

An diesen Müdigkeitszyklus sollten Sie unbedingt denken, wenn Sie eine längere Autofahrt unternehmen. Es empfiehlt sich dringend, alle neunzig Minuten zu halten und kurz zu rasten.

Der Gang zur Toilette

Unser Urinfluß neigt dazu, alle neunzig Minuten besonders stark zu sein. Das heißt jedoch nicht unbedingt, daß Sie alle eineinhalb Stunden auf die Toilette laufen müssen, aber Sie sollten daran denken, bevor Sie zu einer langen Versammlung oder ins Kino gehen. Menschen, die Konferenzen vorbereiten, Achtung: Sorgen Sie dafür, daß Sie für Ihre Teilnehmer etwa alle neunzig Minuten eine Pause einplanen.

Der Drang, etwas zu essen

Wenn Sie während des Tages darauf achten, wann Sie das überwältigende Verlangen haben, etwas Eßbares in den Mund zu schieben, werden Sie ein regelmäßiges Neunzig-Minuten-Muster finden. Untersuchungen haben erbracht, daß dieses rhythmische Verlangen nach Essen nicht nur in unserem Geist besteht; unser Magen zieht sich etwa alle neunzig Minuten zusammen (und signalisiert uns damit, daß wir etwas essen sollen). Die »Mampf-Manie« hat also einen physischen Grund!

Sofern Sie abzunehmen versuchen, kann dieser periodische Drang natürlich Ihr Bestreben untergraben, sich von Eßbarem fernzuhalten. Doch Sie können sich helfen, indem Sie bewußt auf den Zyklus achten. Versuchen Sie zu warten, bis der Drang vergeht, oder geben Sie ihm sozusagen kalorienarm nach, indem Sie eine Möhre oder einen Cracker kauen, Wasser oder einen kalorienarmen Saft trinken. Denken Sie daran, der Drang vergeht – glücklicherweise – bald.

(Nähere Informationen darüber, wie man den neunzigminütigen Hunger-Anfällen auf die Spur kommt, finden Sie in Kapitel 7.)

Der Drang zu rauchen

Zusätzlich zu dem neunzigminütigen Hungerzyklus haben wir auch alle neunzig Minuten ein Verlangen nach oraler Befriedigung, den Drang, etwas in den Mund zu stecken, sei es ein Zahnstocher, eine Zigarette oder ein Plättchen Kaugummi. Dieser Drang kann zur gleichen Zeit auftreten wie der zyklische Hunger, muß aber nicht. Oft jedoch befriedigen die Menschen diesen Drang mit etwas Eßbarem.

Raucher neigen dazu, beim Auftreten des Drangs nach einer Zigarette zu greifen, statt etwas zu essen. Das dürfte einer der Gründe sein, warum Raucher oft zunehmen, wenn sie aufhören zu rauchen: Sie befriedigen den Drang jetzt mit Essen statt mit Rauchen.

Auch wenn Sie versuchen, das Rauchen aufzugeben, kann Ihnen allein schon die Kenntnis dieses neunzigminütigen Zyklus oraler Aktivitäten helfen, dem Verlangen nach einer Zigarette zu widerstehen. Mehrere Programme zur Befreiung vom Rauchen legen großes Gewicht auf die genaue Registrierung der Stärke Ihres

Verlangens nach jeder einzelnen Zigarette, die Sie rauchen. Bereits nach einem oder zwei Tagen tritt die zyklische Natur der Rauchgewohnheit deutlich zutage.

Tips, die Ihnen helfen, Ihre täglichen Rhythmen im Takt zu halten

Je besser Ihre inneren Rhythmen miteinander und mit Ihrer Umgebung im Takt sind, desto besser fühlen Sie sich und desto leistungsfähiger sind Sie. Hier einige Tips, wie Sie Ihre Rhythmen im Takt halten können:

o Gehen Sie tunlichst jeden Tag mindestens eine Viertelstunde hinaus in die Sonne. Direktes Sonnenlicht ist der stärkste Zeitgeber für Ihre Rhythmen und hilft, sie jeden Tag neu einzustellen.

o Versuchen Sie, sich an einen regelmäßigen Tagesablauf zu halten. Dies ist besonders wichtig, wenn Sie ein Morgenmensch sind, denn Ihre Rhythmen passen sich schwerer an Veränderungen und Unregelmäßigkeiten an als die eines Nachtmenschen.

o Unterziehen Sie Ihren Arbeitsplan einer kritischen Beurteilung. Wenn Sie beispielsweise ein extremer Nachtmensch sind und jeden Morgen um acht Uhr zur Arbeit antreten müssen, sollten Sie sich vielleicht eine andere Stellung suchen – eine, in der Sie später anfangen können, so daß Sie mehr nach Ihren natürlichen Rhythmen leben können.

o Ermitteln Sie die grundlegende Struktur Ihres zirkadianen Tages (siehe die Wachheits- und Temperaturtabellen auf den Seiten 57 und 59) und versuchen Sie dann, Ihre täglichen Aktivitäten dergestalt zu planen, daß sie mit den Perioden Ihrer besten Leistungsfähigkeit zusammenfallen.

o Seien Sie sich Ihrer Neunzig-Minuten-Zyklen bewußt und nutzen Sie dieses Bewußtsein, um mit dem Rauchen aufzuhören und um zu verhindern, daß Sie sich den Bauch vollschlagen

Wichtig ist, daß man die Höhepunkte dieses Zyklus vorausahnt und sie überwindet. Das kann man mit einer Reihe Tricks, beispielsweise, indem man die Zigarette durch eine Möhre oder Kaugummi ersetzt oder Atemübungen macht. Wollen Sie letzteres tun, nehmen Sie eine möglichst bequeme Stellung ein (Hinlegen ist ideal). Schließen Sie die Augen und den Mund und atmen Sie lange und tief durch die Nase ein. Spüren Sie, wie sich Ihre Lunge mit Luft füllt. Atmen Sie dann langsam aus. Machen Sie diese Tiefatemübungen, bis Sie spüren, daß Ihr Körper sich entspannt und der Drang zu rauchen nachläßt.

Wie Streß Ihre Zyklen verkürzt

Die Wissenschaftler haben herausgefunden, daß unsere Neunzig-Minuten-Zyklen, wenn wir uns langweilen oder unter Streß stehen, dazu tendieren, sich auf ungefähr sechzig Minuten verkürzen. Dies könnte erklären, warum wir in stressigen oder langweiligen Situationen mehr essen und mehr rauchen.

Einer Theorie zufolge, die von den Chronobiologen aufgestellt wurde, sind diese verkürzten Zyklen ein Zurückgehen auf die Zyklen unserer frühen Kindheit, denn bei Säuglingen haben die fundamentalen Ruhe-Aktivität-Zyklen eine Dauer von nur etwa sechzig Minuten. Diese Theorie wäre auch eine Erklärung dafür, daß Babys so oft gefüttert werden wollen.

Wenn Sie also unter Streß stehen, müssen Sie unter Umständen noch öfter als sonst Pausen bei Beschäftigungen einlegen, die große Konzentration von Ihnen fordern. Achten Sie, wenn Sie unter Streß stehen, auch besonders auf den Drang zu rauchen oder zu essen.

3
Die Wichtigkeit des Schlafs

> Wir sind von solchem Stoff, aus dem
> Die Träume werden; unser kleines Leben
> Umfaßt ein Schlaf.
> WILLIAM SHAKESPEARE
> *Der Sturm*

Der glattrasierte junge RIP VAN WINKLE, so wird erzählt, schlief eines Abends in den Catskill-Bergen ein – und erwachte zwanzig Jahre später, bärtig, völlig verwirrt, vom Alter gebeugt. Ein derart langer Schlaf scheint dem Reich der Phantasie anzugehören, doch er kommt der Wirklichkeit näher, als die meisten von uns ahnen. Tatsächlich verbringen wir ein Drittel unseres Lebens – oder rund fünfundzwanzig Jahre – auf der dunklen Seite unseres Tageszyklus.

Unser tägliches Schlafbedürfnis ist zwar ein Rhythmus, den wir alle kennen, aber der Schlaf selbst bleibt uns ein großes Rätsel. Nicht einmal die fundamentalste Frage über den Schlaf – warum wir ihn brauchen – kann sicher beantwortet werden.

Der Schlaf gehört jedoch zusammen mit Nahrung und Wasser zu den Grundbedürfnissen des Lebens. Ohne ihn werden wir zunehmend gereizt und deprimiert, wir verlieren unsere Konzentrationsfähigkeit, und unsere Arbeit sowie unsere Beziehungen leiden. Wenn wir sehr lange keinen Schlaf bekommen, können wir sogar halluzinieren oder irrational handeln.

Schlafen müssen wir also. Doch die meisten von uns schlafen nicht genug oder bekommen nicht die richtige Art Schlaf, und das ist uns oft gar nicht bewußt.

Dieses Kapitel wird Ihnen helfen, Ihren individuellen Schlafzyklus und die inneren Rhythmen, aus denen dieser nächtliche Zyklus besteht, zu erkennen und zu begreifen. Genau wie die Kenntnis der Wachrhythmen Ihres Körpers Ihnen die Möglichkeit gibt, Ihr Leben zu verbessern, kann das Verständnis der ähnlichen

Veränderungen, die während des Schlafs in Ihnen vorgehen, Ihr Wohlbefinden wesentlich steigern.

Ihr Schlafzyklus: eine Befragung

- Schlafen Sie tagsüber leicht ein, während Sie lesen, fernsehen oder anderen sitzenden Beschäftigungen nachgehen?
- Finden Sie, daß Sie tagsüber ohne besonderen Grund reizbar und ungeduldig sind?
- Brauchen Sie einen Wecker, um morgens aufzuwachen?
- Erwachen Sie morgens matt und müde?
- Brauchen Sie einen Mittagsschlaf, um am Nachmittag und Abend munter zu sein?
- Schlafen Sie an den Wochenenden zu Hause regelmäßig tagsüber eine Stunde oder länger?

Wenn Sie irgendwelche dieser Fragen mit Ja beantwortet haben, bekommen Sie wahrscheinlich nicht genügend Schlaf, um die Bedürfnisse Ihres individuellen Schlafzyklus zu befriedigen.

- Liegen Sie nach dem Auslöschen des Lichts lange wach im Bett und warten darauf, daß der Schlaf kommt?
- Erwachen Sie morgens, bevor Ihr Wecker klingelt?
- Wechseln bei Ihnen während der letzten Stunde oder der letzten zwei Stunden im Bett Schlaf und Wachsein miteinander ab?

Wenn Sie auf irgendwelche dieser Fragen mit Ja geantwortet haben, versuchen Sie möglicherweise, mehr Schlaf zu bekommen, als Ihr individueller Schlafzyklus verlangt.

- Rauchen Sie am Spätnachmittag oder Abend Zigaretten, oder trinken Sie Alkohol oder ein koffeinhaltiges Getränk?
- Schlafen Sie ein, während das Radio bzw. der Fernseher laufen oder das Licht brennt?
- Nehmen Sie Schlaftabletten?
- Schlafen Sie in einem sehr kalten oder sehr warmen Zimmer?

lich, daß wir ein bißchen müde durch den Tag gehen und uns dessen nicht bewußt sind. Wenn wir unsere Schlafzeit jedoch um mehr als eine Stunde verkürzen, spüren wir es. Wir werden reizbar. Unsere geistigen Fähigkeiten und körperlichen Fertigkeiten verschlechtern sich. Wir haben Mühe, tagsüber wach zu bleiben – besonders während unseres üblichen täglichen Tiefpunkts am frühen Nachmittag.

Heutzutage *bekommen die meisten Menschen zuwenig Schlaf* – und das verdanken wir THOMAS A. EDISON, jenem Mann, der behauptete, wir würden zuviel schlafen! Edisons Erfindung nämlich, das elektrische Licht, ermöglicht es uns, den Tag in die Nacht hinein zu verlängern. Angefangen vom Kino bis zu Zusammenkünften, von abendlichen Baseballspielen bis zum Spätfernsehen gibt es zahllose Aktivitäten, die uns vom Bett fernhalten – und uns Schlaf rauben. Sogar Kinder sind betroffen. Eine in den sechziger Jahren durchgeführte Schulinspektion erbrachte, daß die Schulkinder eine Stunde weniger schliefen als jene am Beginn unseres Jahrhunderts.

Infolge des Schlafdefizits fühlen sich viele von uns unwohl, sie sind nicht im Einklang mit ihren inneren Uhren – und miteinander.

Ohne Schlaf auskommen

In der Perseus-Sage heißt es zwar, die Römer hätten PERSEUS getötet, indem sie ihm den Schlaf raubten, aber die Wahrscheinlichkeit, daß man an Schlafmangel stirbt, ist äußerst gering. In der modernen Medizin wird ein einziger solcher Fall berichtet. Er betraf einen dreiundfünfzigjährigen Italiener, der wegen einer degenerativen Erkrankung des Gehirns nach und nach die Fähigkeit zu schlafen verlor. Schließlich verwirrten sich seine Gedanken, er verfiel in Stumpfsinn und vermochte nicht einmal mehr einfachste Aufgaben auszuführen. Seine Sprache wurde unverständlich, und er bekam immer fahrigere Bewegungen. Auch seine körperliche Gesundheit verschlechterte sich, er zog sich eine Lungenentzündung zu, die auf keine Medikamente reagierte. Neun Monate nach dem Verlust der Schlaffähigkeit starb er.

Dies ist ein äußerst ungewöhnlicher Fall. Die meisten von uns können nicht endlos wach bleiben, auch wenn sie es noch so sehr versuchen. Unser Körper zwingt uns zu schlafen, und sei es nur in kurzen »Mikroschlafphasen«, die wenige Sekunden dauern.

Unwahrscheinlich ist auch, daß man wahnsinnig wird, wenn man nicht schläft – doch es könnte vorübergehend Halluzinationen verursachen.

Der vielleicht berühmteste Fall, wo jemand durch Verzicht auf Schlaf »den Verstand verlor«, betraf den New Yorker Discjockey PETER TRIPP. Er blieb im Januar 1959 zweihundert Stunden ohne Schlaf, während er in einer Kabine auf dem New Yorker Times Square seine Sendung machte. Gegen Ende der schlaflosen Zeit bildete Tripp sich ein, der Tweedanzug seines Arztes bestehe aus haarigen Würmern, und aus einer Schublade schlügen ihm Flammen entgegen. In den Nachtstunden erlebte er Perioden, während derer er Wahnvorstellungen hatte und behauptete, irgendwelche Leute würden versuchen, ihm Drogen ins Essen zu geben, um ihn zum Schlafen zu zwingen.

Nach dem Ende des schlaflosen Marathons schlief Tripp dreizehn Stunden. Beim Erwachen hatte er die Realität wieder völlig im Griff, doch er klagte noch mehrere Monate über leichte Deprimiertheit.

Sechs Jahre später blieb der siebzehnjährige RANDY GARDNER, Schüler an einer kalifornischen High School, im Rahmen eines Wissenschaftsprojekts 264 Stunden und 12 Minuten (etwa elf Tage) wach.

Randy wurde nach dem vierten Tag ein bißchen nervöser, doch bei ihm traten keine der Halluzinationen auf, die Tripp heimgesucht hatten. Auch einige seiner geistigen Fertigkeiten blieben bemerkenswert intakt. Er konnte zwar gegen Ende seines Experiments das Alphabet nicht mehr fehlerfrei aufsagen, doch er besiegte einen Arzt in einem Mini-Baseballspiel über hundert Würfe.

Zwei Minuten nach dem Ende seines Experiments schlief Randy ein (jedoch nicht, ohne zuvor auf einer Pressekonferenz die an ihn gerichteten Fragen intelligent beantwortet zu haben). Er schlief vierzehn Stunden und vierzig Minuten, wachte erfrischt auf und klagte weder über Depression noch über andere negative Nachwirkungen.

Diese und andere Experimente zeigen, daß länger dauernder Schlafentzug bei verschiedenen Menschen verschieden wirkt. Ältere Personen, Alkoholiker und Personen, die unter Streß stehen oder in keiner guten körperlichen Verfassung sind, zeigen bei Schlafverlust weitaus bedenklichere Beeinträchtigungen als andere Personen.

Die Rhythmen der Nacht

Stellen Sie sich vor, daß Sie im obersten Stockwerk eines vierstökkigen Gebäudes in den Lift steigen. Sie fahren langsam nach unten und halten in jedem der drei unteren Stockwerke zwischen fünf und fünfzig Minuten.

Nach etwa neunzig Minuten fahren Sie dann vom Erdgeschoß schnell wieder ins oberste Stockwerk. Doch wenn der Lift hält, stellen Sie fest, daß Sie gar nicht im obersten Stockwerk sind, sondern in einem geheimnisvollen neuen Stockwerk, das Ihnen beim Hinabfahren entgangen ist. Es ist ein Stockwerk, in dem alles seltsam vertraut und gleichzeitig fremd aussieht. Nachdem Sie dieses neue Stockwerk etwa zehn bis fünfzehn Minuten lang erforscht haben, steigen Sie wieder in den Lift und fahren erneut hinunter.

Eine ähnliche Liftfahrt machen Sie jede Nacht im Schlaf, während Sie durch die vier verschiedenen Schlafphasen gleiten. Eine komplette Runde dauert normalerweise sechzig bis neunzig Minuten und wiederholt sich jede Nacht vier- bis fünfmal. Sie ist einer unserer klarsten ultradianen Rhythmen.

Phase 1 (leichter Schlaf): 5 bis 10 Prozent der Gesamtschlafzeit
o Die Muskeln entspannen sich, ein Gefühl des Schwebens oder Dahingleitens setzt ein.
o Die Hirnwellen verlangsamen sich von durchschnittlich dreizehn bis fünfunddreißig Impulsen pro Sekunde im Wachzustand (bekannt als *Betawellen*) auf acht bis dreizehn Impulse pro Sekunde *(Alphawellen).*
o Der Blutdruck fällt.
o Der Puls verlangsamt sich um ungefähr zehn Schläge pro Minute.
o Die Blutzucker- und Kalziumwerte steigen.
o Der Körper beginnt den Entgiftungsprozeß, er scheidet aus den Zellen Toxine aus. Dieser Prozeß erreicht seinen Höhepunkt (bei Menschen, die nachts schlafen) gegen vier Uhr; zu dieser Zeit sinkt die Körpertemperatur auf den niedrigsten Wert des ganzen Tages.
o In diesem Stadium kann man uns mühelos wecken – einige Wissenschaftler betrachten diese Phase sogar als keinen echten Schlaf. Wenn wir geweckt werden, streiten wir möglicherweise ab, geschlafen zu haben.

Phase 2 (leichter Schlaf): 50 Prozent der Gesamtschlafzeit
o Die Hirnwellen verlangsamen sich weiter, auf vier bis acht Impulse pro Sekunde *(Thetawellen),* sie zeigen Perioden heftigerer Ausbrüche von Aktivität, »Schlafspindeln« genannt.
o Der Stoffwechsel – Blutdruck, Körpertemperatur, Pulswert – sinkt weiter ab.
o Die Augäpfel bewegen sich langsam hin und her; wenn unsere Augenlider angehoben werden, sehen wir nicht.
o In diesem Stadium kann man uns mühelos wecken. Wenn wir geweckt werden, streiten wir möglicherweise ab, geschlafen zu haben.

Phase 3–4* (Tiefschlaf): 25 Prozent der Gesamtschlafzeit bei jungen Erwachsenen (mehr bei Kindern, weniger bei älteren Menschen)

* (Früher unterteilten die Wissenschaftler den Tiefschlaf in zwei getrennte Phasen. Diese Differenzierung wird heute nicht mehr gemacht, aber in der Numerierung widerspiegelt sich die alte Praxis weiterhin.)

o Lange, langsame Hirnwellen von weniger als vier Impulsen pro Sekunde *(Deltawellen).*
o Der Atem wird gleichmäßig, und die Muskeln entspannen sich ganz.
o In diesem Stadium sind wir nicht leicht zu wecken; nur ein lautes Geräusch oder wiederholtes Rufen unseres Namens können uns aus dem Schlaf reißen.
o Wenn wir geweckt werden, sind wir verwirrt und trunken – Kinder ganz besonders.
o Dies ist eine Phase, in der es am ehesten zu Vorfällen wie Bettnässen, Schlafwandeln und Reden im Schlaf kommt.
o Der Stoffwechsel erreicht seinen Tiefpunkt, doch einige Hormone werden in diesem Schlafstadium freigesetzt, einschließlich jener, die dem Körper helfen, zu wachsen und zu heilen.

Phase 5 (REM- oder Traumschlaf): 20 bis 50 Prozent der Gesamtschlafzeit
o Sie wird charakterisiert durch schnelle Augenbewegungen, englisch *rapid eye movements* (REM).
o Träume treten auf.

lange von produktiver Arbeit weglockt. THOMAS A. EDISON gehörte zu diesen Menschen. Er glaubte, daß man sich durch Willen zwingen könne, weniger zu schlafen – und daß jene, die es nicht konnten, einfach einen schwachen Charakter hätten. »Die meisten Menschen essen um hundert Prozent zuviel und schlafen um hundert Prozent zuviel, weil es ihnen gefällt«, schrieb er. »Diese zusätzlichen hundert Prozent machen sie ungesund und unbrauchbar. Ein Mensch, der pro Nacht acht oder zehn Stunden schläft, schläft nie ganz und ist nie ganz wach.«

Edison kam angeblich mit zwei Stunden Schlaf pro Nacht aus. Doch aus seinen Aufzeichnungen geht hervor, daß er alle vierundzwanzig Stunden insgesamt vier bis fünf Stunden schlief. Er hatte allerdings die Angewohnheit, zwischendurch immer wieder ein Nickerchen zu machen, deshalb dürften weder seine Aussagen noch seine Aufzeichnungen über die Zeit, die er mit Schlafen verbrachte, ganz stimmen.

Müssen wir so lange schlafen, wie wir schlafen? Oder können wir uns, wie Edison behauptete, durch Willen zwingen, weniger zu schlafen? Die Antwort lautet: Es kommt darauf an. Jeder von uns hat einen inneren Schlaf-Wach-Rhythmus, und der bestimmt, ob es uns gefällt oder nicht, wieviel Schlaf wir jede Nacht brauchen. Mit diesem Rhythmus werden wir offenbar geboren, und er steht in Wechselbeziehung zu unseren anderen Rhythmen. Leider ist er einer jener Rhythmen, die wir nicht ändern können.

Wieviel Schlaf brauchen Sie also? Zunächst einmal, vergessen Sie die Bücher, die ein Schlafbedürfnis von acht Stunden pro Nacht angeben. Das nötige Schlafquantum ist von einem Menschen zum anderen verschieden. Doch *im Durchschnitt* schläft ein Neugeborenes täglich etwa siebzehn bis achtzehn Stunden, ein vierjähriges Kind etwa zehn bis zwölf Stunden und ein zehnjähriges Kind etwa neun bis zehn Stunden. In der Jugend nimmt das Schlafquantum weiter ab, bis wir, als junge Erwachsene, durchschnittlich siebeneinhalb Stunden pro Nacht schlafen. Während der nächsten Jahrzehnte verkürzt sich unsere Schlafzeit langsam weiter, auf etwa sechseinhalb Stunden pro Nacht im Alter.

Die genannten Zeiten sind, wie gesagt, nur Durchschnittswerte. Jeder von uns hat ein ganz präzises Schlafbedürfnis, das genetisch festgelegt ist. Wir können davon über einen langen Zeitraum eine Stunde abknapsen, ohne daß sich das auf unsere physische und psychische Gesundheit spürbar auswirkt, doch an dem Schlafquantum, das wir brauchen, ändert dies nichts. Es bedeutet ledig-

o Ist Lärm von draußen (Straßenverkehr, Flugzeuge) nachts in Ihrem Schlafzimmer zu hören?
o Sind Sie deprimiert, ängstlich oder besorgt?

Wenn Sie irgendwelche dieser Fragen mit Ja beantwortet haben, schädigen Sie vielleicht Ihren natürlichen Schlafzyklus und bekommen keinen Schlaf von der Qualität, die Sie brauchen, um sich bestens zu fühlen und Ihr Bestes zu leisten.

Wieviel Schlaf brauchen Sie?

Als MIKE eine Anstellung bei einer angesehenen Anwaltsfirma bekam, wußte er, er werde viel und lange arbeiten müssen. Doch er versprach seiner Frau DEBORAH, daß er trotzdem genügend Zeit für sie und JOSHUA, den gemeinsamen kleinen Sohn, haben würde. Eine Zeitlang konnte Mike sein Versprechen halten. An den Abenden wartete er, bis seine Frau und sein Sohn im Bett waren, bevor er seine Aktentasche hervorholte. Oft blieb er bis zwei Uhr morgens oder noch länger auf, um eine Arbeit zu beenden. An den Wochenenden machte er es sich zur Regel, früh aufzustehen und soviel Zeit wie möglich mit seiner Familie zu verbringen, bevor er in sein Arbeitszimmer verschwand oder ins Büro fuhr, um zu arbeiten.

Während der meisten Zeit schlief Mike im Durchschnitt nur etwa fünfeinhalb Stunden pro Nacht. »Ich brauche nicht mehr«, sagte er zu seiner Frau. Doch in Wirklichkeit brauchte er mehr. Der Schlafmangel begann bald seinen Tribut zu fordern, physisch wie psychisch. Mike wurde zunehmend reizbar, stritt oft mit seiner Frau über unwichtige Dinge und brachte immer weniger Geduld für seinen Sohn auf, wenn dieser weinte oder Aufmerksamkeit forderte. Auch Mikes Arbeit begann zu leiden; er machte mehr Fehler und stellte fest, daß er in wichtigen Besprechungen gegen Müdigkeit ankämpfen mußte.

Schließlich faßte Mike aus reiner Erschöpfung den Entschluß, seine Arbeitslast zu verringern und mehr zu schlafen. Innerhalb weniger Tage besserten sich seine Stimmung und seine Produktivität.

Manche Menschen betrachten das tägliche Verlangen zu schlafen als menschliche Schwäche, als unnötigen Luxus, der uns zu wieder in den Schlaf der Phase 3–4, doch diesmal dauert unser Tiefschlaf nicht so lange wie zuvor. Anschließend steigen wir in eine weitere REM-Schlafphase empor, in der wir längere Zeit mit Träumen verbringen als beim erstenmal.

Und so geht es die ganze Nacht weiter, vier oder fünf vollständige Zyklen hindurch, von denen jeder ungefähr sechzig bis neunzig Minuten dauert. Der Tiefschlaf, die Phase 3–4, wird von Mal zu Mal kürzer, gegen Morgen zu kann er sogar ganz entfallen. Der REM-Schlaf wird von Mal zu Mal länger, und im letzten Zyklus können wir fünfzig Minuten oder mehr mit Träumen verbringen.

Das erklärt, warum wir uns an die Träume, die wir kurz vor dem Aufstehen am Morgen haben, eher erinnern. In diesem Stadium unseres Schlafzyklus träumen wir schlicht länger – und deshalb ist die Wahrscheinlichkeit größer, daß wir während eines Traums aufwachen.

Die kritischen Phasen: Tiefschlaf und Traumschlaf

Von den einzelnen Schlafphasen sind der Tiefschlaf (Phase 3–4) und der Traumschlaf (REM-Phase) am wichtigsten für Gesundheit und Wohlbefinden. Menschen, die mit drei Stunden oder weniger Schlaf in der Nacht gut auskommen, verbringen den größten Teil ihres Schlafs in diesen beiden Phasen, dagegen wenig oder gar keinen Schlaf in den Phasen 1 und 2; dies zeigt, daß der Bedarf an leichtem Schlaf nicht groß ist.

Was der Tiefschlaf für Sie bewirkt

Er stellt Körper und Gehirn wieder her:
Viele Wissenschaftler glauben, daß der Tiefschlaf als eine Art nächtliche Überholung des Körpers fungiert, daß er Gehirn und Körper wiederherstellt, indem er zur Heilung von Wunden und zum Wiederaufbau des tagsüber verlorengegangenen Gewebes beiträgt. Wie der Schlaf dies bewerkstelligt, ist jedoch bisher noch nicht bekannt. Möglicherweise hilft der Tiefschlaf auch bei der Bekämpfung von Bakterien und anderen Infektionen, indem er dem Körper erlaubt, der Infektionsbekämpfung seine gesamten

- Die Hirnwellen beschleunigen sich auf die Geschwindigkeit des Wachzustands von dreizehn bis fünfunddreißig Impulsen pro Sekunde.
- Herzschlag und Blutdruck werden unregelmäßig, schwanken manchmal wild.
- Der Sauerstoffbedarf steigt, der Atem wird schneller.
- Die Nebennieren beginnen größere Mengen des Hormons Adrenalin auszuschütten.
- Die Steroide steigen auf den Höchstwert des Tages.
- Der Körper unterliegt einer Schlaflähmung; wenn wir geweckt werden, kommt es vor, daß wir uns ein paar Sekunden lang nicht bewegen können.
- Gesteigerter Blutzustrom zu den Genitalien verursacht bei Männern jeden Alters Erektionen.

Unsere erste Begegnung mit dem REM-Schlaf dauert typischerweise zwischen fünf und fünfzehn Minuten. Dann sinken wir

---

Der Schlafinstinkt

Jedes Lebewesen, vom Elefanten bis zur Maus, vom Belugawal bis zum Schmetterling, verbringt einen Teil des vierundzwanzigstündigen Tageszyklus damit, sich auszuruhen. Schmetterlinge falten nachts ihre Flügel, Vögel stecken den Kopf unter die Flügel. Eidechsen, Hummer und Schildkröten erstarren. Sogar Fische ruhen sich jeden Tag eine Zeitlang aus, ihr Atem ist verlangsamt, ihre Färbung weniger intensiv. Viele Fischarten verbringen die Ruheperiode auf dem Grund ihres Wasserheims; andere ziehen eine Stelle näher an der Oberfläche vor. Seeotter dösen ebenfalls im Meer, sie wickeln sich in Riementang, um nicht an die Küste getrieben zu werden.

Ruhen ist jedoch nicht immer das gleiche wie Schlaf. Nur Säuger und Vögel erleben den echten Schlaf mit seinen wechselnden Phasen von Träumen und Tiefschlaf. Wissenschaftler spekulieren, daß warmblütige Lebewesen sich zu Schläfern entwickelt haben, um die Körpertemperatur zu senken und Energie zu sparen, wenn die Nahrungsvorräte knapp werden.

Mittel zu widmen; dies erklärt vielleicht, warum wir großes Schlafbedürfnis haben, wenn wir krank sind.

Er regt das Wachstum an:
Das Wachstumshormon des Körpers wird im Tiefschlaf freigesetzt, gewöhnlich sehr früh im nächtlichen Schlafzyklus. Die Ausschüttung dieses Hormons ist wichtig für das Wachstum; das könnte die Erklärung dafür sein, daß die Gesamtzeit, die wir jede Nacht im Tiefschlaf verbringen, allmählich abnimmt, wenn wir älter werden und zu wachsen aufhören. Vorschulkinder beispielsweise verbringen 20 bis 30 Prozent ihrer Schlafzeit in der Phase 3 – 4, ältere Teenager dagegen nur zehn bis fünfzehn Prozent. Und wenn wir sechzig sind, widmen wir nur ein bis zwei Prozent unseres Gesamtschlafs dem Tiefschlaf. Das ist einer der Gründe dafür, daß ältere Menschen nicht soviel Schlaf brauchen wie jüngere.

Die Ausschüttung des Wachstumshormons im Schlaf könnte auch erklären, warum mißhandelte Kinder häufig nicht mit normaler Geschwindigkeit wachsen. Angst und erzwungenes Aufwachen verhindern oft, daß diese Kinder in der Frühzeit ihres nächtlichen Schlafzyklus genügend Tiefschlaf bekommen. Holt man sie aus ihrem Zuhause weg und bringt sie an einen sicheren Ort, wo sie ungestört schlafen können, setzt das normale Wachstum wieder ein, meist mit erstaunlichem Tempo.

Eltern heranwachsender Kinder sollten dafür sorgen, daß ihre Sprößlinge einen ruhigen, sicheren Schlafplatz haben. Ist Ihr Kind im Bett, sollten Sie die Lautstärke Ihres Fernsehers oder Ihrer Stereoanlage reduzieren, damit der Schlaf des Kindes nicht gestört wird. Besonders in den ersten Schlafstunden ist das sehr wichtig, weil in dieser Zeit die meisten Wachstumshormone ausgeschüttet werden. Gestalten Sie die Zeit unmittelbar vor dem Zubettgehen für Ihr Kind so angenehm und frei von Hektik wie möglich, damit Ihr Kind tief und sorglos schlafen kann.

Er hält die psychische Gesundheit aufrecht:
Vermutlich brauchen wir den Tiefschlaf auch für unsere psychische Gesundheit. In einer Studie entzog man den Versuchspersonen in sieben aufeinanderfolgenden Nächten den Tiefschlaf. Am siebten Tag konnten die Versuchspersonen Aufgaben mit demselben Kompetenzgrad ausführen wie vor der Studie, doch in ihnen waren tiefgreifende psychologische Veränderungen vorgegangen.

Sie gaben sich nun verschlossen und weniger aggressiv, klagten zudem über unbestimmte physische Beschwerden. Diese Symptome verschwanden, als man ihnen den Tiefschlaf wieder gestattete.

Nicht sonderlich überraschend dürfte deshalb die Entdeckung von Forschern sein, daß deprimierte Menschen weniger Zeit im Tiefschlaf und mehr Zeit im leichten Schlaf (Phasen 1 und 2) verbringen als andere Menschen ihres Alters. Sie neigen auch dazu, sehr schnell in ihre erste REM-Schlafphase einzutreten – innerhalb dreißig bis fünfzig Minuten nach dem Einschlafen. Und sie verbringen im ersten Drittel der Nacht mehr Zeit im REM-Schlaf als im letzten Drittel – eine völlige Umkehr des normalen Musters. (Näheres über die Verbindung zwischen Schlafrhythmen und Depression erfahren Sie in Kapitel 4.)

Was der Traumschlaf für Sie bewirkt

Er konsolidiert und ordnet das Gedächtnis:
Einige Wissenschaftler glauben, Träumen helfe, das Gedächtnis zu konsolidieren, indem es sämtliche Erfahrungen des vergangenen Tages in den entsprechenden Fächern des Gehirns ablegt. Andere glauben, es fungiere als Reinemacher des Gehirns, indem es die Erfahrungen des Tages sortiert: in jene, die behalten (erinnert) werden sollen, und in jene, die weggeworfen (vergessen) werden sollen.

Er ermöglicht das Lernen:
Vermutlich brauchen wir den REM-Schlaf auch zur Unterstützung der Entwicklung des Gehirns und des Lernens. Diese Theorie basiert zum Teil auf der Tatsache, daß der REM-Schlaf bei Babys im Mutterleib fast die gesamte Schlafzeit ausmacht und nach der Geburt etwa sechs Monate lang die halbe Schlafzeit. Dies ist die Periode, in der das Gehirn sein explosivstes Wachstum erfährt.

Außerdem erbrachten verschiedene Studien, daß Menschen, die tagsüber im Begriff sind, etwas Neues zu lernen oder sich einer neuen Situation anzupassen, in der darauffolgenden Nacht ihren REM-Schlaf steigern. Eine bestimmte Studie beispielsweise beobachtete die Schlafmuster von Menschen, die Hirnschädigungen erlitten hatten und in der Verbesserung ihrer Sprache geschult

Was Ihren Schlafrhythmus unterbrechen kann

Nachstehende Faktoren zerstören häufig Ihre natürlichen Schlafmuster, indem sie Ihren Schlaf seichter machen oder Sie überhaupt wecken. In dem einen wie dem anderen Fall beraubt die Unterbrechung Sie des nötigen Tief- und REM-Schlafs:

o Diät halten (Gewichtsabnahme kann häufigeres Erwachen in der Nacht verursachen),
o Koffein,
o Alkohol,
o natriumarme Kost (nur bei älteren Menschen),
o Zigaretten,
o Schlaftabletten,
o übermäßige körperliche Betätigung — wenn Sie nicht daran gewöhnt sind,
o ein schlafender Partner, der nachts schnarcht oder um sich schlägt,
o ein Hund oder eine Katze, die sich in Ihrem Schlafzimmer bewegen,
o sporadische, unvorhersagbare Geräusche wie Flugzeug- oder Straßenverkehrslärm,
o ein Schlafzimmer, das zu warm (mehr als 23 Grad) oder zu kalt (weniger als 15 Grad) ist,
o Hunger,
o Streß.

wurden. Bei jenen Menschen, deren Sprache sich verbesserte, nahm der REM-Schlaf zu, doch bei jenen, deren Sprache sich nicht verbesserte, fand keine solche Steigerung statt.

Weil der größte Teil unseres REM-Schlafs in den letzten paar Schlafstunden stattfindet, kann der Abbruch des Schlafs am Morgen tatsächlich das Lernen beeinträchtigen. Schüler, die frühmorgens aufstehen, um Zeitungen auszutragen oder in irgendeiner Sportart zu trainieren, sollten deshalb unbedingt früh ins Bett gehen. Eine frühere Schlafengehenszeit stellt sicher, daß sie genügend nächtlichen Schlaf bekommen – und genügend REM-Schlaf,

> ### Was Ihren Schlafrhythmus fördern kann
>
> Die nachstehenden Faktoren helfen Ihnen, Ihr Schlafmuster gleichmäßiger zu machen und dadurch sicherzustellen, daß Sie genügend Tief- und REM-Schlaf bekommen:
> - Regelmäßige Aerobic-Übungen (mindestens zwanzig Minuten hindurch) – besonders am Spätnachmittag,
> - Sex unmittelbar vor dem Schlafengehen,
> - die Einhaltung eines Rituals beim Schlafengehen,
> - ein Imbiß zur Schlafengehenszeit, der reich an Kohlehydraten ist, beispielsweise Toast mit Marmelade,
> - ein dunkles, ruhiges Schlafzimmer,
> - »weißes Rauschen« wie das Summen eines Ventilators oder die Klänge von Meereswellen auf einem Tonband zur Überlagerung anderer, schlafstörender Geräusche.

der ihnen hilft, das aufzunehmen und zu behalten, was sie am Vortag in der Schule gelernt haben.

Er garantiert unsere körperliche Sicherheit:
Wieder eine andere Theorie behauptet, daß der REM-Schlaf, weil wir gewöhnlich kurz nach dem Träumen aufwachen, ein Weg der Natur sei, unsere körperliche Sicherheit zu garantieren. Dieser Theorie zufolge könnten wir, wenn wir die ganze Nacht im Tiefschlaf verbrächten, Gefahren rund um uns nicht wahrnehmen – beispielsweise Einbrecher.

Was immer der Grund sein mag, wir brauchen die Träume. Experimente haben gezeigt, daß wir, wenn man unseren REM-Schlaf verkürzt, indem man uns weckt, nach dem neuerlichen Einschlafen sofort wieder in ihn sinken – ein nachhaltiger Beweis für unseren physischen Bedarf an REM-Schlaf. Tatsächlich müssen Schlafforscher ihre Versuchspersonen, denen sie die REM-Phase vorenthalten wollen, alle paar Minuten wecken.

Wahrscheinlich aber stimmt es nicht, daß wir träumen müssen, um vor dem Wahnsinn bewahrt zu bleiben, wie die Schlafforscher einst glaubten. Frühe Untersuchungen des Schlafs erbrachten, daß Traumentzug bei den betroffenen Menschen zu Ängstlichkeit, Gereiztheit und Konzentrationsschwierigkeiten führte. Bei längerem Traumentzug begannen einige Menschen sogar zu halluzinieren.

Weil die Forscher jedoch ihre Versuchspersonen fast ständig wecken mußten, hält man diese Erscheinungen heute für eine Folge des Verlusts *jedweden* Schlafs, nicht nur des Traumschlafs.

Die Erfüllung Ihrer persönlichen Schlafbedürfnisse

Damit Sie sich so gut wie möglich fühlen, ist es wichtig, daß Sie regelmäßige Schlafgewohnheiten haben. Dies bedeutet, jeden Abend zur gleichen Zeit schlafen zu gehen und jeden Morgen zur gleichen Zeit aufzustehen.

Es bedeutet auch, über den vollen Zeitraum zu schlafen, den Ihre biologische Uhr fordert.

Wenn Sie regelmäßige Schlafgewohnheiten einhalten, werden Sie überrascht sein, wie erfrischt und wach Sie sich bald fühlen, tatsächlich schon nach wenigen Tagen des neuen Zeitplans. Um jedoch den für Sie richtigen Zeitplan aufstellen zu können, müssen Sie zwei Schlaffaktoren ermitteln: wie lange Sie schlafen sollen und welches für Sie die ideale Schlafengehenszeit ist.

Wie Sie Ihr persönliches Schlafbedürfnis ermitteln

»Freilauf«, also Schlafengehen und Aufstehen, wann Ihnen danach zumute ist, bietet die zuverlässigste Möglichkeit, herauszufinden, wie viele Stunden Ihr Körper während jedes vierundzwanzigstündigen Zyklus dem Schlaf widmen muß. Für die meisten von uns ist ein solcher Freilauf nur in den Ferien oder im Urlaub möglich, wenn unser Beruf uns keine Zeitfesseln anlegt. Bei Eltern müßte es allerdings ein Urlaub ohne kleine Kinder sein, die morgens den Schlaf mit dem Verlangen nach Frühstück und anderen Dingen verkürzen.

Mindestens fünf Tage sollten Ihnen zur Verfügung stehen, wenn Sie Ihr persönliches Schlafbedürfnis ermitteln wollen. Je länger Sie im Freilauf bleiben können, desto exakter werden Ihre Ermittlungen sein. Abends sollten Sie schlafen gehen, wenn Sie sich entsprechend müde fühlen, und morgens sollten Sie aufstehen, wenn Sie spontan, von selbst, aufwachen. Schlafen Sie nicht zuviel, und schlafen Sie nicht zwischendurch. Benutzen Sie während des

Freilauf-Experiments ein Tagebuch, in dem Sie genau aufzeichnen, wann Sie einschlafen, wann Sie aufwachen und wie viele Stunden Sie insgesamt jeden Tag schlafen. (Ein Beispiel für ein Schlaftagebuch finden Sie auf Seite 82.) Rechnen Sie am Ende des Experimentes die Gesamtstunden der Tage – ohne die Tage 1 und 2 – zusammen und teilen Sie das Ergebnis durch die Zahl der Tage. So erhalten Sie Ihre ideale Schlafzeit. (Die Gesamtschlafstunden der ersten beiden Tage werden nicht einbezogen, weil die meisten von uns an diesen Tagen ungewöhnlich lange schlafen werden, um jenen Schlaf nachzuholen, der uns während unserer regulären Arbeitstage versagt bleibt.)

Denken Sie daran, daß die meisten Menschen einen fünfundzwanzigstündigen zirkadianen Zyklus haben; deshalb kann es sein, daß sich während Ihres Freilauf-Experiments Ihre Schlafengehens- und Aufstehzeit jeden Tag ein Stückchen weiter hinausschieben.

Doch wenn Ihnen wieder die Zeitfesseln Ihrer täglichen Pflichten angelegt sind, ist es wichtig, daß Sie sich streng an eine feste Schlafengehens- und Aufstehzeit halten, damit Sie weiterhin Ihre optimale Schlafmenge erhalten.

Wie Sie Ihre ideale Schlafengehenszeit ermitteln

Stellen Sie als erstes Ihre ideale Aufstehzeit fest. Zu welcher Zeit müssen Sie morgens aufstehen, damit für Sie der Tag richtig beginnt? Um sechs Uhr, sieben Uhr, neun Uhr? Zählen Sie dann von dieser Zeit rückwärts, und zwar um die Zahl der Schlafstunden, die Sie als Ihr nächtliches Bedürfnis ermittelt haben. So erhalten Sie Ihre ideale Schlafengehenszeit.

Um sie einhalten zu können, müssen Sie sich jedoch an eine konstante Aufstehzeit halten. Längeres Schlafen – und sei es nur eine Stunde – verschiebt Ihren Schlaf-Wach-Zyklus und erschwert es Ihnen, am Abend des Langschlaftages rechtzeitig einzuschlafen. Dadurch gerät Ihr Schlaffahrplan bald in Unordnung, Sie verlieren Schlaf und fühlen sich, wenn Sie wach sind, nicht so gut, wie es möglich wäre.

Falls Sie Schlaf nachholen müssen, tun Sie es, indem Sie früher zu Bett gehen, und nicht, indem Sie länger schlafen. Früheres Schlafengehen verursacht bei Ihren biologischen Uhren weniger Verwirrung.

Wie Sie am Wochenende lange aufbleiben und dennoch Montagsmüdigkeit vermeiden können

PAUL, ein dreiundzwanzigjähriger Programmierer, liebte das Nachtleben. Während seines letzten Jahres auf dem College hatten Paul und eine Schar seiner Freunde fast jeden Abend bis zehn Uhr gearbeitet, dann die Bücher zugeklappt und sich auf den Weg in einen nahen Nachtclub gemacht, wo sie bis zur Sperrstunde getrunken und getanzt hatten. Paul hatte es so eingerichtet, daß er am frühen Morgen nicht zu Vorlesungen mußte und darum den verlorenen Schlaf morgens nachholen konnte.

Nachdem Paul jedoch eine Stellung angetreten hatte und von neun bis siebzehn Uhr arbeiten mußte, merkte er bald, daß er, wenn er seinen bisherigen Lebensstil beibehielt, unmöglich seine Arbeit morgens rechtzeitig und sozusagen bei vollem Bewußtsein antreten konnte. Er beschloß, seine Zechtouren auf die Freitag- und Samstagabende zu beschränken. Den verlorenen Schlaf, so sagte er sich, konnte er dann ja am Samstag- und Sonntagmorgen nachholen.

Pauls Plan funktionierte – aber er hatte *einen* kleinen Haken: Sosehr Paul es versuchte, er brachte es kaum fertig, am Sonntag abend zu einer vernünftigen Zeit ins Bett zu gehen. Als Folge davon war er am Montag immer müde, manchmal sogar noch am Dienstag.

Die Montagsmüdigkeit, die uns nach einem besonders aktiven Wochenende befällt, hängt direkt mit unserem Schlaf-Wach-Zyklus zusammen. Das lange Aufbleiben und lange Schlafen sowie das Dösen am Sonntag nachmittag in einer Garten-Hängematte oder am Strand können Ihre zirkadianen Zyklen völlig durcheinanderbringen. Am Montag früh sind Sie dann total aus dem Takt, und Ihnen fehlt Schlaf. Die Folge: Montagsmüdigkeit. Oft dauert sie bis zum Dienstag und sogar zum Mittwoch an, während Ihr Körper versucht, sich wieder auf den Zeitplan der Arbeitstage einzustellen.

Der ideale Weg zur Vermeidung der Montagsmüdigkeit wäre, daß Sie an Ihren regelmäßigen Schlafgewohnheiten festhalten. Doch viele von uns, so Paul, möchten an den Wochenenden gern länger aufbleiben, mit Freunden oder Verwandten zu einer Party, einem Spiel oder einer spätabendlichen Pizza zusammenkommen.

Glücklicherweise gibt es noch einen anderen Weg, die Montagsmüdigkeit zu vermeiden. Bleiben Sie so lange auf, wie Sie wollen,

Stunde	19	20	21	22	23	24	1	2	3	4	5	6	7	8	9	10	11	Gesamt
Beispiel				■	■	■	■	■	■	■	■							8 Std.
Tag 1*																		
Tag 2*																		
Tag 3*																		
Tag 4																		
Tag 5																		
Tag 6																		
Tag 7																		
Tag 8																		
Tag 9																		
Tag 10																		
Tag 11																		
Tag 12																		
Tag 13																		
Tag 14																		

*Berücksichtigen Sie diese Tage bei keiner Ihrer Berechnungen.

aber *stehen Sie unbedingt zu Ihrer üblichen Zeit auf.* Mit anderen
Worten, schlafen Sie *nicht* aus. Und machen Sie tagsüber kein
Nickerchen. Wenn die nächtlichen Runden vorüber sind, wird es
Ihnen dann nicht schwerfallen, zu Ihrer normalen Schlafengehenszeit oder sogar früher einzuschlafen; Sie schieben also Ihren
Schlafzyklus nicht hinaus.

Leider bedeutet dies, daß Sie sich während Ihres Wachseins am
Samstag oder Sonntag (vielleicht an beiden Tagen, wenn Sie
sowohl am Freitag als auch am Samstag lange aufbleiben) schlapp
und müde fühlen. Aber dadurch, daß Sie in der Nacht von Sonntag
auf Montag Ihre volle Schlafmenge bekommen, halten Sie Ihren
zirkadianen Zyklus weitgehend im Takt und vermeiden die
Müdigkeit während der Arbeitswoche.

Vielleicht aber finden Sie, es sei ein zu hoher Preis, am Samstag
und Sonntag müde zu sein, nur damit Sie sich am Montag gut
fühlen; vielleicht beschließen Sie, doch lieber am Samstag und
Sonntag morgens auszuschlafen. Diese Entscheidung können
natürlich nur Sie selbst treffen.

Die Technik, sich zu zwingen, zur üblichen Zeit aufzustehen,
ist auch hilfreich, wenn Sie aus anderen Gründen zuwenig Schlaf
bekommen – vielleicht weil Sie unter Streß stehen, spät am Abend
zuviel Kaffee trinken oder die Pflege eines kranken Kindes Sie in
der Nacht mehrere Stunden wach hält. Denken Sie daran: Es ist
immer besser, verlorenen Schlaf durch früheres Schlafengehen am
folgenden Abend nachzuholen als durch langes Schlafen am Morgen. Ersteres bedeutet am wenigsten Belastung für Ihre zirkadianen Rhythmen.

Sind Sie ein Lang- oder ein Kurzschläfer?

Wenn Sie weniger als sechs Stunden Schlaf pro Nacht brauchen,
sind Sie das, was man in der Terminologie der Schlafforschung
als Kurzschläfer bezeichnet; wenn Sie mehr als neun Stunden
brauchen, sind Sie ein Langschläfer. Etwa zwei von zehn Menschen sind Kurzschläfer (geringfügig mehr Männer), etwa einer
von zehn ist Langschläfer (geringfügig mehr Frauen). Und etwa
einer von fünfundzwanzig schläft weniger als fünf Stunden oder
mehr als zehn Stunden.

Der wohl extremste Kurzschläfer, der je in einem Schlaflabor
überprüft wurde, war eine siebzigjährige englische Kranken-

schwester mit einem Durchschnitt von siebenundsechzig Minuten Schlaf in der Nacht. Sie sagte, daß sie schon seit ihrer Kindheit so wenig schlafe und nie habe verstehen können, warum andere Menschen derart viel Zeit mit Schlafen vergeudeten!

Entgegen der allgemeinen Ansicht (einschließlich jener THOMAS A. EDISONS) ist wenig Schlaf keine Voraussetzung für Erfolg. Eine Begutachtung von 509 »berühmten Männern« erbrachte, daß sie durchschnittlich 7,4 Stunden schliefen. Und ALBERT EINSTEIN, gewiß keine geistige Niete, schlief angeblich zwölf Stunden pro Tag.

Langschläfer und Kurzschläfer haben jedoch oft unterschiedliche Persönlichkeiten. Einer Untersuchung zufolge neigen Kurzschläfer zu Unbekümmertheit, sie sind im allgemeinen mit sich und ihrem Lebensstil zufrieden. Langschläfer dagegen neigen dazu, sich mehr Sorgen zu machen, über ihre eigene Person sowie über die Welt. Außerdem sind sie oft Nonkonformisten, künstlerisch begabt und leiden häufiger an Ängstlichkeit und leichter Depression. Lang- und Kurzschläfer erhalten die gleiche Menge Tiefschlaf; doch die Langschläfer bekommen mehr REM-Schlaf.

Wie sich schlechter Schlaf auf Ihre sportlichen Leistungen auswirkt

Ruheloses Herumwälzen in der Nacht kann Ihre biologischen Rhythmen aufwühlen und eine nachteilige Wirkung darauf haben, wie Sie am folgenden Tag laufen, radfahren oder Ihren Tennisschläger schwingen. Allgemein gilt, daß der Schlafverlust um so nachteiliger wirkt, je mehr Ihr Sport Sie fordert. So leidet beispielsweise die Leistung eines Marathonläufers stärker, wenn er nachts schlecht geschlafen hat, als die eines Golfers. Dies ist besonders der Fall, wenn das Sportereignis auf eine Tageszeit gelegt wird, zu der die Leistungsrhythmen ohnehin schon niedrig sind, wie beispielsweise in den frühen Morgenstunden.

Falls also ein wichtiges sportliches Ereignis auf Sie zukommt, sollten Sie dafür sorgen, daß Sie genügend Schlaf erhalten. Es wird Ihrem Körper helfen, seine Bestleistung zu bringen, wenn Sie Ihre Rhythmen im Gleichklang halten.

Wissenschaftler spekulieren, daß letztere den zusätzlichen REM-Schlaf zur Wiederherstellung von Gehirn und Psyche brauchen.
Diese Feststellungen sind allerdings nicht schlüssig. Eine andere Studie hat ergeben, daß zwischen Langschläfern und Kurzschläfern kein Unterschied in Persönlichkeit, intellektueller Fähigkeit oder physischer Gesundheit besteht.

Wenn die Rhythmen »falsch« gehen

Wie wir in Kapitel 1 sahen, haben die meisten von uns einen täglichen zirkadianen Rhythmus, der etwas länger ist als der vierundzwanzigstündige Zyklus, welchen uns die Sonne aufzwingt. Dennoch fällt uns die tägliche Anpassung an den kürzeren Zyklus relativ leicht. Wir gehen zu einer vernünftigen Zeit ins Bett und wachen rechtzeitig auf, um mit den übrigen Mitgliedern der Gesellschaft bei Arbeitsbeginn im Büro oder Betrieb zu sein.

Einigen Menschen jedoch bereitet diese tägliche Anpassung an den vierundzwanzigstündigen Sonnenrhythmus Probleme. Sie haben einen natürlichen Schlaf-Wach-Zyklus, der zu kurz oder zu lang für eine mühelose Anpassung ist oder aber sich von Tag zu Tag ändert. Für solche Menschen ist es ein schwieriges, ja fast unmögliches Unterfangen, den Zeitplan der Gesellschaft einzuhalten. Sie möchten oft schlafen, wenn die anderen wach sind, und umgekehrt.

Sollten Sie zu den Menschen gehören, die darunter leiden, daß ihre Rhythmen keinen geregelten Gang gehen, dann fassen Sie Mut. Schlafforscher haben einen Weg gefunden, Schlafgewohnheiten so zu beeinflussen, daß diese Probleme überwunden werden können. Doch der Vorgang erfordert Zeit und Disziplin.

Wenn Sie Einschlafprobleme haben

Von Zeit zu Zeit hat jeder von uns Schwierigkeiten, einzuschlafen. Täglicher Streß, zuviel Koffein oder auch ein fremdes Bett können bewirken, daß wir bis in die frühen Morgenstunden hinein Schäfchen zählen.

Unter den geborenen Nachteulen jedoch – Menschen mit einer Körpertemperatur, die später steigt und fällt als bei anderen Menschen – ist die Unfähigkeit, zu einer vernünftigen Zeit einzuschlafen, ein verbreitetes und frustrierendes Problem. Nacht für Nacht wälzen sie sich stundenlang hin und her; oft ist es drei oder vier Uhr früh, bevor sie endlich Schlaf finden.

Diese Menschen leiden keineswegs an Schlaflosigkeit. Sie haben, wenn sie erst einmal eingeschlafen sind, keine Probleme, die benötigten Stunden hindurch fest zu schlafen. Das *Timing* ihres Schlafzyklus ist in Unordnung, nicht aber seine Qualität. Bei ihnen erreicht die Körpertemperatur den Höchstwert einfach zu einer späteren Tageszeit als beim Durchschnitt der Menschen. Die Folge ist, daß ihre Perioden des Wachseins und der Müdigkeit nicht mit jenen der restlichen Gesellschaft in Einklang stehen.

Die Schlafforscher haben einen Namen für dieses Problem: *delayed sleep phase syndrome* (Syndrom verzögerter Schlafphasen). Zum Glück gibt es ein Heilmittel – ein Verfahren, das *Chronotherapie* oder Zeittherapie heißt. Es basiert auf der Theorie, daß man den Schlaf viel leichter umplanen kann, indem man länger aufbleibt statt früher ins Bett geht. Die Patienten werden aufgefordert, ihre Schlafengehenszeit jeden Abend um jeweils zwei oder drei Stunden hinauszuschieben, bis sie sie auf eine wünschenswerte Stunde neu eingestellt haben. Dann müssen sie sich streng an diese Schlafengehenszeit halten – oder sie laufen Gefahr, ihre Rhythmen erneut aus dem Takt zu bringen. Die strikte Zeiteinteilung kann in ihrem gesellschaftlichen Leben zu einem ernsten Hindernis werden, aber die meisten Patienten erklären, es stünde dafür, das Nachtleben ein wenig zu beschneiden, weil sie dafür tagsüber die Gesellschaft anderer Menschen genießen könnten – und ihre Stellung auf Dauer behielten.

Wenn Sie zum Beispiel normalerweise um drei Uhr einschlafen, müßten Sie in der ersten Nacht Ihrer chronotherapeutischen Behandlung bis sechs Uhr morgens wach bleiben. Dann würden Sie Ihre übliche Zeit schlafen und einen Wecker stellen, damit Sie auf keinen Fall zu lange schlafen. Am zweiten Tag des Programms müßten Sie um neun Uhr morgens zu Bett gehen, am dritten Tag um zwölf Uhr, am vierten Tag um drei Uhr nachmittags – bis Sie am siebten Tag die Mitternachtsstunde erreichen. Diese würde Ihre normale Schlafengehenszeit werden.

Die Chronotherapie hat bereits vielen Menschen geholfen. Am besten führt man sie jedoch unter der Aufsicht eines Spezialisten durch, denn wenn das Verfahren aus irgendeinem Grund unterbrochen wird, bevor es abgeschlossen ist, könnte Ihr Schlafmuster noch chaotischer werden, als es zuvor war. (Wo es Schlafstörungszentren gibt, erfahren Sie in der psychiatrischen oder neurologischen Abteilung der medizinischen Fakultäten Ihrer Gegend.)

Wenn Sie Probleme haben, wach zu bleiben

Ein viel ungewöhnlicheres, aber für die Betroffenen nicht minder frustrierendes Problem ist das *advanced sleep phase syndrome* (Syndrom vorgerückter Schlafphasen). Bei Menschen mit diesem Problem steigt und fällt die Körpertemperatur zu einem früheren Zeitpunkt als beim Durchschnitt. Die Folge ist, daß sie früher einschlafen und aufwachen, als sie möchten; sie schlafen beispielsweise von neun Uhr abends bis vier Uhr morgens. Diese Menschen sind die Lerchen oder Morgenmenschen, die vor der Sonne aufstehen, aber auch mit ihr schlafen gehen. Auf Partys nicken sie ein, im Kino schlafen sie ein, und sie gelten allgemein als unbrauchbar nach acht Uhr abends. Weil sie rechtzeitig aufstehen können, um zur Arbeit zu gehen, haben Menschen mit diesem Problem nicht das Gefühl, daß ihr Schlafmuster sich störend auf ihre Berufstätigkeit auswirkt. Doch auf ihr gesellschaftliches Leben kann es sich sehr störend auswirken, und deshalb möchten viele Menschen mit diesem Syndrom ihre Schlafgewohnheiten umstellen, um besser im Einklang mit der übrigen Gesellschaft zu sein.

Wenn Sie an dem Syndrom leiden, kann Ihnen die Chronotherapie ebenfalls helfen; sie wird jedoch nicht so drastisch sein wie bei den Patienten mit dem Syndrom der verzögerten Schlafphasen. Zwingen Sie sich einfach, eine Viertelstunde länger aufzubleiben, und behalten Sie diese spätere Schlafengehenszeit eine Woche bei. Schieben Sie Ihre Schlafengehenszeit in der folgenden Woche um eine weitere Viertelstunde hinaus, in der dritten Woche erneut um eine Viertelstunde, und so fort, bis Sie die gewünschte Schlafengehenszeit erreicht haben. Sind Sie einmal am Ziel, sollten Sie die Zeit strikt einhalten, sonst fallen Sie wieder in Ihre alten Gewohnheiten zurück.

Wenn Sie Probleme haben, eine regelmäßige Schlafengehenszeit einzuhalten

Manche Menschen sind Nachteulen, manche sind Lerchen, und wieder andere sind beides. Menschen, die abwechselnd zu den

Lerchen und zu den Eulen gehören, haben schwache zirkadiane Rhythmen. Ihre Körpertemperatur läßt kein regelmäßiges Muster erkennen, sie steigt und fällt an aufeinanderfolgenden Tagen zu unterschiedlichen Zeiten.

An manchen Tagen folgt sie einem fünfundzwanzigstündigen zirkadianen Zyklus, an manchen einem siebenundzwanzigstündigen und an manchen einem dreiundzwanzigstündigen. Als Folge davon können solche Menschen das Schlafengehen und Aufstehen nicht zeitlich festlegen, denn ihr Schlafmuster ändert sich von Tag zu Tag.

Menschen mit diesem Problem nehmen oft Schlaftabletten und Muntermacher oder machen Nickerchen, um tagsüber funktionieren und nachts schlafen zu können. Leider verschlimmern sie dadurch das Problem nur noch.

Wenn Sie vermuten, daß Sie an einem schwachen oder unregelmäßigen zirkadianen Rhythmus leiden, sollten Sie sich an eine Klinik für Schlafstörungen wenden. Mittels der Chronotherapie kann man Ihnen dann zu einem regelmäßigen Schlafzyklus verhelfen. Wie die Chronotherapie im einzelnen aussieht, hängt ganz von Ihrem individuellen Fall ab.

Wenn die Chronotherapie versagt

Bei einigen Menschen sind die abnormen zirkadianen Rhythmen so stark (oder so schwach), daß man sie nicht auf den Vierundzwanzigstundentag einstellen kann, auch nicht mittels Chronotherapie. Die bessere Lösung für diese Menschen ist, einen Lebensstil zu suchen, der ihrem persönlichen Rhythmus entspricht, statt zu versuchen, sich dem üblichen Rhythmus anzupassen.

Eine Journalistin beispielsweise wurde freiberufliche Schriftstellerin, nachdem ihre Versuche, sich an einen festen Zeitplan zu halten, kläglich gescheitert waren. Viele Nachteulen entschieden sich dafür, eine Nachtarbeit anzunehmen, nachdem ihre Bemühungen, »Tagmenschen« zu werden, nichts gefruchtet hatten.

Doch bevor Sie die zeitliche Umplanung Ihres Schlaf-Wach-Zyklus aufgeben, sollten Sie sie wirklich ernsthaft versuchen. Halten Sie nicht nur strikte Schlafgewohnheiten ein, sondern sorgen Sie auch dafür, daß Ihre anderen Aktivitäten, wie Essen und sportliche Betätigung, ebenfalls zu regelmäßigen Zeiten stattfinden.

Schlafstörende Drogen

Koffein:
Es kann Ihren Schlaf-Wach-Zyklus zerstören. Und das hat seinen Grund. Koffein ist chemisch verwandt mit den Amphetaminen, wirkt also stark anregend auf das Zentralnervensystem.

Koffein ist in einer Vielzahl von Erzeugnissen enthalten: Kaffee, Tee, Schokolade, alkoholfreien Getränken und zahlreichen frei erhältlichen Schmerzmitteln. Wenn Sie unwissentlichen Genuß vermeiden wollen, lesen Sie die Etiketten oder Beipackzettel sorgfältig. Die »Aufputschung« durch Koffein erreicht ihren Höhepunkt gewöhnlich zwei bis vier Stunden nach der Einnahme. Der Genuß einer Tasse Kaffee oder eines koffeinhaltigen Getränks am Abend läßt Sie deshalb unter Umständen nicht nur schwerer einschlafen, sondern hat auch zur Folge, daß Sie während der Nacht häufig aufwachen. Außerdem kann Koffein Sie während des Tages übermäßig müde machen, nachdem die aufputschende Wirkung abgeklungen ist.

Alkohol:
Einst wurde Alkohol in mäßigen Dosen als schlaffördernd empfohlen, mittlerweile jedoch hat man erkannt, daß jedes Quantum davon schlafstörend wirkt. Ein kleiner Schlummertrunk kann zwar Spannung lösen und das Einschlafen erleichtern, aber wenn der Alkohol umgewandelt wird, erleidet der Körper einen Mini-Entzug, der zur Folge haben kann, daß Sie in der Nacht oft aufwachen und sich am Morgen gereizt oder zerschlagen fühlen. Alkohol unterdrückt auch den REM-Schlaf. Weil Ihr Körper versuchen wird, den versäumten REM-Schlaf nachzuholen, wird Ihr Schlaf in der Nacht *nach* einer Alkoholnacht höchstwahrscheinlich mehr Träume enthalten.

Deshalb haben Alkoholiker, nachdem sie nüchtern werden, oft wochen- oder monatelang Alpträume und Schlafstörungen. Manchmal verursacht der Alkoholismus so schwere Hirnschäden, daß eine Rückkehr zu normalen Schlafmustern unmöglich ist.

Nikotin:
Es ist ein starkes Anregungsmittel und kann den Schlaf beeinträchtigen. Vielraucher haben mehr Probleme mit dem Einschlafen und verbringen weniger Zeit im Tief- sowie im REM-Schlaf als Nichtraucher, wie Untersuchungen in verschiedenen Schlaflabors zeigten. Außerdem wachen sie in der Nacht öfter auf. In einer Untersuchung gaben acht Raucher, die mindestens zwei Jahre lang täglich eineinhalb Packungen gequalmt hatten, unvermittelt das Rauchen auf. Nachdem sie sozusagen nüchtern geworden waren, schliefen die Exraucher schneller ein und wachten in der Nacht seltener auf. Setzen Sie also auf die Liste der gesundheitlichen Vorteile des Nichtrauchens auch noch guten nächtlichen Schlaf.

Schlaftabletten:
Manche Menschen nehmen jahrelang, ja sogar jahrzehntelang Schlaftabletten, in dem Glauben, daß die Pillen ihren Schlaf verbessern. Tatsächlich aber verlieren Schlaftabletten nach mehreren Wochen ihre Wirkung, und der Schlaf, den sie bis dahin bescheren, ist von schlechter Qualität. Schlaftabletten machen den Schlaf »leichter«, was weniger REM- und weniger Tiefschlaf bedeutet. Außerdem können sie zur Folge haben, daß Sie beim Erwachen müde und lethargisch sind.

Wenn Sie die Gewohnheit, Schlaftabletten zu schlucken, aufgeben wollen, tun Sie dies langsam und unter Aufsicht eines Arztes. Plötzlicher Entzug nach langer Einnahme kann schwere Schlaflosigkeit und Alpträume verursachen, weil Ihr Körper versucht, den ihm vorenthaltenen REM-Schlaf nachzuholen.

Ein Schläfchen tagsüber: gut oder schlecht?

Für manche Menschen sind Schläfchen eine wunderbare Stärkung und sogar besser als die traditionelle Kaffeepause. Viele berühmte Männer wie JOHN D. ROCKEFELLER, General DOUGLAS MACARTHUR, NAPOLEON BONAPARTE, Präsident JOHN F. KENNEDY und WINSTON CHURCHILL waren berühmte Schläfchenmacher, und

Winston Churchill war fast hingerissen von dem Thema. »Die Natur hat den Menschen nicht dazu bestimmt«, schrieb er, »von acht Uhr morgens bis Mitternacht ohne die Erfrischung segensreichen Vergessens zu arbeiten, das, selbst wenn es nur zwanzig Minuten dauert, völlig ausreicht, um sämtliche Lebenskräfte zu erneuern.«

Churchill dürfte recht gehabt haben, denn neueste Forschungen deuten an, daß im Plan der Natur für uns kurze Schläfchen vorgesehen sind. Viele Wissenschaftler glauben jetzt, daß wir zweimal am Tag schlafen sollen, einmal nachmittags und dann wieder nachts. Zu diesen Tageszeiten erreichen die Außentemperaturen ihre Extremwerte, und deshalb braucht der Körper mehr Energie, um seine Aktivitäten ausführen zu können. Indem wir zu diesen Zeiten schlafen, ermöglichen wir unserem Körper, kostbare Energie zu sparen. Wie bereits erwähnt, stellen in vielen heißen Gegenden die Menschen mittags ihre Arbeit ein, um Siesta zu halten und der Hitze zu entgehen.

In Ländern, wo die tägliche Siesta nicht Bestandteil der Kultur ist, sind jene Menschen, die regelmäßig Schläfchen machen, sehr jung oder sehr alt, oder sie leben in Heimen. Inspektionen von Colleges ergaben jedoch, daß auch überraschend viele Studenten – etwa 50 Prozent – sich tagsüber regelmäßig aufs Ohr legen. Für einige Menschen sind solche Nickerchen eine psychologische Unterstützung beim Abbau von Streß oder Spannung. Andere holen damit einfach verlorenen Schlaf nach.

Selbst vor einer wichtigen Prüfung oder einer Beschäftigung, die körperliche Geschicklichkeit erfordert, kann ein Nickerchen sehr nützlich sein. In einer Untersuchung erzielten College-Studenten, die regelmäßig Nickerchen machten, bei Geschicklichkeits- und Gedächtnistests unmittelbar nach dem Nickerchen bessere Ergebnisse. Studenten dagegen, die es nicht gewohnt waren, sich tagsüber aufs Ohr zu legen, fühlten sich beim Erwachen zerschlagen und erzielten bei den Tests schlechte Ergebnisse. Versuchen Sie also nicht, vor einem wichtigen Examen ein Schläfchen zu machen, wenn Sie nicht seit längerer Zeit regelmäßig tagsüber schlafen!

Nickerchen sind nicht frei von Risiken: Sie befreien zwar tagsuber gewöhnlich von Schläfrigkeit, können aber auch Ihren regulären nächtlichen Schlafrhythmus stören, Einschlafprobleme verursachen und Ihren Schlaf seichter, also weniger erfrischend machen. Deshalb empfehlen die Schlafforscher in der Regel jenen Menschen, die schlecht schlafen, sich vor Nickerchen zu hüten.

Die Qualität Ihres Schläfchens hängt davon ab, zu welcher Tageszeit Sie es machen, wie lange es dauert und ob Sie sich regelmäßig aufs Ohr legen oder nicht. Weniger zerschlagen, sondern recht erfrischt wachen Sie auf, wenn Sie das Schläfchen am Vormittag oder frühen Nachmittag machen (sofern Ihre reguläre Schlafenszeit die Nacht ist) und nicht am Spätnachmittag. Der Grund dafür ist, daß Schläfchen am Vormittag weitgehend aus REM-Schlaf bestehen, am Spätnachmittag dagegen aus Tiefschlaf, und daß man aus dem REM-Schlaf leichter erwacht. Anders verhält es sich mit dem Einschlafen. Es wird Ihnen am Vormittag schwerer fallen als am Nachmittag, vor allem weil jene Substanzen, die das Gehirn wach machen, vormittags ihre größte Wirksamkeit erreichen. Außerdem sind die »Anfälle von Müdigkeit«, die tagsüber im Abstand von jeweils neunzig Minuten auftreten, vormittags kürzer als nachmittags.

Die Wissenschaftler haben auch herausgefunden, daß kurze Schläfchen (von zwanzig Minuten oder weniger) genauso belebend sind wie lange – und die regulären Schlafrhythmen weniger beeinträchtigen. Und daß Menschen, die regelmäßig Nickerchen machen, erfrischter aufwachen als jene, die es nur gelegentlich tun. Wenn die Schläfchen Bestandteil des regulären Tagesrhythmus sind, wirken sie weniger zerstörend.

Sofern Sie das Gefühl haben, tagsüber schlafen zu müssen, um Ihr Energieniveau zu halten, sollten Sie versuchen, Ihr Schläfchen für den Beginn oder die Mitte des Nachmittags einzuplanen, denn zu dieser Zeit erreicht Ihr Wachheitsgrad einen natürlichen Tiefpunkt, und Sie sind am anfälligsten für Müdigkeit. Zudem erwachen Sie dann frischer, wie bereits gesagt, als nach einem Schläfchen am Spätnachmittag. Wählen Sie zum Schlafen einen ruhigen, behaglichen, abgedunkelten Raum und stellen Sie einen Wecker, um Ihr Nickerchen auf zwanzig Minuten oder weniger zu begrenzen. Ein kohlehydratreicher Imbiß, kurz bevor Sie sich hinlegen, kann den Schlaf herbeiführen, weil er die Produktion beruhigender Substanzen im Gehirn auslöst.

Wenn Sie sich von der Gewohnheit des Schläfchenmachens befreien wollen, versuchen Sie, in der Zeit des Tages, zu der Sie normalerweise schlafen würden, etwas Aktives zu tun, beispielsweise spazierenzugehen. Meiden Sie Orte oder Situationen, an oder in denen Sie leicht die Augen schließen und einschlafen könnten, beispielsweise Konzerte, Kinos oder Fernsehen. Solange Sie die Gewohnheit nicht ganz überwunden haben, könnten Sie vielleicht ein koffeinhaltiges Getränk wie Kaffee, Tee oder Cola trinken, das Sie wachhält. Auch proteinreiche Mahlzeiten oder Happen können Ihnen helfen, wach zu bleiben, weil sie über Ihr Gehirn entsprechende Substanzen freisetzen. (Nähere Einzelheiten darüber, wie man Nahrung einsetzt, um besser wach zu bleiben oder besser einzuschlafen, erfahren Sie in Kapitel 6.)

Was im Schlaf passiert

Vieler jener Vorkommnisse, die uns des Nachts widerfahren, während wir schlafen, sind an eine bestimmte Schlafphase geknüpft. Wir wollen jetzt einige der üblicheren im Schlaf auftretenden Probleme und Erlebnisse sowie die Zeit ihres wahrscheinlichen Auftretens erörtern.

Phasen 1 oder 2	*Tiefschlaf*	*REM-Schlaf*
Zähneknirschen	Nachtangst	Alpträume
Kopfstoßen	Schlafwandeln	Schlaflähmung
Myoklonische Zuckungen	Bettnässen	Gebündelt auftretende Kopfschmerzen
	Sprechen im Schlaf	Schmerzhafte Erektionen
		Schlafbedingtes Asthma
		Hypnagogische Halluzinationen

Nächtliches Zähneknirschen (Bruxismus)

Die Forscher schätzen, daß zwischen fünf und zwanzig Prozent der Erwachsenen im Schlaf mit den Zähnen knirschen. Niemand weiß genau, was die Ursache des Zähneknirschens ist, möglicherweise wird es durch Streß, eine physische oder neurologische Störung ausgelöst. Auf jeden Fall sollte es behandelt werden, denn es kann Zähne und Zahnfleisch schwer schädigen. Die Behandlungsmethoden des Zähneknirschens reichen von Übungen, bei denen die Zähne zusammengebissen werden, über Hypnose bis zum Tragen eines Mundschutzes aus Gummi oder Plastik über den Zähnen beim Schlafen.

Kopfstoßen

Rhythmisches Kopfstoßen oder Schaukeln des Körpers ist bei Kindern häufiger als bei Erwachsenen und tritt gewöhnlich am Beginn des Schlafs auf. Bei einigen Kindern kann das Kopfstoßen ein Symptom von emotionalem Streß sein; bei den meisten Kindern jedoch ist es nichts anderes als eine tröstende Angewohnheit (genau wie Daumenlutschen) und verschwindet von selbst, wenn das Kind älter wird.

Myoklonische Zuckungen

Manchmal findet in der ersten Schlafphase im Gehirn ein kleiner Ausbruch von Nervenaktivitäten statt, der zur Folge hat, daß der Körper plötzlich zuckt, wodurch man oft erwacht. Dieses Erlebnis ist sehr verbreitet und völlig normal.

Nachtangst (Pavor nocturnus)

Im Gegensatz zu Alpträumen, die während einer REM-Schlafphase auftreten, tritt die Nachtangst während des ersten Tiefschlafs (Phase 3 – 4) auf. Bei Nachtangst schreit der Schläfer oft, fährt verschreckt im Bett hoch. Atem und Herzschlag gehen rasch, die Augen sind glasig, und der Schläfer ist nur schwer zu beruhigen. Selbst wenn man ihn fest schüttelt, kann es einige Minuten dauern, bis er erwacht, und gewöhnlich erinnert er sich dann nicht, welches Bild ihn in solche Angst versetzt hat. Nachtangst ist unter Kindern verbreiteter als unter Erwachsenen – vielleicht weil Kinder am Beginn der Nacht mehr Schlaf in der Phase 3 – 4 verbringen. Bei Kindern widerspiegelt Nachtangst kein psychisches Problem, doch Streß kann ein Auslösefaktor sein. Die nächtlichen Episoden verschwinden in der Jugend gewöhnlich. Bei Erwachsenen kann Nachtangst ein Anzeichen für schwere chronische Angst sein. Die Einhaltung regelmäßiger Schlafgewohnheiten trägt dazu bei, den Bedarf an langem Tiefschlaf am Beginn der Nacht zu verringern und somit auch das Auftreten der Nachtangst zu reduzieren.

Schlafwandeln (Somnambulismus)

Zum Schlafwandeln, das von ein paar Minuten bis zu einer halben Stunde und länger dauern kann, kommt es, wenn ein Schläfer nur partiell aus dem Tiefschlaf (Phase 3 – 4) erwacht. Die meisten Schlafwandler bleiben im Bett; oft setzen sie sich einfach plötzlich auf und schauen mit glasigem, unkonzentriertem, starrem Blick. Einige jedoch verlassen das Bett und wandern in der Wohnung oder der Nachbarschaft umher – manchmal kleiden sie sich an, essen oder fahren sogar Auto. Ihre Bewegungen sind im allgemeinen unbeholfen, und dies kann ihre Sicherheit gefährden. Fälle sind bekannt, in denen Schlafwandler fälschlicherweise ein Fenster für eine Tür hielten.

Die Schlafforscher schätzen, daß fünfzehn Prozent aller Kinder mindestens einmal schlafwandeln und daß ein bis sechs Prozent der Erwachsenen es regelmäßig tun. Bei Kindern gilt Schlafwandeln als normal und widerspiegelt keine emotionalen Probleme, doch Streß sowie Müdigkeit und hohes Fieber können gelegentlich zu einer Schlafwandelepisode führen. Die meisten Kinder hören spätestens mit fünfzehn Jahren auf, schlafzuwandeln. Bei Erwachsenen wird das Schlafwandeln gewöhnlich durch extremen Streß oder ein emotionales Trauma verursacht.

Die Einhaltung regelmäßiger Schlafgewohnheiten trägt dazu bei, das Auftreten des Schlafwandelns zu reduzieren, denn sie verkürzt die am Anfang der Nacht im Tiefschlaf verbrachte Zeit. Schlafwandelnden Erwachsenen kann auch eine psychotherapeutische Behandlung helfen.

Bettnässen (Enuresis)

Zum Bettnässen kann es zwar in jeder Schlafphase kommen, aber am häufigsten passiert es im Tiefschlaf (Phase 3 – 4) und während des ersten Drittels der Nacht. Bei Kindern, besonders Jungen, ist Bettnässen verbreitet, und es gibt die Tendenz, daß es sich in Familien weitervererbt. Theorien gibt es viele, dennoch bleibt die Ursache des Bettnässens bei Kindern ein Rätsel. Die meisten

Experten sind sich jedoch darin einig, daß es normalerweise nicht mit emotionalen oder physischen Problemen zusammenhängt. Dagegen kann Bettnässen, das bei Erwachsenen einsetzt, von einer Erkrankung der Harnwege verursacht werden, von Diabetes, Epilepsie oder Schlaf-Apnoe (einem sehr ernsten Zustand, in welchem der Schläfer für einen Zeitraum von zehn Sekunden oder mehr zu atmen aufhört); es sollte unbedingt ärztlich behandelt werden.

Sprechen im Schlaf (Somniloquie)

Im Gegensatz zu den tagsüber geführten Selbstgesprächen besteht das Sprechen im Schlaf gewöhnlich nur aus einem kurzen Ausbruch von Worten, die normalerweise keinen Sinn ergeben. Oft nimmt es die Form eines einfachen Tons an – es ist ein Grunzen, Lachen, Kreischen oder Stöhnen. Kinder sprechen öfter im Schlaf als Erwachsene, doch weder bei den einen noch bei den anderen erachtet man es als Problem, das einer Behandlung bedarf.

Alpträume

Die bei den Wissenschaftlern als Anfälle von Traumangst bekannten Alpträume sind schreckliche Träume, aus denen wir atemlos, schwitzend und angsterfüllt erwachen. Im Gegensatz zu der oben besprochenen Nachtangst treten die Alpträume während der REM-Schlafphase auf, gewöhnlich in der zweiten Nachthälfte, wo die REM-Perioden länger und intensiver sind. Streß löst oft Alpträume aus, ebenso der Entzug von Alkohol oder Drogen.

Schlaflähmung

Während des REM-Schlafs stellen die Locus-caeruleus-Zellen des Gehirns, die sich in der Nähe des Hirnstamms befinden und den Muskeln helfen, ihren Tonus zu bewahren, ihre Aktivität ein. Als Folge davon erschlaffen unsere Muskeln, und wir erleben eine Art Schlaflähmung. Die Wissenschaftler glauben, daß diese Lähmung eintritt, um uns daran zu hindern, physisch auf unsere Träume zu reagieren und uns dabei Verletzungen zuzuziehen. Katzen beispielsweise, denen man die Locus-caeruleus-Zellen entfernte, sprangen im Traum auf und jagten imaginären Tieren oder Gegenständen hinterher.

Glücklicherweise merken wir gewöhnlich nichts von dieser Lähmung; manchmal aber kann es vorkommen, daß wir abrupt aus dem REM-Schlaf erwachen und uns mit der angsterregenden Tatsache konfrontiert sehen, daß sich unsere Muskeln mehrere Sekunden oder sogar Minuten lang nicht bewegen. Sollte Ihnen dies widerfahren, geraten Sie nicht in Panik. Entspannen Sie sich einfach und warten Sie, bis Ihr Muskeltonus wiederkommt. Zwinkern oder Rollen der Augen hilft oft, die Lähmung zu lösen. Halten die Lähmung oder ein Gefühl der Schwäche in den Muskeln länger als fünf Minuten an, sollten Sie einen Arzt aufsuchen. Andauernde Schlaflähmung kann ein Symptom von anderen medizinischen Problemen sein, wie Schilddrüsenerkrankung, Kaliummangel oder Narkolepsie (eine Schlafstörung, die charakterisiert wird durch unkontrollierbares, plötzliches Einschlafen für mehrere Minuten).

REM-Verhaltensstörung

Bei manchen Menschen – meist älteren Männern – bleiben die Locus-caeruleus-Zellen auch während des REM-Schlafs aktiv (siehe Schlaflähmung). Als Folge davon erschlaffen ihre Muskeln nicht, während sie träumen; diese Menschen bewegen sich vielmehr während des Träumens, sie stoßen, treten, stehen manchmal sogar auf und gehen oder laufen umher.

Die Neigung, während des REM-Schlafs aktiv zu sein, wird REM-Verhaltensstörung genannt. Sie unterscheidet sich vom Schlafwandeln, das während des Tiefschlafs auftritt. Die Ursache der REM-Verhaltensstörung ist nicht bekannt, doch Studien haben ergeben, daß sich bei einem Drittel der Betroffenen dahinter eine Nervenkrankheit verbirgt. Menschen, die während des Träumens körperlich aktiv sind, sollten zu ihrem Arzt gehen und sich einer gründlichen neurologischen Untersuchung unterziehen.

Schmerzhafte Erektionen

Es ist natürlich und normal, daß Männer jeden Alters während der REM-Phase ihres Schlafs Erektionen haben. Diese werden nicht durch sexuelle Träume verursacht, wie viele glauben, und auch nicht durch eine volle Blase. Sie treten auf, weil einer der natürlichen Rhythmen der REM-Schlafphase in einem gesteigerten Blutzustrom zu den Genitalien besteht, der den Penis füllt und vergrößert. Der durchschnittliche junge erwachsene Mann hat jede Nacht vier Erektionen mit einer Gesamtzeitdauer von 191 Minuten oder einem Drittel seiner Gesamtschlafenszeit. Der Durchschnittsmann in den Siebzigern dagegen hat drei Erektionen pro Nacht mit einer Gesamtdauer von 96 Minuten oder einem Fünftel seiner Schlafzeit.

Bei einigen Männern können diese Schlaferektionen schmerzhaft sein. Dies hat oft eine physische Ursache, beispielsweise eine vorübergehende Blockierung der Blutgefäße, die zum Penis hin- oder vom Penis wegführen, oder – bei unbeschnittenen Männern – eine zu enge Vorhaut. Männer mit schmerzhaften Erektionen sollten sich bei einem Urologen in Behandlung begeben.

Gebündelt auftretende Kopfschmerzen

Der verstärkte Blutstrom durch das Gehirn während des REM-Schlafs kann die Ursache der schlimmen Kopfschmerzen sein, die manche Schläfer quälen. Der Ausdruck »gebündelt« geht auf die Neigung dieser Kopfschmerzen zurück, periodisch zu kommen und zu gehen, beides ganz plötzlich. Die Kopfschmerzen treten gewöhnlich in einem Zeitraum von mehreren Wochen oder Monaten wiederholt auf und setzen dann für einen gleichen oder längeren Zeitraum aus. Diese Art Kopfschmerzen beginnen nach der Jugend, und mehr Männer als Frauen leiden darunter.

Der typische gebündelt auftretende Kopfschmerz setzt eine oder zwei Stunden nach Schlafbeginn ein, wenn die REM-Periode in vollem Gang ist. Gewöhnlich erfaßt der Schmerz nur eine Seite des Kopfes, was *ein* tränendes Auge, *ein* verstopftes Nasenloch und Rötung *einer* Gesichtshälfte zur Folge hat. Der Schläfer kann beim Einsetzen der Kopfschmerzen aufwachen oder sie nur beim Erwachen am Morgen spüren. Aufstehen, Umhergehen oder sogar kraftvolle Gymnastik lindern manchmal den Schmerz. In einigen Fällen helfen auch Medikamente, die den REM-Schlaf unterdrücken. Lassen Sie sich von Ihrem Arzt behandeln.

Schlafbedingtes Asthma

Zu Asthmaanfällen kommt es infolge Anschwellung und krampfartiger Verengung der feineren Luftröhrenäste zwischen Luftröhre und Lunge. Sie führen zu Keuchen, Husten und Atemnot. REM-Schlaf scheint die Anfälle zu verschlimmern, doch die Wissenschaftler kennen den Grund dafür nicht. Er könnte darin liegen, daß während des Träumens das Nervensystem erregt wird. Oder daß es für den Körper leichter ist, während des REM-Schlafs auf einen Asthmaanfall zu reagieren. Die zweite Theorie wird durch Untersuchungen gestützt, aus denen hervorgeht, daß Asthmapatienten weniger Tiefschlaf bekommen als andere Menschen. Die Anfälle können ihren Tiefschlaf stören, ohne sie tatsächlich zu wecken.

Hypnagogische Halluzinationen

Manchmal sinken Menschen unmittelbar in den REM-Schlaf, ohne zuvor die anderen Schlafphasen zu durchlaufen. Wenn dies geschieht, können die Anfangsbilder eines Traums als wirklich empfunden werden, weil der Träumer noch nicht ganz schläft. Diese traumähnlichen Bilder werden hypnagogische Halluzinationen genannt. Oft sind sie furchterregend – man wird beispielsweise von einem Tier oder Menschen angegriffen – und können den Betroffenen, zumal wenn sie mit Schlaflähmung verbunden sind, in Schrecken versetzen.

Manche Fachleute glauben, diese im Halbschlaf auftretenden halluzinatorischen Eindrücke – Bilder und Geräusche – seien der Ursprung religiöser Visionen und außerkörperlicher Erfahrungen.

Hypnagogische Halluzinationen sind am verbreitetsten bei Menschen, die an *Narkolepsie* leiden, einer Schlafstörung, für die eine extreme Schläfrigkeit während des Tages charakteristisch ist. Menschen mit Narkolepsie schlafen leicht ein und gleiten gewöhnlich sofort in den REM-Schlaf.

Doch auch Menschen, die nicht an Narkolepsie leiden, können hypnagogische Halluzinationen haben, besonders wenn sie vierundzwanzig Stunden oder länger nicht geschlafen haben oder wenn sie die Einnahme von Amphetaminen oder anderen Drogen stoppen, die den REM-Schlaf unterdrücken. Halluzinationen dieses Typs treten außerdem mit größerer Wahrscheinlichkeit als in der Nacht während eines Nickerchens auf, besonders eines Nickerchens am Vormittag, weil hier der REM-Schlaf vorherrscht.

Ratschläge zur Verbesserung Ihres Schlafzyklus

Wie wir in diesem Kapitel gesehen haben, können Sie Ihre physische und psychische Gesundheit verbessern, indem Sie Ihrem Schlafzyklus Aufmerksamkeit widmen. Hier eine Sammlung von Tips, die sicherstellen helfen, daß Ihre nächtlichen Rhythmen zu Ihrem »täglichen« Glücklich- und Gesundsein beitragen:

- Ermitteln Sie Ihr Schlafbedürfnis und bestimmen Sie die optimale Zahl der Stunden, die Sie schlafen müssen. (Siehe Schlaftagebuch auf Seite 82.)
- Halten Sie regelmäßige Schlafstunden ein – auch an den Wochenenden.
- Sorgen Sie dafür, daß Sie, wenn Sie lange aufbleiben, am nächsten Morgen zur gewohnten Zeit aufstehen.
- Meiden Sie Alkohol, Zigaretten und Koffein – besonders nach 18 Uhr.
- Nehmen Sie keine Schlaftabletten.
- Seien Sie klug, was Nickerchen anbelangt: Wenn Sie welche machen, dann tun Sie es regelmäßig. Machen Sie jedoch nie welche, sofern Sie abends Einschlafprobleme haben.
- Vermeiden Sie es, bei eingeschaltetem Licht oder laufendem Radio einzuschlafen. Das Licht oder die Geräusche wecken Sie zwar gewöhnlich nicht ganz, können Ihnen aber den benötigten Tiefschlaf rauben.
- Machen Sie täglich mindestens zwanzig Minuten lang Aerobic-Übungen – vorzugsweise am späten Nachmittag.
- Sorgen Sie dafür, daß Sie sich nicht um Schlaf bemogeln. Denken Sie daran, die meisten Menschen – und Sie gehören vielleicht dazu – bekommen zuwenig Schlaf!

4

Das Maß Ihrer Stimmungen

> Leid bricht die Zeiten und der Ruhe Stunden,
> Schafft Nacht zum Morgen und aus Mittag Nacht.
> WILLIAM SHAKESPEARE
> *König Richard III.*

Jeden Herbst, etwa Mitte Oktober, bemerkt JANE, daß sich ihre persönlichen Gewohnheiten ändern. Die junge Mutter und Teilzeitbibliothekarin beginnt dann mehr zu essen und ist oft müder als gewöhnlich. Sie fängt sogar an, an ihren freien Tagen nachmittags mit ihrem kleinen Töchterchen ein Schläfchen zu machen – etwas, das sie im Sommer nie tut. Außerdem bemerkt sie, daß ihre Stimmung düsterer ist, besonders beim Erwachen am Morgen, und daß es sie beträchtliche Mühe kostet, in der Frühe aufzustehen. Alle diese Symptome halten bis Anfang April vor, dann bessern das wärmere Wetter und die längeren Tage ihre Stimmung und mildern ihr Verlangen nach Essen und nach Schlaf.

JOSEPH, achtundvierzig Jahre alt, ist Ingenieur in einer großen Computerfirma. Seit seinen späten Teenagerjahren weiß er, daß seine Stimmung am frühen Morgen nicht gerade die beste ist. Er kann sogar richtig grob werden, wenn man ihm vor neun Uhr eine Frage stellt. Mit zunehmender Tageszeit jedoch wird Joseph charmanter und umgänglicher. Zum Glück hat Josephs Firma die gleitende Arbeitszeit eingeführt, so daß alle Beschäftigten ihre Arbeitszeit selbst festlegen können, unter der Voraussetzung, daß sie die volle Stundenzahl ableisten. Joseph entschied sich für die Zeit von zehn bis achtzehn Uhr. Jetzt braucht er nicht zu fürchten, frühmorgens seine Kollegen zu beleidigen.

Wir alle sind uns durchaus unserer stimmungsmäßigen Hochs und Tiefs bewußt, der Zeiten, in denen wir uns glücklich und zufrieden fühlen, sowie der Zeiten, zu denen wir niedergeschlagen und verdrießlich sind. Doch die meisten von uns wissen nicht, daß unsere Stimmungsumschwünge – wie jene von Jane und

Joseph – oft in regelmäßigen, ja sogar vorhersagbaren Intervallen auftreten.

Am offensichtlichsten – und folglich am gründlichsten untersucht – sind diese Zyklen bei Menschen mit ernsten Geisteskrankheiten wie manisch depressivem Irresein. In jüngster Zeit wurden jedoch auch weniger ausgeprägte Zyklen erkannt und studiert.

Dieses Kapitel wird Ihnen helfen, die biologische Basis Ihrer Stimmungsumschwünge zu verstehen, Ihre persönlichen Zyklen zu erkennen und sich selbst zu größerem Wohlbefinden zu verhelfen, wenn Sie sich auf dem Abwärtsschwung eines Zyklus befinden.

Ihre stimmungsmäßige Verwundbarkeit: eine Befragung

- Reisen Sie in relativ kurzer Zeit oft über Zeitzonen?
- Verlangt Ihr Beruf, daß Sie häufig die Schicht wechseln?
- Haben Sie Schwierigkeiten, einen regelmäßigen zeitlichen Schlafplan einzuhalten?
- Arbeiten Sie unter der Woche nachts, schalten an Wochenenden jedoch auf ein normaleres »Tagesleben« um?
- Neigen Sie dazu, an Wochenenden viel länger aufzubleiben und viel später einzuschlafen als gewöhnlich?
- Haben Sie in Ihrem Haushalt ein Neugeborenes zu versorgen?
- Gehen Sie bei Tageslicht (Sonnenschein) selten ins Freie?

Wenn Sie irgendwelche dieser Fragen mit Ja beantwortet haben, sind Sie vermutlich anfälliger für rhythmusbedingte Depressionen.

Der Rhythmus der Gemütsverstimmungen

Wie wir in Kapitel 2 gesehen haben, ist unser Gefühl des Wohlbefindens im allgemeinen während der späten Vormittagsstunden am intensivsten. Wir haben es hier mit täglichen Stimmungsände-

Der Rhythmus der Gemütsverstimmungen

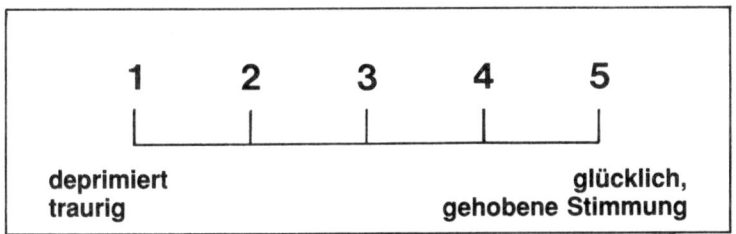

	Tag 1	Tag 2	Tag 3	Tag 4	Tag 5	Gesamt	Durch-schnitt
6							
7							
8							
9							
10							
11							
12							
13							
14							
15							
16							
17							
18							
19							
20							
21							
22							
23							
24							

rungen zu tun, die sehr fein sind, so fein, daß wir uns ihrer normalerweise gar nicht bewußt werden. Ein Beispiel: Um elf Uhr kann eine Arbeit, die am Nachmittag des Vortags, als sie Ihnen übertragen wurde, unbewältigbar schien, völlig anders aussehen. Oder das Verhalten Ihres Kindes – ein Verhalten, dessentwegen Sie sich am Abend vorher die Haare hätten ausreißen

---

Das Aufspüren Ihrer täglichen Stimmungen

Weil Ihre Emotionen sehr stark von äußeren Ereignissen beeinflußt werden, ist es oft schwer, ein stetiges Muster Ihrer täglichen Stimmungen zu finden. Doch wenn Sie über mehrere Tage hinweg stündlich aufzeichnen, wie Sie sich fühlen, sollten Sie allmählich den Ihren Emotionen zugrunde liegenden Rhythmus erkennen können. Benutzen Sie die Fünfpunkteskala auf Seite 103 und notieren Sie alle Werte in den vorgesehenen Kästchen.

Um die bestmöglichen Ergebnisse zu erzielen, sollten Sie den Test mindestens drei Tage machen. Addieren Sie dann die stündlichen Gesamtsummen und teilen Sie sie durch drei (die Zahl der Testtage), um Ihren durchschnittlichen Stundenwert zu ermitteln. Tragen Sie den Durchschnittswert in die Tabelle auf Seite 106 ein.

Wonach sollen Sie ausschauen? Im allgemeinen erreicht unsere Stimmung ihren Höhepunkt etwa vier Stunden, nachdem wir erwachen; das heißt, sie ist am Vormittag besser als am Abend – selbst bei Menschen, die Nachtlichter sind. Personen, die an ernster Depression leiden, haben jedoch genau umgekehrte Rhythmen: sie fühlen sich morgens schlecht und abends am besten.

Dies bedeutet jedoch nicht, daß jeder, der einen umgekehrten Stimmungszyklus hat, an ernster Depression leidet. Wenn aber Ihre Stimmungen, wie sie sich auf der Tabelle abzeichnen, auf dem Kopf zu stehen scheinen, *und* wenn Sie bei sich einige der anderen Depressionssymptome feststellen, wie Schlafverlust, extreme Müdigkeit und Gefühle der Wertlosigkeit, sollten Sie einen Arzt oder Psychologen aufsuchen.

mögen vor Frustration – erscheint Ihnen jetzt lenkbar, ja sogar ein bißchen liebenswert.

Deutlicher sichtbar als diese täglichen Stimmungsumschwünge sind die monatlichen, die mit dem Menstruationszyklus der Frauen zusammenhängen. Im allgemeinen fühlen sich menstruierende Frauen in der ersten Hälfte ihres Zyklus am besten und in der zweiten Hälfte, knapp vor der Menstruation, am schlechtesten. Noch nicht ausreichend fundiertes Beweismaterial deutet auf die Existenz ähnlicher emotionaler Monatszyklen bei Männern hin. (Diese monatlichen Zyklen bei Männern wie Frauen werden in Kapitel 5 erörtert.)

Unsere Stimmung scheint außerdem auf einer jahreszeitlichen Berg-und-Talbahn zu fahren, wobei der Winter die »untere« Jahreszeit und der Sommer die »obere« ist. Wenn die langen Winternächte auf uns zukommen, tendieren wir dazu, uns nach innen zu kehren, mürrischer und melancholischer zu werden.

Alle diese Stimmungszyklen sind offenbar mit unseren inneren biologischen Rhythmen verbunden. Bei den meisten von uns bilden sie einen normalen, akzeptablen Bestandteil des Lebens, und wir können uns ihnen ohne sonderliche Schwierigkeiten anpassen.

Manchmal jedoch kommt es bei den biologischen Rhythmen, die unsere Stimmung beeinflussen, zu Störungen. Ein bestimmter Rhythmus beispielsweise kann außer Kontrolle geraten und zu hoch steigen oder zu tief fallen. Oder aber ein Rhythmus oder eine Gruppe von Rhythmen können die wechselseitige Synchronizität und die Synchronizität mit der Sonne verlieren. Die Folge: Launenhaftigkeit, Beklemmung und, in schweren Fällen, Depressionen.

Streß und Gemütsverstimmung: ein Bruch im Rhythmustakt

Mit irgendeiner Art von Streß haben wir jeden Tag zu tun. Er kann relativ alltäglich sein, beispielsweise durch das Versäumen eines Busses entstehen, und er kann lebenserschütternd wirken, wie der Tod eines geliebten Menschen.

Ein streßerzeugendes Ereignis ist nicht unbedingt immer ein negatives. Positiver Streß, wie eine berufliche Beförderung oder die Geburt eines Kindes, kann ebenfalls zu Anspannung, Verkrampfung und sogar Depression führen.

106   *Das Maß Ihrer Stimmungen*

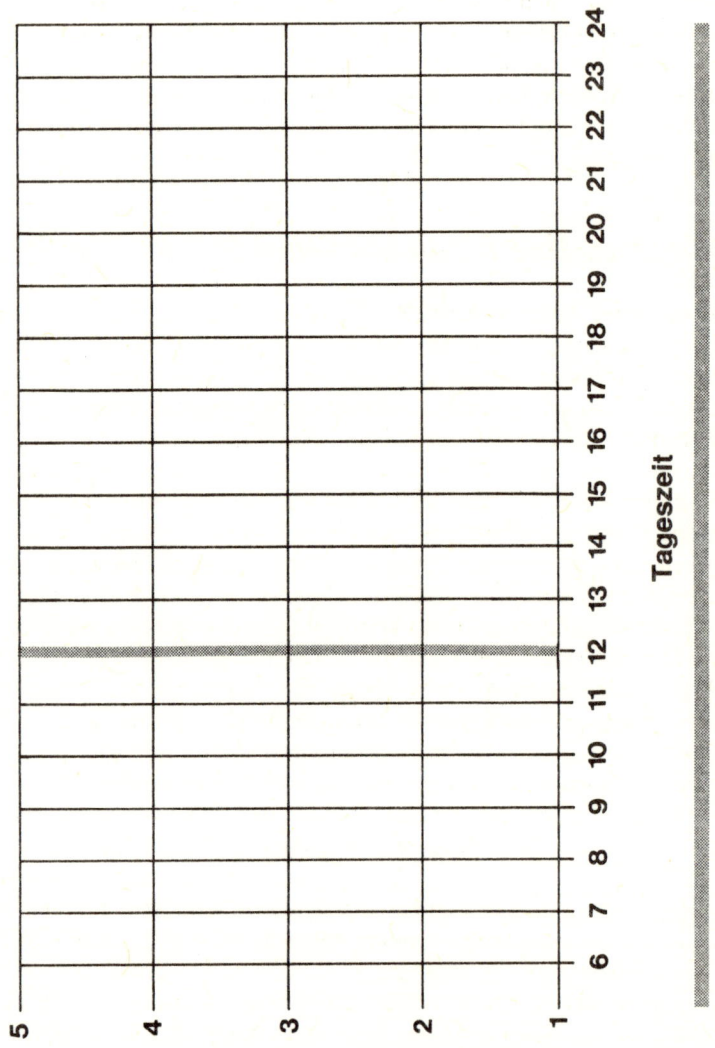

Die Beziehung zwischen Streß und Depression ist äußerst kompliziert und scheint sich je nach der Persönlichkeit sowie der jeweiligen Situation zu verändern. Die Forscher sehen jedoch mittlerweile einen deutlichen Zusammenhang zwischen Streß und unseren biologischen Rhythmen – einen Zusammenhang, der uns vielleicht auf lange Sicht verstehen läßt, wie Streß unsere Stimmungen beeinflußt.

Wie Streß Ihre Rhythmen zerbricht

Streß zerbricht die inneren Rhythmen des Körpers, indem er das Gehirn zwingt, bestimmte Substanzen zu unerwarteten Zeiten oder in größeren Mengen als normal in den Körper auszuschütten. Dies gilt besonders für eine Substanz, die als Kortikotrophin freisetzendes Hormon bekannt ist. Diese Substanz wird in jenem Hirnteil erzeugt, der *Hypothalamus* heißt, und löst im Körper eine Kettenreaktion aus, die schließlich zur Ausschüttung des Hormons Kortisol in den Blutstrom führt. Kortisol versetzt den Körper in einen allgemeinen Erregungszustand, damit er bereit ist, mit allem fertig zu werden, was ihn herausfordert oder bedroht.

Kortisol unterliegt einem stetigen Tagesrhythmus: Den höchsten Spiegel erreicht es morgens und den niedrigsten spät abends. Ärger über eine Beule im Kotflügel oder irgendein zerbrochenes Gerät kann jedoch das Gehirn zu jeder Tageszeit veranlassen, das Kortikotrophin freisetzende Hormon auszuschütten, das dann eine überhöhte Menge Kortisol in den Blutstrom gelangen läßt. Ist der Streß von längerer Dauer, bleibt der Kortisolspiegel überhöht. Eine Untersuchung von Menschen, die in der Umgebung des Kernkraftwerkes Three Mile Island wohnen, ergab beispielsweise, daß ihr Kortisolspiegel nach dem Unfall von 1979 noch volle siebzehn Monate zu hoch war, was anzeigt, daß der Streß des Vorfalls eine grundlegende, langfristige Veränderung im Rhythmus des Hormons verursacht hatte. Fluglotsen neigen ebenfalls zu einem anhaltend überhöhten Kortisolspiegel im Blut.

Bis vor kurzem vermuteten die Wissenschaftler, eine länger dauernde Erhöhung des Kortisolspiegels im Blut würde Depressionen verursachen. Jetzt jedoch glauben sie, daß der wahre Schuldige das Kortikotrophin freisetzende Hormon selbst sein könnte, weil es im Hypothalamus ausgeschüttet wird, einem Teil des Gehirns, der sich mit Emotionen befaßt. Tatsächlich hat sich in den entsprechenden Untersuchungen herausgestellt, daß bei deprimierten Menschen der Spiegel des Kortikotrophin freisetzenden Hormons höher ist als normal.

Was Sie tun können:
Streß läßt sich nicht vermeiden. Und bestimmt würden Sie ihn gar nicht ganz vermeiden wollen. Streß kann oft der Katalysator für Wachstum und positive Veränderungen sein, uns zu neuen Glanzleistungen herausfordern und uns neue Einblicke in uns sowie in unsere Umwelt eröffnen.

Doch um zu verhindern, daß Streß Ihre Rhythmen – und Ihre Gefühle – aus dem Gleichgewicht bringt, sollten Sie lernen, seine physischen Auswirkungen auf Ihren Körper möglichst gering zu halten. Dies läßt sich auf verschiedenen Wegen erreichen:

Wenden Sie Entspannungstechniken an.
Dazu gehören Atemübungen (Tiefatmen), Yoga, Biofeedback, transzendentale Meditation, progressive Muskelentspannung und autogenes Training. Es gibt viele populärwissenschaftliche Bücher über diese Themen; gehen Sie solche Bücher durch und wählen Sie dann die Methode, die Sie besonders anspricht.

Zügeln Sie sich.
Vermeiden Sie es, sofern möglich, zu viele stressige Ereignisse in knappen Zeitabständen zu planen. Verteilen Sie beispielsweise die Termine bestimmter Arbeiten über viele Tage oder Wochen. Vermeiden Sie auch den Versuch, zu viele große Lebensveränderungen gleichzeitig vorzunehmen – so den Umzug in ein neues Heim gleich nach der Geburt eines Kindes.

Folgen Sie Ihren Rhythmen.
Denken Sie bei der Planung Ihrer tagtäglichen Routinearbeiten an jene Tageszeiten, zu denen Sie gewisse Aktivitäten am besten bewältigen (siehe Kapitel 2), und planen Sie Ihren Tagesablauf dementsprechend. Sie werden beispielsweise weniger Streß verspüren, wenn Sie nicht morgens um neun Uhr, sondern gegen Mittag an Ihren Steuern arbeiten, weil Ihr Geist zu dieser Zeit besonders gut für komplizierte Denkvorgänge gerüstet ist, frühmorgens dagegen überhaupt nicht. Frauen sollten auch die mit ihren Menstruationszyklen verbundenen Veränderungen ihrer Fähigkeit zur Bewältigung von Streß beachten.

Hören Sie auf Ihren Körper.
Ignorieren Sie die warnenden Anzeichen von Streß nicht, beispielsweise Schlafprobleme, Verdauungsstörung und Müdigkeit. Wenn Sie das Gefühl haben, daß Sie Ihren Körper zu sehr antreiben, machen Sie langsamer, sorgen Sie für Entspannung und nehmen Sie sich etwas Zeit, die kleinen angenehmen Dinge des Lebens zu genießen.

Überlegen Sie, ob es sich lohnt zu kämpfen.
Natürlich wollen Sie Ihren Ärger nicht in sich hineinfressen, und Sie wollen auch nicht jede kleine Meinungsverschiedenheit zu einer stressigen Auseinandersetzung werden lassen. Lernen Sie deshalb, wann man kämpfen oder streiten muß und wann man besser weggeht. Werden Sie beispielsweise in einem Restaurant alles andere als zufriedenstellend bedient, sollten Sie nicht den Chef des Hauses kommen lassen und ihm eine Szene machen, sondern lieber denken, daß es nicht dafürsteht und Sie nächstes Mal einfach anderswohin gehen werden. Lernen Sie auch, ab und zu nachzugeben, sei es in einer Diskussion über Politik oder in einem Disput mit Ihrem Ehepartner darüber, welchen Film Sie sich am Abend ansehen sollen. Sie müssen nicht immer recht haben.

Suchen Sie die Gesellschaft von Menschen, die Sie mögen.
Das Zusammensein mit Menschen, an denen Ihnen etwas liegt, kann viel Streß abbauen. Hilfreich ist in Streßzeiten auch ein Gespräch mit vertrauenswürdigen Freunden und Verwandten. Arbeiten Sie daran, sich eine Gruppe zu schaffen, bei der Sie notfalls Unterstützung finden, und wenden Sie sich dann auch an die Gruppe, wenn der Notfall eintritt.

Verschaffen Sie sich Bewegung.
Ein regelmäßiges Übungsprogramm kann sehr viel zur Linderung der körperlichen Auswirkungen von Streß beitragen. Im Gegensatz zu dem, was viele Menschen glauben, steigert körperliche Betätigung Ihre Energie, statt sie zu erschöpfen. Wenn Sie die Übungen jeden Tag zur gleichen Zeit machen, wirken sie in der Regel als starker Zeitgeber und helfen, andere Rhythmen wieder einzustellen. Das Übungsprogramm muß jedoch regelmäßig absolviert werden; nur gelegentliche körperliche Aktivität und eine sportliche Betätigung, die für Ihre physische Kondition ungeeignet ist, können schädliche Streßerzeuger sein.

Wie eine Rhythmusstörung Streß verursacht

Streß kann Ihre Rhythmen zerbrechen, genauso aber kann ein Zerbrechen Ihrer Rhythmen Streß verursachen. Manchmal geraten unsere Rhythmen aus offensichtlichen Gründen durcheinander: Zeitverschiebung beim Fliegen, Schichtarbeit oder die Notwendigkeit, mitten in der Nacht ein Neugeborenes zu füttern. Zu anderen Zeiten sind die Ursachen der Rhythmusstörung schwer erkennbar.

Dies war bei PHYLLIS der Fall, einer achtundzwanzigjährigen Frau, die sich nach fünfjähriger Ehe in Freundschaft von ihrem Mann getrennt hatte. Kurz nach der Trennung begann Phyllis kleine Veränderungen in ihrem physischen Wohlbefinden festzustellen. Zunächst einmal hatte sie Schlafprobleme. Sie war es gewöhnt gewesen einzuschlafen, während ihr Mann im Schlafzimmer den Fernseher laufen hatte und Mitternachts-Talkshows oder Sportübertragungen anschaute. Jetzt kam ihr das Zimmer so still vor, und sie konnte schlecht einschlafen.

Auch ihr Verdauungssystem war nicht ganz in Ordnung. Die meiste Zeit über hatte ihr Mann das Kochen besorgt, und sie hatten grundsätzlich das Frühstück und das Abendessen gemeinsam eingenommen. Jetzt, wo ihr Mann nicht mehr da war, aß Phyllis zu unregelmäßigen Zeiten; außerdem war das, was sie zum Frühstück oder zum Abendessen auf ihren Teller gab, weit öfter fertig gekauft als selbst zubereitet.

Neben Schlafmangel und Verdauungsschwäche registrierte Phyllis bald auch ein allgemeines Gefühl des Unwohlseins. Sie war aus unerfindlichen Gründen oft müde und deprimiert. Sie konnte sich bei der Arbeit nicht lange auf ein Projekt konzentrieren. Und sie schien jede grassierende Erkältung und Grippe zu erwischen. Vielleicht, so sagte sich Phyllis, traf die Trennung sie doch mehr, als sie gedacht hatte.

Emotionaler Streß trug zweifellos zu Phyllis' Beschwerden bei, aber in ihr ging noch etwas anderes vor. Phyllis erlebte eine Desynchronisation ihrer biologischen Rhythmen, weil sie einen wichtigen Zeitgeber verloren hatte: ihren Mann. Zusammen mit ihrem Mann waren viele wichtige gesellschaftliche Zeithinweise verschwunden, die Phyllis' inneren Rhythmen geholfen hatten, miteinander und mit der Außenwelt im Takt zu bleiben. Ihrem Verdauungssystem beispielsweise fehlten wichtige Hinweise, als es nicht mehr täglich zu den gleichen Zeiten die gleichen Mengen

Nahrung erhielt. Ihr Schlaf-Wach-Zyklus erlebte eine ähnliche Umwälzung, weil der Lärmhinweis (Fernsehen) zum Einschlafen fehlte.

Im Lauf der Zeit werden Phyllis' Rhythmen natürlich andere Zeithinweise finden. Bis dahin jedoch verursacht das Zerbrechen der Rhythmen Streß, sowohl für ihren Körper als auch für ihre Psyche.

Kaum jemand von uns sieht die Menschen, mit denen er zusammenlebt, als Zeithinweise, doch genau das sind sie. Sie helfen uns, eine tägliche Routine festzulegen, die eine wichtige Voraussetzung dafür ist, daß unsere Rhythmen synchron und unser Körper sowie unsere Psyche gesund bleiben.

Eine innere Desynchronisation der Art, wie Phyllis sie erlebte, ist noch schwerwiegender bei einem Menschen, der jemand Nahestehenden durch Tod verliert. Der Tod wirkt nicht nur emotional verwüstend, was zu akuter Depression führt, sondern der Verlust bedeutet auch eine abrupte Veränderung in der täglichen Routine des Überlebenden. Ohne die altgewohnten Zeitgeber geraten die biologischen Rhythmen des Überlebenden durcheinander und müssen sich allmählich auf neue Hinweise einstimmen. Diese Umstellung der Rhythmen wiederum kann bewirken, daß die von dem schmerzlichen Verlust verursachte normale Depression noch schlimmer wird.

In diesem Zusammenhang sollte erwähnt werden, daß nicht jeder, der eine Desynchronisation seiner Rhythmen erlebt, spürbar deprimiert sein wird. Das Ausmaß, in welchem die Desynchronisation unsere Stimmung beeinflußt, scheint sich von einem Menschen zum nächsten zu unterscheiden. Die Chronobiologen glauben, daß eine genetische Prädisposition einige von uns anfälliger für rhythmusbedingte Stimmungsumschwünge machen könnte als andere. Menschen mit extravertierten Persönlichkeiten beispielsweise scheinen besser mit einer Desynchronisation fertig zu werden als Menschen mit introvertiertem Temperament.

Was Sie tun können:
Versuchen Sie, für einen stetigen Takt Ihrer inneren Rhythmen zu sorgen, indem Sie sich so genau wie möglich an eine regelmäßige tägliche Routine halten. Dies bedeutet, jeden Tag etwa zur selben Zeit zu essen, Sport zu treiben und zu schlafen. Wenn Sie Ihre Routine ändern müssen, tun Sie es schrittweise, so gut dies geht, damit Ihre Rhythmen Zeit für eine Neuanpassung haben.

In Zeiten von extremem Streß ist es noch wichtiger als sonst, daß man einen möglichst regelmäßigen Zeitplan einhält. Natürlich läßt sich das oft schwer bewerkstelligen. Doch allein schon etwas so Einfaches wie die Einhaltung regelmäßiger Essenszeiten kann viel zur Linderung von rhythmusbedingtem Streß beitragen.

Winterliche Gemütsverstimmung

In ähnlicher Weise, wie uns von Zeit zu Zeit streßbedingte Gemütsverstimmung überfällt, sucht uns auch die jahreszeitlich bedingte winterliche Gemütsverstimmung heim. Wenn die Tage kürzer und die Nächte länger werden, neigen wir dazu, mehr als sonst zu schlafen und zu essen und die Welt generell in einem düstereren Licht zu sehen. Diese Gefühle halten den Winter über an und weichen im Frühling allmählich wieder, wenn die Tage länger werden.

Bei den meisten von uns ist diese jährliche Stimmungsänderung milde und beeinträchtigt das Leben nicht. Bei einigen jedoch können die Auswirkungen dramatisch und zerstörerisch sein. Menschen, die im Sommer normalerweise fünf bis sechs Stunden schlafen, merken im Winter plötzlich, daß sie doppelt so lange schlafen. In Extremfällen können sie derart von Gefühlen der Düsternis und Lethargie übermannt werden, daß es ihnen von Dezember bis Ende Februar unmöglich ist, ihr Zuhause zu verlassen.

Diese Menschen leiden an jahreszeitlich bedingter Gemütserkrankung, einer Depressionsart, die erst vor einiger Zeit erkannt wurde und erst seit kurzem wissenschaftlich erforscht wird. Die genaue Zahl der Menschen, die daran leiden, ist nicht bekannt. Urteilt man jedoch danach, wie viele Antworten die Wissenschaftler auf Anzeigen erhalten, mittels derer sie Versuchspersonen mit dieser Erkrankung suchen, scheint sie weit verbreitet zu sein.

Menschen mit dieser Krankheit beginnen typischerweise gegen oder im Dezember in Depression zu sinken. Die Krankheit währt bis März oder April: Januar und Februar sind die schlimmsten Monate. Gewöhnlich bringt der Frühling eine völlige Genesung, zu der auch ein fast euphorisches Aufwallen von Energie gehört.

Frauen scheinen anfälliger für die Krankheit zu sein als Männer, und sie tritt auch am häufigsten in Familien auf, in denen es bereits früher Fälle von Erkrankungen an anderen Depressionsarten gab. Die Symptome können schon in der Kindheit einsetzen, doch die meisten Menschen erkennen den Zyklus erst, wenn sie das dritte oder vierte Lebensjahrzehnt erreicht haben. Und in Gegenden mit wolken- und nebelreichem Klima sind die Symptome schwerwiegender als in Gegenden mit sonnigem, heiterem Klima. Ein Arzt, der an dieser Krankheit leidet, stellte beispielsweise fest, daß sich seine Symptome verschlimmerten, als er von Texas nach Baltimore zog, und daß sie sogar noch schlimmer wurden, als er einige Jahre später nach Philadelphia übersiedelte.

Es werde Licht

Das Sonnenlicht spielt für unsere tägliche und jahreszeitliche Stimmung eine wichtige Rolle. Hier einige Tips, die Ihnen helfen, sicherzustellen, daß Sie genügend Licht erhalten:

o Setzen Sie sich täglich mindestens fünfzehn Minuten direktem Sonnenlicht aus (wenn möglich).
o Verwenden Sie Ihre Sonnenbrille sparsam, besonders im Winter. Denn durch die Augen, nicht durch die Haut, unterdrückt Sonnenlicht das Melatonin.
o Falls Sie den ganzen Tag in geschlossenen Räumen arbeiten, versuchen Sie es so einzurichten, daß sich Ihr Schreibtisch oder Ihr Arbeitsplatz möglichst nahe an einem Fenster befindet.
o Falls Sie einen großen Teil Ihrer Zeit in geschlossenen Räumen verbringen, sei es zu Hause oder bei der Arbeit, sollten Sie erwägen, statt normaler Glühlampen fluoreszierende Vollspektrum-Lampen zu verwenden, die das natürliche Licht imitieren. An jahreszeitlich bedingter Gemütserkrankung leidende Menschen brauchen eine Intensivbehandlung mit Vollspektrum-Licht, damit ihre Symptome verschwinden; doch in leichteren Fällen von winterlicher Gemütsverstimmung helfen auch geringe Dosen dieses Speziallichts.

Vollspektrum-Lampen (Röhren) werden unter dem Markennamen *Daylight 12* vertrieben und können beim Elektrohändler gekauft oder bestellt werden.

Der Schlüssel zum Verständnis der jahreszeitlich bedingten Gemütserkrankung scheint ein Hormon namens Melatonin zu sein, das von der Zirbeldrüse – einem kieferzapfenförmigen Organ im Gehirn – ausgeschüttet wird. Der tägliche Rhythmus des Melatonins gleicht demjenigen der Fabelwesen Vampire: Es erscheint bei Einbruch der Dunkelheit und beginnt beim Heraufziehen der Morgendämmerung zu verschwinden. Mit anderen Worten, Dunkelheit löst die Freisetzung des Hormons aus, und Sonnenlicht unterdrückt es.

Deshalb überrascht nicht, daß Melatonin während der dunklen Wintermonate seinen jahreszeitlichen Spitzenwert im Körper erreicht.

Bisher sind sich die Wissenschaftler nicht sicher, welche Rolle Melatonin im menschlichen Körper spielt, doch es scheint intensiv an der Regulierung der inneren Rhythmen des Körpers mitzuwirken.

Bei Tieren steuert es offenbar das jahreszeitliche Verhalten, Aktivitäten wie den Winterschlaf, das Wandern und das Zeugen von Nachkommen. Ohne Melatonin sind die Tiere unfähig, mit den Jahreszeiten mitzugehen, und widmen sich zu ungeeigneten Zeiten dem Winterschlaf oder der Fortpflanzung.

Chronobiologen haben die Theorie aufgestellt, daß Melatonin auch bei Menschen eine Art jahreszeitlichen Schlaf verursachen kann – eine Art Winterschlaf, der zur Winterdepression führt.

Für die Menschen, die an jahreszeitlich bedingter Gemütserkrankung leiden, gibt es glücklicherweise Hilfe. Eine ein- bis zweistündige Bestrahlung mit hellen Vollspektrum-Lampen am Morgen oder am Abend scheint die Stimmung der betroffenen Menschen zu heben.

Diese Speziallampen imitieren das Sonnenlicht; indem sie mitten im Winter künstlich einen Sommertag erzeugen, können sie anscheinend den Körper so täuschen, daß er weniger Melatonin erzeugt, was die Depression lindert.

Um Ihre Energie im Winter oder bei trübem Wetter auf ein Höchstmaß zu bringen, sollten Sie sich dem mächtigen Zeitgeber Licht länger aussetzen als sonst. (Siehe Kasten auf Seite 113.) Falls Sie jedoch vermuten, daß Sie an der jahreszeitlich bedingten Gemütserkrankung (Winterdepression) leiden, sollten Sie keine Selbstbehandlung versuchen. Sprechen Sie mit Ihrem Arzt über Ihre Symptome und erkundigen Sie sich nach der Möglichkeit, Lichttherapie zu erhalten.

> ### Unterschiede zwischen Winterdepression und andersgearteter Depression
>
> | *Jahreszeitlich bedingte Gemütserkrankung* | *Andere Depression* |
> |---|---|
> | Depression tritt während der Wintermonate auf; | Depression tritt typischerweise im Frühling oder Herbst auf; |
> | depressive Stimmung weicht im Frühling; | depressive Stimmung weicht typischerweise im Sommer; |
> | Appetit, besonders nach Kohlehydraten, nimmt im Winter zu; | Appetit nimmt gewöhnlich ab; |
> | die schlafend verbrachte Zeit nimmt zu. | die schlafend verbrachte Zeit nimmt ab. |

Die Zyklen der Depression

Die jahreszeitlich bedingte Gemütserkrankung (Winterdepression) ist nicht die einzige Art Depression, die in Zyklen ausbricht und abflaut. Auch die schwere Depression, die durch intensive Gefühle der Trauer charakterisiert wird und häufig mit ernsten Störungen normaler Körperfunktionen einhergeht, ist eine wiederkehrende Krankheit. (Eine ausführliche Darstellung der Depression finden Sie im Kasten auf Seite 116).

Manchmal sind die Zyklen dieser ernsten Depression kurz und folglich leicht auszumachen. Das gilt besonders für die manisch-depressive Psychose, eine Geisteskrankheit, bei der depressive Phasen mit Phasen der Manie oder übermäßigen Erregung, der Hyperaktivität und des beschleunigten Denkens abwechseln. So berichtet beispielsweise die medizinische Literatur von mehreren Fällen mit achtundvierzigstündigen manisch-depressiven Zyklen (wobei die Phasen der Depression und der Manie auf alternierende Tage fielen). Ein berühmter Fall betraf einen Vertreter aus Washington, der an seinen depressiven Tagen so bedrückt und apathisch war, daß er nicht aus seinem Auto steigen konnte, wenn er vor den Büros seiner Kunden geparkt hatte. An seinen euphorischen Tagen dagegen war er der ideale Vertreter, beredt und aggressiv. Er trickste seine Krankheit sozusagen aus, indem er mit seinen Kunden nur Termine für seine euphorischen Tage vereinbarte.

Derart kurze Zyklen findet man jedoch relativ selten. Typischer

---

Wenn normale Schwermut zur Depression wird

Jeder von uns ist ab und zu traurig. Gewöhnlich handelt es sich jedoch um einen vorübergehenden Gemütszustand, den wir durchlaufen, ohne daß unsere normale tägliche Routine gestört wird. Bei manchen Menschen aber werden solche Gefühle der Trauer, Reue oder Schuld akut und beeinträchtigen das normale Leben stark. Diese Menschen leiden an ernster Depression, von der in den Vereinigten Staaten schätzungsweise vierzehn Millionen Menschen befallen sind.

Die Grenzen zwischen normalen Gefühlen der Trauer oder des Kummers und dem anormalen Zustand der Depression sind nicht immer klar. Doch Psychiater und andere Ärzte, die depressive Menschen behandeln, nennen nachstehende typische Symptome der ernsten Depression. Im allgemeinen müssen vier dieser Symptome mindestens zwei Wochen anhalten, damit die Erkrankung als ernste Depression angesehen wird.

- Zu geringe oder übermäßige Nahrungsaufnahme,
- zuviel oder zuwenig Schlaf,
- übermäßige Rastlosigkeit oder übermäßige Lethargie,
- Verlust des Interesses oder der Freude an den alltäglichen Aktivitäten, einschließlich der Abnahme des Sexualdrangs,
- überwältigende Müdigkeit,
- Minderwertigkeitsgefühle oder Selbstvorwürfe,
- Gefühle einer verminderten Denk- oder Konzentrationsfähigkeit,
- wiederholte Gedanken an Tod oder Selbstmord oder tatsächliche Selbstmordversuche.

für diese ernste Depression sind jährliche Zyklen. Am häufigsten tritt sie im Frühling auf. Es überrascht nicht, daß der Frühling auch die »Hochsaison« für Selbstmorde ist.

Forscher fanden heraus, daß die zirkadianen Rhythmen depressiver Menschen sich von jenen nichtdepressiver Menschen unterscheiden. Beispielsweise in folgendem:

o Die Körpertemperatur erreicht ihren Höchstwert bei depressiven Menschen gewöhnlich früher am Tag als bei nichtdepressiven.

o Das tägliche Ansteigen des Kortisolspiegels beginnt bei depressiven Menschen gewöhnlich früher als üblich – besonders früh am Abend statt spät in der Nacht.

o Der Spiegel des Thyreotropins, eines indirekt auf die Stimmung wirkenden Hormons, sinkt in der Nacht auf seinen Tiefstand statt am Morgen wie bei nichtdepressiven Menschen.

o Der tägliche Spitzenwert des Hormons Melatonin wird bei depressiven Menschen früher in der Nacht erreicht als bei nichtdepressiven.

Alle diese Faktoren deuten darauf hin, daß die Körperuhren depressiver Menschen nicht ihren geregelten Gang gehen. Daß dem tatsächlich so ist, fanden Wissenschaftler inzwischen heraus. Mit Hilfe raffinierter neuer Armbanduhren, die über einen langen Zeitraum hinweg das Ruhe- und Aktivitätsniveau eines Menschen aufzeichnen, entdeckten sie, daß die zirkadianen Rhythmen vieler schwer depressiver Menschen frei ablaufen, ganz ähnlich wie die Rhythmen Freiwilliger, die über einen langen Zeitraum hinweg isoliert in unterirdischen Höhlen lebten.

Die Weihnachtszeit ist's nicht

Jahrzehntelang behaupteten die Massenblätter – und viele Therapeuten –, daß die Tage um Weihnachten die deprimierendste Zeit des Jahres seien. Man glaubte, daß der Streß der Weihnachtsvorbereitungen (wie das Einkaufen von Geschenken) und die trügerische Hoffnung, im Kreis liebender Angehöriger oder Freunde ein vollendet schönes Fest verbringen zu können, unweigerlich zu düsteren Gefühlen der Depression, Einsamkeit und Hoffnungslosigkeit führen würden.

> Vor kurzem jedoch stellte sich heraus, daß diese deprimierende Sicht der Advents- und Weihnachtszeit nichts anderes ist als ein makabres Märchen. Eine über sieben Jahre durchgeführte Untersuchung der medizinischen Fakultät einer großen Universität erbrachte jetzt, daß während der Advents- und Weihnachtszeit psychiatrische Notfälle seltener sind als zu anderen Zeiten des Jahres.
>
> Ein ebensolcher Irrglaube ist, daß in der Zeit um Weihnachten die meisten Selbstmorde verübt werden. Die vom *National Center for Health Statistics* zusammengetragenen Statistiken zeigen vielmehr, daß im April Selbstmorde häufiger sind als in jedem anderen Monat. Tatsächlich kommen im Dezember die wenigsten vor. Und während der Sommermonate werden mehr Menschen in Nervenkliniken eingewiesen als zu jeder anderen Zeit des Jahres.

Vor allem sind die beiden grundlegenden Schrittmachersysteme – jenes, das den Körpertemperatur-Zyklus steuert, und jenes, das den Schlaf-Wach-Zyklus steuert – nicht mehr miteinander synchron. Der Temperaturrhythmus, der stärkere dieser beiden, behält gewöhnlich einen etwa vierundzwanzigstündigen Zyklus bei, während der Schlaf-Wach-Rhythmus völlig unabhängig davon abläuft.

Wissenschaftler sind der Ansicht, daß diese Auskoppelung der Rhythmen des Körpers viele der Depressionssymptome auslöst. Bisher ist noch nicht bekannt, wie oder warum.

Schlafzyklus und Depression

Die häufigste Klage schwer depressiver Menschen lautet, daß sie unter Schlafstörungen leiden. Ein gutes Beispiel hierfür ist der fünfundvierzigjährige Universitätsprofessor Dick. Wenn er sich in einer seiner depressiven Phasen befindet, fällt es ihm äußerst schwer einzuschlafen, und wenn er es endlich schafft, ist sein Schlaf meist leicht und nicht sehr erfrischend. Häufig wacht er gegen vier Uhr auf, lange bevor sein Wecker geht, fühlt sich müde und innerlich unruhig. Oft hat er zu dieser Stunde ein überwältigendes Gefühl der Hoffnungslosigkeit.

Früher glaubten die Ärzte, diese Art Schlafstörung sei einfach

Schlafzyklus und Depression

eine Folge der Angst und der düsteren Gedanken, die mit Depressionen einhergehen. Wie wir gesehen haben, ist man jetzt der Meinung, daß die Schlafprobleme, unter denen depressive Menschen leiden, nicht von düsteren Gedanken verursacht werden, sondern von einem außer Kontrolle geratenen Schlaf-Wach-Zyklus, der nicht mehr mit anderen inneren Rhythmen und mit dem vierundzwanzigstündigen Zyklus der Sonne synchron ist.

Mit anderen Worten, die normalen Schlafstunden der depressiven Person verlagern sich. Die Schläfrigkeit stellt sich nicht mehr zu der Tageszeit (gewöhnlich in der Nacht) ein, in welcher der Temperaturzyklus des Körpers einen Tiefpunkt durchläuft. Statt dessen stellt sich die Schläfrigkeit in immer längeren Intervallen ein – im Abstand von dreißig, vierzig oder sogar fünfzig Stunden.

Deshalb überrascht nicht, daß depressive Menschen länger brauchen, um einzuschlafen, und daß sie früher aufwachen als nichtdepressive Menschen. Nur ein Teil ihrer Rhythmen ist darauf eingestellt, alle vierundzwanzig Stunden zu schlafen.

Ein langer, freilaufender Schlafzyklus ist jedoch nicht das einzige charakteristische Schlafmerkmal schwerer Depression. Auch die *Art* des Schlafes ist bei depressiven Menschen völlig anders als bei nichtdepressiven. Hier einige der grundlegenden, charakteristischen Unterschiede:

Fragmentarischer Schlaf:
Depressive Menschen gleiten schneller durch die verschiedenen Schlafphasen als nichtdepressive Menschen. So kann ein depressiver Mensch den kompletten Schlafzyklus achtmal statt viermal durchlaufen.

Unwirksamer Schlaf:
Depressive Menschen bekommen weniger Tiefschlaf (Phase 3 – 4) und mehr leichten Schlaf (Phasen 1 und 2) als nichtdepressive Menschen. Sie neigen auch dazu, während der Nacht leichter aufzuwachen. Die Folge kann sein, daß sie mehr Zeit im Bett verbringen als nichtdepressive Menschen, aber tatsächlich weniger lang schlafen.

Früher einsetzender REM-Schlaf:
Bei depressiven Menschen beginnt der REM- oder Traumschlaf früher. Statt etwa neunzig Minuten nach dem Einschlafen in den

REM-Schlaf zu gleiten, träumt eine depressive Person bereits nach dreißig bis fünfzig Minuten. (An Schlaflosigkeit leidende Menschen, die *nicht* depressiv sind, gleiten ebenfalls früher als normal in die REM-Phase, gewöhnlich aber nicht früher als sechzig Minuten nach dem ersten Eindösen.) Außerdem träumen depressive Menschen im ersten Drittel ihrer Schlafzeit mehr als im letzten Drittel – genau umgekehrt wie nichtdepressive Menschen.

Dies alles soll jedoch nicht heißen, daß jeder, der Schlafstörungen hat, depressiv ist. Man kann an Schlaflosigkeit leiden und keine ernste Depression haben. In einer Untersuchung von Menschen, die in Kliniken für Schlafstörungen eingewiesen wurden, diagnostizierte man nur bei etwa einem von sechs ernste Depressionen.

Es leiden auch nicht alle depressiven Menschen an Schlaflosigkeit. Menschen mit jahreszeitlich bedingter Gemütserkrankung (Winterdepression) beispielsweise bringen ein Übermaß an Zeit mit Schlafen zu. Insgesamt neigt von fünf Menschen, bei denen ernste Depression diagnostiziert wird, einer dazu, übermäßig viel statt zuwenig zu schlafen. Personen, die übermäßig viel schlafen, wenn sie deprimiert sind, tendieren auch dazu, übermäßig viel zu essen. Je jünger ein Mensch ist, desto größer ist die Wahrscheinlichkeit, daß er auf Streß mit übermäßigem Schlafen und Essen reagiert. Und je älter ein Mensch ist, desto größer ist die Wahrscheinlichkeit, daß er bei einem Anfall von Depression weniger schläft und weniger ißt.

Die Manipulierung des Schlafs zur Behandlung von Depression

Bei den meisten von uns wirkt sich Schlafverlust negativ auf die Stimmung aus. Wenn wir nachts zuwenig Schlaf bekommen, nimmt unsere Laune am nächsten Morgen gewöhnlich eine Wendung zum Schlechten. Wir fauchen möglicherweise unseren Ehepartner beim Frühstück an, beschweren uns bei einer morgendlichen Besprechung über einen Kunden oder jammern beim Mittagessen über das Los der Welt. Schlafverlust macht uns schlicht mürrisch, lethargisch oder reizbar – vielleicht sogar melancholisch. Bei den meisten von uns wäre also ein guter Nachtschlaf genau das, was der Arzt für unsere Gemütsverstimmung verordnen müßte.

Die Manipulation des Schlafs zur Behandlung von Depression

Doch wenn wir an ernster Depression leiden, kann tatsächlich *schlechter* Schlaf die Medizin sein, die wir brauchen! Man hat festgestellt, daß fehlender Schlaf einen depressiven Menschen nicht noch melancholischer macht, sondern seine düsteren Gefühle der Apathie, Hoffnungslosigkeit und Trauer lindert – zumindest vorübergehend. Der Grund: wenn nichtdepressive Menschen Schlaf einbüßen, bringen sie ihre zirkadianen Rhythmen aus dem Takt, was zu einer deprimierteren Gemütsverfassung führen kann. Doch bei depressiven Menschen sind die Rhythmen, wie wir gesehen haben, bereits in Unordnung. Bei ihnen kann das Aufbleiben während einer ganzen Nacht den Temperatur- und den Schlafrhythmus wieder in Takt bringen. Die Synchronisierung erfolgt gewöhnlich irgendwann zwischen ein und fünf Uhr morgens. Danach bessert sich die Stimmung spürbar.

Leider verschwinden die guten Wirkungen des nächtlichen Nichtschlafens wieder, sobald die depressive Person einschläft. Die Wissenschaftler haben jedoch einen Weg gefunden, länger anhaltende Ergebnisse zu erzielen. Zunächst halten sie einen depressiven Patienten eine ganze Nacht lang wach. Am folgenden Abend schicken sie den Patienten sehr früh ins Bett – etwa um achtzehn Uhr. Sechs Stunden später wird der Patient geweckt und erhält Order, bis zum nächsten Abend wach zu bleiben.

Diese Therapie verschiebt den Schlaf-Wach- und den Temperaturzyklus des Patienten und bringt sie wieder miteinander in Gleichklang. Leider ist die Wirkung nicht von Dauer; die Zyklen kuppeln sich schließlich wieder aus. Doch die Therapie führt zu Remissionen von mehreren Wochen – und das ist lange genug, damit antidepressive Medikamente im Körper zu wirken beginnen. *Eine Warnung:* Versuchen Sie die obige Therapie nicht ohne Hilfe eines geschulten Fachmanns! Wird sie nicht richtig durchgeführt, kann sie die Depression verschlimmern statt bessern.

Viele Psychiater wenden heute bei ernster Depression eine zweigleisige Behandlung mittels Schlafentzug und antidepressiven Medikamenten an. Interessanterweise scheinen die Medikamente und der Schlafentzug dasselbe zu bewirken: eine Verkürzung der anormal langen Schlaf-Wach-Zyklen der Depression.

Ratschläge zur Linderung von Gemütsverstimmungen

Falls Sie an einer Depression leiden, die lange anhält oder Ihr Leben ernstlich beeinträchtigt, sollten Sie bei einem Fachmann Rat und Hilfe suchen. Ist Ihr depressiver Zustand jedoch auf eine milde Art von Gemütsverstimmung zurückzuführen, können Sie zur Besserung Ihrer Stimmung einige Schritte unternehmen, die Ihre Rhythmen positiv beeinflussen:

- Halten Sie einen möglichst regelmäßigen Tagesablauf ein.
- Sorgen Sie dafür, daß Sie genügend Schlaf, und zwar erfrischenden Schlaf bekommen. Dies bedeutet, daß Sie eine regelmäßige Schlafengehenszeit einhalten und die Zeit schlafen müssen, die Sie brauchen (siehe Kapitel 3).
- Gehen Sie möglichst oft an die Sonne – mindestens fünfzehn Minuten täglich.
- Benutzen Sie, soweit es geht, für die Beleuchtung Ihrer Räume Vollspektrumlampen.
- Verringern Sie die desynchronisierende Wirkung von Streß auf die Rhythmen Ihres Körpers, indem Sie Entspannungsübungen machen und andere streßabbauende Techniken anwenden.

5
Ihre Sexualzyklen

> Niemals die Zeit und der Ort
> Und alle die Lieben beisammen!
> ROBERT BROWNING
> *Never the Time and the Place*

Kurz nach ihrer Heirat entschieden sich KAREN und JOHN für die natürliche Familienplanung als ihre Methode der Geburtenregelung. Dies bedeutete, daß Karen lernen mußte, die allmonatlichen physischen Veränderungen in ihrem Körper zu erkennen und zu deuten, damit John und sie in den wenigen Tagen, während derer sie fruchtbar war, enthaltsam sein konnten. Das Verfahren war mühsam für Karen und keineswegs narrensicher, doch sie und John hatten die natürliche Familienplanung wegen ihres religiösen Glaubens gewählt und wegen ihrer Bedenken hinsichtlich der Sicherheit vieler anderer Formen der Empfängnisverhütung.

Während der ersten paar Monate, in denen sie die Methode anwandten, war Karen so damit beschäftigt, auf Zeichen der Fruchtbarkeit zu achten, daß ihr eine andere, weniger deutliche Veränderung entging, die ebenfalls ein Merkmal ihres Zyklus war. Etwa im fünften Monat der Anwendung zeichnete sich das Muster so klar ab, daß Karen es nicht mehr übersehen konnte. Es hatte mit ihrem sexuellen Verlangen zu tun. Zu ihrer großen Verärgerung stellte Karen fest, daß sie genau in jener Zeit des Monats größte Sehnsucht nach Liebe hatte, in der sie verboten war.

Frauen wie Karen, die sich dieser Methode der Empfängnisverhütung bedienen, klagen oft darüber, daß sie genau zu der Zeit im Monat die meiste Lust auf Sex haben, in der das Risiko, schwanger zu werden, am größten ist. Früher hätten Sexualforscher dieses gesteigerte Verlangen vermutlich als weiteres Beispiel dafür genommen, daß Absenz – oder Abstinenz – nur die Sehnsucht schüre. Heute jedoch räumen die Wissenschaftler ein, daß die

Steigerung des Sexualverlangens während der fruchtbaren Tage im Menstruationszyklus einer Frau biologische Ursachen und keine psychologischen hat; sie ist ebenfalls ein biologischer Rhythmus. Es gibt noch weitere sexuelle Rhythmen, die nicht nur unser Empfinden gegenüber dem Sex, sondern auch unsere Einstellung zu allen Aspekten unseres Lebens beeinflussen. Im vorliegenden Kapitel werden wir diese Rhythmen betrachten und ihre Auswirkung auf unsere Arbeit, unsere Vergnügungen, unser Liebesspiel und sogar unsere Anfälligkeit für Krankheiten aufzeigen.

Überraschenderweise findet im Bereich der sexuellen Rhythmen weniger Forschung statt als in anderen Bereichen der Chronobiologie, doch allmählich beginnen die Wissenschafter einigen faszinierenden Hinweisen über die rhythmischen Rätsel des Sex auf den Grund zu gehen.

Ihre Sexualzyklen: eine Befragung

- Verspüren Sie morgens mehr sexuelles Verlangen als abends?
- Verspüren Sie im Herbst mehr sexuelles Verlangen als im Frühling?
- Nur für Frauen: Verspüren Sie in der Mitte Ihres Menstruationszyklus das größte sexuelle Verlangen?
- Nur für Männer: Bemerken Sie, daß Ihr Bart etwa zur selben Zeit jedes Monats schneller wächst?

Wenn Sie diese Fragen mit Ja beantwortet haben, dürften Sie bereits auf einige Ihrer natürlichen Sexualzyklen eingestimmt sein.

Ich bin verliebt, es muß – Herbst sein

Wenn wir den Dichtern und Liedertextern glauben wollen, ist der Frühling *die* Jahreszeit für Liebe – und Sex. Doch die Natur sagt uns etwas anderes. Die Jahreszeit, in der wir am sexhungrigsten sind, ist der Herbst, nicht der Frühling. Der Testosteronspiegel erreicht sowohl bei Männern als auch bei Frauen seinen jährlichen Höchstwert im Spätsommer und Herbst. Testosteron ist eines der androgenen oder sogenannten männlichen Geschlechtshormone, die direkten Einfluß auf unser Sexualverhalten ausüben. Auch bei Frauen sind diese Hormone vorhanden, allerdings in geringeren Mengen.

Es überrascht also kaum, daß die meisten Babys im Sommer und Frühherbst geboren werden – rund neun Monate nach dem herbstlichen Testosteron-Höchstwert. Vielleicht hat die Natur dies so eingerichtet, um sicherzustellen, daß die Wetterbedingungen und die Nahrungsmittelversorgung günstig für die Entbindung und Ernährung eines Neugeborenen sind. Die Sitten und Gewohnheiten der Gesellschaft können die natürliche Geburtssaison jedoch verlagern. In vorwiegend katholischen Ländern beispielsweise, in denen Ehepaare während der Fastenzeit zur Enthaltsamkeit aufgerufen sind, erreicht die Geburtenzahl ihren Spitzenwert im Frühwinter, etwa neun Monate nach der Osterzeit.

Seien Sie also im Herbst auf der Hut. Allem Anschein nach ist er jene Jahreszeit, in der man sich besonders leicht zu einer leidenschaftlichen Romanze hinreißen läßt – die man dann später, unter dem Einfluß der »kühleren« Rhythmen des Winters, möglicherweise bereut.

Die wahrscheinlichste Geburtszeit

Wenn Sie schwanger sind, sollten Sie für eine mitternächtliche Fahrt in die Entbindungsklinik gerüstet sein. Wie jede Hebamme, jeder Geburtshelfer – und jeder Chronobiologe – Ihnen sagen wird: viel mehr Babys kommen nachts zur Welt als tagsüber. Genauer gesagt, etwa 20 Prozent mehr.

Warum? Möglicherweise wollte die Natur, daß wir unsere Kinder im Schutz der Dunkelheit bekommen, in Sicherheit vor Raubtieren und anderen Gefahren des Tages.

Die üblichste Geburtszeit ist die Stunde zwischen drei und vier Uhr morgens, und die unüblichste liegt genau zwölf Stunden später, zwischen drei und vier Uhr nachmittags. Der Spätnachmittag ist jedoch die Spitzenzeit für Totgeburten. Den Grund dafür kennen die Wissenschaftler nicht.

Aller Wahrscheinlichkeit nach werden Sie die ersten Wehen in der Nacht verspüren. Klagen Sie jedoch nicht über Ihr »Pech«, denn nächtliche Wehen dauern normalerweise weniger lang als Wehen während des Tages!

Ihre tägliche und wöchentliche Libido

Neben den jahreszeitlichen Gipfeln und Talsohlen weisen die Androgene auch ziemlich regelmäßige vierundzwanzigstündige Fluktuationen auf. Im allgemeinen ist der Spiegel der Androgene zwischen acht und zwölf Uhr am höchsten und zwischen achtzehn Uhr und Mitternacht am niedrigsten.

Bedeutet dies, daß wir uns am Morgen öfter dem Sex hingeben als zu anderen Tageszeiten? Nein. Untersuchungen haben erbracht, daß unsere sexuell aktivste Zeit nicht die Morgenstunden sind, sondern die geeigneteren, bequemeren Abendstunden, besonders zweiundzwanzig Uhr. Von der Zeit her mögen sich diese Stunden gut für die Liebe eignen, aber sie sind höchst ungeeignet, was unsere Androgene anbelangt.

Die zweitbeliebteste Zeit ist sieben Uhr morgens. Doch auch darin widerspiegelt sich wahrscheinlich Bequemlichkeit (viele Paare liegen zu dieser Zeit noch zusammen im Bett) und nicht das Ansteigen des Hormonspiegels.

Die sozialen Gewohnheiten scheinen bei den wöchentlichen sexuellen Rhythmen eine noch größere Rolle als bei den täglichen zu spielen. Menschen, die regelmäßig von Montag bis einschließlich Freitag arbeiten, haben den meisten Geschlechtsverkehr am Samstag und Sonntag (besonders beliebt ist der Sonntagmorgen). Menschen, deren Arbeitswoche von dieser Norm abweicht, neigen an anderen Wochentagen zu größerer sexueller Aktivität – im allgemeinen an ihren arbeitsfreien Tagen. Dies legt den Schluß nahe, daß soziale Sitten und Gewohnheiten die wöchentlichen Rhythmen bestimmen, nicht aber die Biologie.

Der Menstruationszyklus

Dieser Zyklus ist der offensichtlichste – und am gründlichsten untersuchte – unter den Fortpflanzungsrhythmen. Außerdem ist er, was den Einfluß auf Frauen – und indirekt auf die mit den Frauen zusammenlebenden Männer – anbelangt, der (vielleicht) zweitwichtigste nach dem Schlafzyklus.

Um den Menstruationszyklus ranken sich seit vielen Jahrhunderten Mythen, und er ist von Rätseln umgeben. Menstruierenden Frauen schreibt man mancherorts die Schuld an allem zu, angefangen vom Verdorren der Ernte auf dem Feld bis zum Sauerwerden des Weins. Andererseits aber wird dem Menstruationsblut eine ganze Reihe nützlicher Eigenschaften zuerkannt: Primitive Gesellschaften benutzen es zum Schutz der Männer vor Verwundungen im Kampf, zum Löschen von Bränden sowie zur Behandlung von Kopfschmerzen, Epilepsie und anderen Krankheiten.

Die meisten Mythen über den Menstruationszyklus wurden inzwischen als solche erkannt und der Vergessenheit anheimgegeben, aber viele der Rätsel bleiben. Der Menstruationszyklus ist einer der kompliziertesten Zyklen des menschlichen Körpers und für viele Frauen einer der bedeutsamsten, was ihre tagtägliche physische und psychische Gesundheit angeht.

In welcher Phase ihres monatlichen Menstruationszyklus eine Frau sich befindet, kann beispielsweise beeinflussen, ob sie

o eine optimistische oder eine pessimistische Einstellung zum Leben hat,
o Verlangen nach Sex hat oder genauso gut ohne ihn auskommt,
o bei einem Sportereignis gewinnt oder verliert,
o eine Virusinfektion abwehren kann oder ihr erliegt.

Obwohl sich der Menstruationszyklus ungeheuer stark auf das Leben der Frauen auswirkt, wissen nur wenige von ihnen genügend über ihn Bescheid, um in der Lage zu sein, die Stimmungshöhepunkte ihres Zyklus zu nutzen und das Unbehagen oder die Verzweiflung während der Tiefpunkte ihres Zyklus zu verringern. Dieses Wissen kann man sich jedoch aneignen. Nötig ist dazu lediglich allgemeine Grundkenntnis der inneren Rhythmen des Menstruationszyklus und das Sammeln spezifischer Daten über den eigenen Zyklus.

Einmal im Monat – so ungefähr

Die Aktivitäten des monatlichen Menstruationszyklus konzentrieren sich auf die winzigen, Follikel genannten Eibläschen im Eierstock. Eine Frau hat Hunderttausende dieser Follikel, doch jeden Monat wächst nur einer heran und entwickelt sich bis zu dem Punkt, an dem er sein Ei freigibt. Gelegentlich – sehr selten allerdings – werden mehr als ein Follikel reif und ihre Eier befruchtet, und als Folge davon können Zwillinge, Drillinge, Vierlinge oder sogar Fünflinge zur Welt kommen.

Einige Frauen spüren es, wenn tief in ihrem Schoß ein Ei freigesetzt wird. Dieses Gefühl bezeichnet man als *Mittelschmerz*, weil es in der Mitte des Zyklus auftritt; charakteristisch dafür ist ein temporärer Schmerz oder Krampfzustand.

Nach dem Eisprung, also nach dem Platzen eines Eibläschens und der Ausstoßung des befruchtungsfähigen Eis *(Ovulation)*, wird das Ei in den Eileiter gesogen und macht die dreitägige Reise zur Gebärmutter *(Uterus):* über eine Entfernung von etwa zehn Zentimeter. Während dieser Reise kann das Ei befruchtet werden, sofern Sperma es erreicht und ein Samenfädchen *(Spermium)* in das Ei eindringt. Sofort nach der Ovulation beginnt die Gebärmutterschleimhaut *(Endometrium)* dicker zu werden, um das befruchtete Ei aufnehmen und ernähren zu können. Meist jedoch ist das Ei nicht befruchtet, wenn es die Gebärmutter erreicht. Es zerfällt entweder oder wird aus dem Körper ausgeschieden.

Was Ihren Menstruationszyklus verlängern oder verkürzen kann

Ihr Menstruationszyklus kann aus einer Vielzahl von Gründen länger oder kürzer werden – und sogar ganz aufhören. Wenden Sie sich stets an Ihren Arzt, wenn Sie eine deutliche Änderung in Ihrem Zyklus bemerken; sie kann ein Anzeichen für ein ernstes Gesundheitsproblem sein.

Die häufigsten Ursachen:
- eine radikale Diät,
- lang dauernde Einnahme der Antibabypille,
- übertriebene körperliche Bewegung (zuviel Sport),
- emotionaler Streß,
- Klima- und Zeitzonenveränderungen,
- Beruhigungsmittel oder Tranquilizer, die Chlorpromazin oder Meprobamat enthalten,
- Marihuana-Mißbrauch,
- chronischer Eisenmangel,
- ein großer operativer Eingriff,
- Schilddrüsendysfunktion,
- Hypophysentumoren (bösartige kleine Tumoren in der Hirnanhangdrüse),
- Endometriose (anomales Wachstum der Gebärmutterschleimhaut).

Nistet sich in die Gebärmutterschleimhaut kein befruchtetes Ei ein, wird sie abgestoßen – ein Vorgang, den wir unter den Bezeichnungen Menstruation, Periode oder Regel kennen.

Dieser Zyklus wiederholt sich von der Pubertät bis zur Menopause (zum Klimakterium) ungefähr jeden Monat – etwa vierhundertmal im Leben des Durchschnitts der Frauen. Die durchschnittliche Länge des Zyklus beträgt 29,5 Tage, doch dies ist, wie gesagt, nur ein Durchschnittswert. Völlig normal ist bei Frauen ein Zyklus, der irgendwo zwischen 15 und 45 Tagen liegt. Bei einigen Frauen bedeutet »normal« sogar, daß sich die Dauer des Zyklus jeden Monat ändert. Außerdem wird bei den meisten Frauen der Zyklus mit zunehmendem Alter kürzer; von durchschnittlich 35 Tagen im Teenageralter schrumpft er auf 28 Tage bei Mittdreißigerinnen zusammen. Die Dauer der Menstruation selbst schwankt zwischen zwei und acht Tagen.

Eine Vielfalt von Faktoren kann Ihren Zyklus von einem Monat zum nächsten verkürzen, darunter radikale Diät, Streß und ein Zuviel beim Sport (siehe Liste auf Seite 128). Zusammengedrängt wird gewöhnlich der erste Teil des Zyklus – oder die Zeit vor der Ovulation. Anders verhält es sich, wenn die Länge des Zyklus durch übermäßige körperliche Betätigung gestört wird; dann scheint sich die zweite Zyklushälfte zu verkürzen. Die Zeit zwischen der Freisetzung des Eis aus dem Eierstock und dem Beginn der Regelblutung beträgt jedoch fast immer vierzehn Tage.

Warum vierzehn Tage? Die Wissenschaftler haben keine Antwort auf diese Frage, aber die Chronobiologen glauben, dies hänge irgendwie mit den siebentägigen Rhythmen zusammen, die ein wichtiger Bestandteil unserer biologischen Ausrüstung sind – und deren Ursprung für uns ein Rätsel bleibt.

Vier Hormone und ihre Wirkung

Gesteuert wird der monatliche Menstruationszyklus – und weitgehend auch die Art, wie Sie sich fühlen und aussehen – von vier im Hintergrund wirkenden Sexualhormonen. Zwei werden in der Hypophyse (Hirnanhangdrüse) produziert, zwei im Eierstock:

Follikelreifungshormon (FSH):
Wie der Name sagt, stimuliert dieses Hormon, das in der Hypophyse entsteht, die Follikel im Eierstock zur Reifung.

Östrogen:
Diese Hormongruppe wird von besonderen Zellen in den sich entwickelnden Follikeln erzeugt. Nach ihrer Freisetzung in den Blutstrom bauen die Östrogene die Gebärmutterschleimhaut auf, als Vorbereitung für die Einnistung eines befruchteten Eis. Sie verdünnen auch den Schleim im Gebärmutterhals, um den Spermien das Erreichen des Eis und anschließend seine Befruchtung zu erleichtern.

Luteinisierungshormon (LH):
Es wird in der Hypophyse produziert und veranlaßt die Ausstoßung des Eis aus dem Follikel (Ovulation). Außerdem stimuliert es den geplatzten Follikel, neue Zellen zu bilden, die sogenannten Gelbkörper, die dann ein weiteres Hormon erzeugen, das Progesteron.

Progesteron:
Dieses Hormon stimuliert die Gebärmutterschleimhaut zur Absonderung proteinreicher Substanzen, die das Ei ernähren helfen, sofern es befruchtet ist. Außerdem läßt es den Schleim im Gebärmutterhals dicker werden, um den Spermien das Eindringen in die Gebärmutter zu erschweren.

Das Ansteigen und Absinken der Östrogene und des Progesterons scheint für die Veränderung der physischen und psychischen Empfindungen verantwortlich zu sein, die viele Frauen jeden Monat erleben.
    Wenn die Östrogene an der Herrschaft sind (im allgemeinen während der ersten Hälfte des Menstruationszyklus), fühlen sich die Frauen in der Regel körperlich und seelisch besser – selbstsicherer und weniger gereizt.
    Wenn das Progesteron ansteigt (im allgemeinen während der zweiten Hälfte des Menstruationszyklus), neigen die Frauen zu negativeren Gefühlen, wie geringer Selbstachtung, Ungeduld und Lethargie. Außerdem treten bei ihnen während dieser Zeit auch mehr körperliche Leiden auf, wie Kopfschmerzen, geschwollene Knöchel und Muskelermüdung.
    Nicht jede Frau erlebt jeden Monat derartige Veränderungen. Und auch das Ausmaß der Veränderungen schwankt von einer Frau zur anderen – sowie bei jeder Frau von einem Monat zum nächsten.

Die vier Menstruationsphasen

Der Menstruationszyklus hat vier Phasen, genau wie der Mond. Wir wollen hier kurz einige der wichtigsten Geschehnisse jeder dieser Phasen während des durchschnittlich 29,5 Tage dauernden Zyklus schildern, der übrigens genau die gleiche Dauer hat wie der Mondzyklus!

Phase 1: Menstruation (Tage 1 – 5)
- Östrogene und Progesteron erreichen ihre monatlichen Tiefpunkte, was zur Ab- und Ausstoßung der Gebärmutterschleimhaut (Endometrium) führt.
- Die Blutung setzt ein, sie kann zwischen zwei und acht Tagen dauern.
- Ausgewählte Follikel im Eierstock beginnen zu doppelter Größe heranzuwachsen.
- Gegen Ende der Phase beginnen die Östrogene zu steigen.
- *Stimmung*:* Die Anspannung der prämenstruellen Phase (siehe Phase 4) dürfte vergehen, aber Gefühle der Depression können anhalten, bis die Östrogene zu steigen anfangen.

Phase 2: Präovulatorisch (Tage 6 – 14)
- Die Östrogene steigen weiter und erreichen ihren Spitzenwert am Tag zwölf oder dreizehn.
- Die reifenden Follikel bewegen sich an die Oberfläche des Eierstockes.
- Die Gebärmutterschleimhaut beginnt sich zu verdicken.
- Drüsen im Gebärmutterhals (*Cervix*) erzeugen mehr Schleim; während dieser Phase wird der Schleim dünner und elastischer, um dem Sperma das Eindringen in die Gebärmutter zu erleichtern.
- *Stimmung*:* Gefühle des Selbstvertrauens herrschen vor.

Phase 3: Ovulation (Tag 14)
- Die Östrogene fallen jäh.
- Sofort nach dem Absinken der Östrogene platzt einer der Follikel und stößt sein Ei aus *(Ovulation)*.
- Ein stechender, krampfartiger Schmerz, Mittelschmerz genannt, kann bei der Freisetzung des Eis verspürt werden; manchmal tritt eine Blutung ein.

- Der Gebärmutterhals bewegt sich an eine Position hoch oben in der Scheidenhöhle; die Öffnung des Gebärmutterhalses weitet sich.
- *Stimmung*:* Positive Gefühle erreichen ihren Höhepunkt.

Phase 4: Prämenstruell (Tage 15 – 22)
- Innerhalb von vierundzwanzig bis achtundvierzig Stunden nach der Ovulation steigt die Körpertemperatur um 1/4 bis 1/2 Grad und bleibt mehrere Tage auf diesem Niveau.
- Der Schleim im Gebärmutterhals wird dicker und zäher.
- Der leere Follikel *(Corpus luteum* oder Gelbkörper genannt) hört auf, Östrogene abzusondern, und beginnt statt dessen Progesteron abzusondern, das seinen Höchstwert um den zweiundzwanzigsten Tag erreicht.
- Das Progesteron veranlaßt die Zellen in der Gebärmutterwand, proteinreiche Substanzen zur Ernährung des freigesetzten Eis abzusondern.
- Die Brüste können anschwellen und empfindlich werden.
- Die Gebärmutterschleimhaut wird dicker.
- *Stimmung*:* Gefühle der Unruhe, Reizbarkeit, Hilflosigkeit und Depression kommen auf.

* (Bei den beschriebenen Stimmungen handelt es sich um allgemeine Tendenzen; nicht alle Frauen erleben sie.)

Wie Sie mit dem prämenstruellen Syndrom fertig werden

REBECCA konnte immer genau vorhersagen, wann ihre Periode einsetzen würde. Während der ersten paar Minuten ihres täglichen Joggings schmerzten dann ihre Brüste – was an anderen Tagen des Monats nie der Fall war. Ihr Teint verlor das gesunde Strahlen der Monatsmitte, wurde matter und auch fleckiger; oft erschienen auf Stirn oder Kinn ein paar Pickel. Ihre Stimmung veränderte sich ebenfalls.

Sie wurde unruhig im Hinblick auf ihre Arbeit und ungeduldig gegenüber ihren Kindern und ihrem Mann. In dieser Zeit des Monats machte sie sich herunter und sagte klagend zu sich oder zu ihrem Mann, sie sei häßlich und in ihrer Stellung eine Versagerin; in Wirklichkeit war sie sehr attraktiv und in ihrem Beruf durchaus erfolgreich.

Wie dem auch sei, Rebecca begann die fünf oder sechs Tage, die ihrer Periode vorausgingen, regelrecht zu fürchten. Jeden Monat hätte sie sich an diesen Tagen am liebsten von der Welt zurückgezogen und nur geschlafen und gegessen (ihre beiden prämenstruellen Lieblingsbeschäftigungen). Zum Glück empfahl ihr eine Freundin einen Selbstbewußtseinskurs über den Menstruationszyklus, den eine örtliche Klinik anbot. Rebecca meldete sich an und lernte, wie sie mittels einiger weniger Änderungen ihres Lebensstils ihre prämenstruellen Gemütsverstimmungen wesentlich lindern konnte.

Die Veränderungen, die sich bei den Frauen während des Menstruationszyklus vollziehen, können ebenso positiv wie negativ sein (siehe Liste der Zyklusveränderungen auf Seite 141), doch die Aufmerksamkeit konzentriert sich weitgehend auf die unerwünschten psychischen und physischen Symptome, die mit der letzten oder prämenstruellen Phase des Zyklus einhergehen. Sie werden unter dem Begriff *prämenstruelles Syndrom* (PMS) zusammengefaßt und schließen Beschwerden ein wie: Kopfschmerzen, Müdigkeit, Depression, Nervosität und Gereiztheit. Früher führte man das prämenstruelle Syndrom als Beweis dafür an, daß Frauen nicht in der Lage seien, wichtige Stellungen oder öffentliche Ämter zu bekleiden. Hier ist ein Hinweis wichtig: Nur etwa fünf bis zehn Prozent der menstruierenden Frauen leiden unter Symptomen von einem solchen Schweregrad, daß sie ihrem Arbeitsplatz fernbleiben müssen oder ihre regulären täglichen Pflichten nicht erfüllen können. Die große Mehrheit der Frauen wird sehr gut mit den prämenstruellen Beschwerden fertig. Einige Frauen begrüßen sogar die gesteigerte Kreativität, die gewöhnlich ihrer Periode vorausgeht, und nutzen sie für überaus schöpferische und produktive Arbeit.

Andererseits aber würden viele Frauen gern den bei ihnen vor der Periode üblichen Gemütszustand ändern – selbst wenn es nur eine geringfügige Änderung wäre, wie beispielsweise ein weniger intensives Gefühl der Aufgedunsenheit und Müdigkeit. Falls Sie zu diesen Frauen gehören, können Sie Schritte unternehmen, um die Unbehaglichkeiten des prämenstruellen Syndroms zu verringern oder ganz zu beseitigen. Hier die wichtigsten dieser Schritte:

Achten Sie darauf, was Sie während der beiden Wochen vor Ihrer Periode essen.
Untersuchungen legen den Schluß nahe, daß die Hormonveränderungen in Ihrem Körper unmittelbar vor Ihrer Periode die Verarbeitung von Kohlehydraten erschweren. Versuchen Sie also, Zuckerzeug zu meiden, denn Ihr Körper neigt zu dieser Zeit des Monats stärker zu einer Überreaktion auf Zucker und zu einem übermäßigen Zuckerabbau im Blut. Die Folge: niedriger Blutzucker und Symptome wie Kopfschmerzen, Benommenheit und Zittrigkeit.

Die Reduzierung der Zuckerwaren fällt nicht immer leicht, da bei vielen Frauen ein starkes Verlangen nach Süßigkeiten zu den hartnäckigsten prämenstruellen Symptomen zählt. Versuchen Sie, sich vor Ihrer Periode mit frischem Obst einzudecken und alle die Schokoriegel und Kekse, die Sie vielleicht herumliegen haben, beiseite zu schaffen. Sie geraten dann nicht so leicht in Versuchung, wenn das Verlangen Sie überfällt.

Auch kleinere, dafür häufigere Mahlzeiten während der prämenstruellen Phase können zur Linderung des Verlangens nach Süßem beitragen, denn sie sorgen für einen gleichmäßigeren Blutzuckerspiegel. Wenn Sie einen schlanken, gesunden Körper haben wollen, müssen diese kleinen Mahlzeiten jedoch fettarm sein.

Reduzieren Sie das Salz.
Salz steigert die Fähigkeit des Körpers, Flüssigkeit festzuhalten. Die Wissenschaftler sind sich nicht sicher, warum dies so ist, einige jedoch glauben, es hänge mit dem Abfallen des Progesterons zusammen, zu dem es unmittelbar vor Beginn der Periode kommt. Ein Übermaß an Flüssigkeit im Körper verursacht nicht nur die prämenstruellen Schwellungssymptome, wie Gewichtszunahme, Empfindlichkeit der Brust und aufgetriebenen Leib, sondern die Flüssigkeit sammelt sich auch im Hirngewebe an, und dies führt zu Stimmungsumschwüngen.

Verringerung des Salzes bedeutet allerdings mehr, als einfach den Salzstreuer wegzuräumen. Das meiste Salz, das wir zu uns nehmen, ist in verarbeiteten Lebensmitteln verborgen, beispielsweise in Käse, Wurst, Dosengemüse, Fertigsuppen und Frühstücksflocken. Auch das Essen in den Schnellimbiß-Lokalen ist stark gesalzen. Lesen Sie die Etiketten der Fertigwaren sorgfältig, und achten Sie auf die angeführte Natriummenge.

Steigern Sie die Menge des Wassers, das Sie trinken.
Wasser ist ein ausgezeichnetes harntreibendes Mittel und wird dazu beitragen, Ihren Körper von überflüssiger Flüssigkeit zu befreien.

Nehmen Sie ausgewählte Vitamine ein.
Manche Frauen finden, daß tägliche Dosen von Kalzium (500 Milligramm), Magnesium (250 Milligramm) und Vitamin B6 (weniger als 250 Milligramm) gegen die emotionalen Symptome des prämenstruellen Syndroms helfen, so gegen Depression, Gereiztheit und Nervosität. *Eine Warnung:* Nehmen Sie das B6 immer als Bestandteil eines Vitamin-B-Komplexes, denn ein Übermaß an einem der B-Vitamine kann im Körper Mangel an den anderen B-Vitaminen verursachen.

Meiden Sie Alkohol:
Während der prämenstruellen Phase vertragen viele Frauen weniger Alkohol als sonst. Ein Glas Wein kann die gleiche Wirkung haben wie drei Gläser zu anderen Zeiten des Monats. Weil Alkohol auch dämpfend wirkt, kann er die negativen Gedanken und Gefühle verstärken, die sehr oft mit dem prämenstruellen Syndrom einhergehen.

Die Wissenschaftler können nicht erklären, warum Frauen vor ihrer Periode weniger Alkohol vertragen, aber sie glauben, daß es mit den monatlichen Östrogen-Rhythmen zusammenhängen könnte.

Vermeiden Sie Koffein.
Genau wie Alkohol kann auch Koffein viele der seelischen Symptome des prämenstruellen Syndroms verschlimmern. Machen Sie sich bewußt, daß Koffein in Schokolade, alkoholfreien Getränken und vielen rezeptfrei erhältlichen Schmerzmitteln sowie in Tee und Kaffee enthalten ist. (Eine Liste der koffeinhaltigen Schmerzmittel finden Sie auf Seite 209.)

Nehmen Sie keine Beruhigungsmittel und Tranquilizer.
Diese können die Depression verschlimmern, ebenso andere psychische Symptome des prämenstruellen Syndroms.

Allgemein gesagt: Geben Sie auf sich acht
Horchen Sie auf Ihren Körper. Wenn Sie mehr Schlaf brauchen,

sorgen Sie dafür, daß Sie ihn bekommen. Wenn Sie wenig Lust haben, mit Menschen beisammen zu sein, entschuldigen Sie sich bei gesellschaftlichen Verpflichtungen und richten Sie es so ein, daß Sie ein paar Stunden für sich haben. Ruhen Sie sich aus, entspannen Sie sich, seien Sie gut zu sich selbst! Und denken Sie daran: Auch dieses wird vorübergehen.

Wenn Selbsthilfemaßnahmen nicht helfen

Bei Frauen, die an schweren Formen des prämenstruellen Syndroms leiden, wirken Selbsthilfemaßnahmen manchmal nicht. Falls Sie zu diesen Frauen gehören, sollten Sie mit Ihrem Arzt über eine medizinische Behandlung sprechen. Die Behandlung kann Progesteronspritzen umfassen, Antibabypillen und Antidepressiva. Alle diese Medikamente haben Nebenwirkungen, darum sollten Sie eine solche Behandlung nur unter Aufsicht Ihres Arztes vornehmen.

Wann Ihre Periode am wahrscheinlichsten einsetzt

Mit größter Wahrscheinlichkeit beginnt Ihre Periode morgens, und zwar zwischen vier und zwölf Uhr. Die unwahrscheinlichste Zeit für ihren Beginn ist der Abend. Das kann mit dem täglichen Ansteigen und Abfallen des Hormonspiegels zu tun haben – oder einfach damit, daß Sie einen etwaigen Periodenbeginn in der Nacht erst beim Aufstehen am Morgen bemerken.

Im Falle einer Behandlung müssen Sie sich allerdings darüber im klaren sein, daß es für das prämenstruelle Syndrom keine endgültige Heilung gibt. Und Progesteron-Behandlungen sind besonders umstritten; neueste Forschungen lassen Zweifel an ihrer Wirksamkeit aufkommen. In einer 1979 durchgeführten britischen Untersuchung der Wirksamkeit des Progesterons beim prämenstruellen Syndrom – einem der wenigen Doppelblindversuche, das heißt, so durchgeführt, daß weder die Forscher noch die

Versuchspersonen wußten, welche Behandlung mit dem Medikament und welche mit dem Placebo erfolgte – erwies sich das Placebo bei der Linderung prämenstrueller Symptome als genauso wirksam wie Progesteron.

Die Aufzeichnung Ihres monatlichen Zyklus

Der Menstruationszyklus hat bei jeder Frau einen einmaligen Rhythmus. Wenn Sie Ihren Zyklus während drei oder vier Monaten aufzeichnen, werden Sie die Höhe- und Tiefpunkte Ihres monatlichen Rhythmus erkennen – die Tage, an denen Sie Lust haben, auszuziehen und die Welt zu erobern, sowie die Tage, an denen Sie sich lieber mit einem guten Buch vor dem Kamin zusammenrollen möchten.

Die Aufzeichnung ist einfach und erfordert nicht viel Zeit. Gehen Sie folgendermaßen vor:

o Benutzen Sie entweder einen Monatskalender mit großen Rechtecken für jeden Tag, oder fertigen Sie sich auf einem großen Blatt einen Kalender an. (Siehe Muster auf Seite 140.)
o Wählen Sie aus der Liste auf Seite 141 zehn körperliche oder seelische Veränderungen aus, die Sie beobachten wollen, und schreiben Sie sie auf das Kalenderblatt. Geben Sie jeder Veränderung ein Buchstabensymbol: R für Reizbarkeit, BE für Brustempfindlichkeit und so weiter. Versuchen Sie, mindestens zwei positive Veränderungen mit einzubeziehen.
o Notieren Sie an jedem Tag alle spürbaren Veränderungen auf Ihrer Tabelle. Wenn Sie dies an einem Tag einmal versäumen, lassen Sie das Rechteck leer; versuchen Sie nicht, die leeren Stellen nachträglich aufzufüllen. Falls Sie an einem bestimmten Tag keine Veränderung bemerken, schreiben Sie einfach in das Rechteck: »Keine Veränderung.«
o Ist ein Symptom an einem bestimmten Tag besonders stark, kreisen Sie das Buchstabensymbol auf Ihrem Kalender ein.
o Benutzen Sie einen Stern, um den ersten Tag Ihrer Periode zu markieren, und einen zweiten Stern, wenn Sie wollen, um anzuzeigen, wann sie aufhört. Vielleicht sollten Sie auch das Muster Ihrer Blutung notieren: stark, mäßig, schwach.
o Vielleicht wollen Sie Ihr Gewicht im Lauf des Monats beobachten; schreiben Sie es jeden Tag in das entsprechende Kästchen. Achten Sie darauf, daß Sie sich täglich zur gleichen Zeit wiegen.

Was eine Frau aus ihrer Tabelle erfuhr

Als JOAN Mitte zwanzig war, begann sie an ziemlich starken prämenstruellen Symptomen zu leiden: Spannung, Müdigkeit, Verschlafenheit, Nervosität und, was ihr am meisten Sorgen machte, schwere Depressionen. Sie erkannte rasch, daß die Symptome mit ihrem Monatszyklus zusammenhingen, und beschloß, nach Wegen zu suchen, um ihren Lebensstil so zu ändern, daß die Woche vor ihrer Periode erträglicher wurde.

Sie begann ihren Zyklus aufzuzeichnen. Und sie begann mit Änderungen ihrer Ernährung zu experimentieren, um herauszufinden, ob bestimmte Lebensmittel die Symptome linderten. Nichts half.

Dann, nach fast eineinhalbjähriger Aufzeichnung, bemerkte sie ein Muster: Die Symptome waren während der Wintermonate schlimmer.

Joan lebte in einer Stadt im Norden, wo die Sonne den Winter über nur selten schien. Vielleicht, so sagte sie sich, trug Lichtmangel zu ihrem prämenstruellen Syndrom bei. Versuchshalber ging sie nun einmal in der Woche für fünfzehn Minuten in ein Solarium.

Zwei Monate später waren die Symptome so gut wie verschwunden! Außerdem bemerkte sie, daß ihre Periode regelmäßiger war.

Joans Selbstbehandlung wirkt nicht bei jeder Frau. Tatsächlich warnen Spezialisten vor den ernsten Gesundheitsschäden, die eine übermäßige Bestrahlung mit Ultraviolettlicht verursacht. Außerdem kam bei Joan zum prämenstruellen Syndrom als Komplikation offenbar eine jahreszeitlich bedingte Depression hinzu (siehe Kapitel 4) – ein Problem, das bei anderen unter dem prämenstruellen Syndrom leidenden Frauen nicht auftritt. Doch Joans Bemühungen, ihrem Zyklus auf die Spur zu kommen, zeigen Ihnen, daß Ihnen die Aufzeichnung Ihres Zyklus und das Aufspüren von Mustern helfen kann, etwas gegen die Gemütsverstimmung des prämenstruellen Syndroms zu unternehmen.

Machen Sie die Aufzeichnungen mindestens drei Monate hindurch. Je länger Sie Ihren Zyklus auf diese Weise beobachten, desto klarer wird das sich abzeichnende Muster sein. Viele Frauen stellen fest, daß allein schon das Wissen von der Existenz eines Musters genügt, um ihnen das Leben mit ihren monatlichen Höhen und Tiefen zu erleichtern. Ihnen wird bewußt, daß ihre Symptome nicht »bloß in ihrem Kopf« bestehen, sondern daß sie ein natürlicher Bestandteil ihres monatlichen Zyklus sind.

Auch Männer haben Zyklen

Auf diesem Gebiet fanden zwar bisher kaum Forschungsarbeiten statt, doch auch Männer haben Zyklen. Bereits im siebzehnten Jahrhundert wog der italienische Wissenschaftler Sanctorius mehrere Männer über lange Zeiträume hinweg täglich und stellte fest, daß sich bei ihnen eine monatliche Gewichtsveränderung von einem halben bis zu einem Kilogramm vollzog. In jüngerer Zeit notierte ein dänischer Endokrinologe täglich die in seinem Urin ausgeschiedenen Hormone. Als er die Aufzeichnungen dann analysierte, zeigte sich, daß seine Hormone in einem ungefähr dreißigtägigen Rhythmus anstiegen und sanken. Interessanterweise besteht auch beim Bartwuchs ein Rhythmus von zirka dreißig Tagen; mit anderen Worten, die Menge des Bartes, der einem Mann täglich sprießt, nimmt in einem monatlichen Zyklus zu und ab.

Im Jahre 1929 beobachtete ein Forscher die Stimmungen von siebzehn Männern sorgfältig und fand heraus, daß Männer, genau wie Frauen, emotionale Zyklen haben, die zwischen einem Monat und sechs Wochen dauern. Gemäß den Feststellungen dieses Forschers neigen die Männer dazu, während der Tiefphase ihrer emotionalen Zyklen apathischer und gleichgültiger zu sein und aus kleinen Problemen große oder aus einer Mücke einen Elefanten zu machen. Während der Hochperiode ihres Zyklus haben die Männer mehr Energie, sie fühlen sich wohler, wiegen weniger und brauchen weniger Schlaf.

Anfang der siebziger Jahre berichtete die Zeitschrift *Ms*, daß ein japanisches Bus- und Taxiunternehmen die Kenntnis der männlichen Monatszyklen verwertete, um die Zahl der Unfälle zu reduzieren, an denen Fahrzeuge des Unternehmens beteiligt waren. Nach Aufzeichnung der Zyklen jedes Fahrers stellte das Unternehmen die Strecken- und Zeitpläne um und berücksichtigte

140 *Ihre Sexualzyklen*

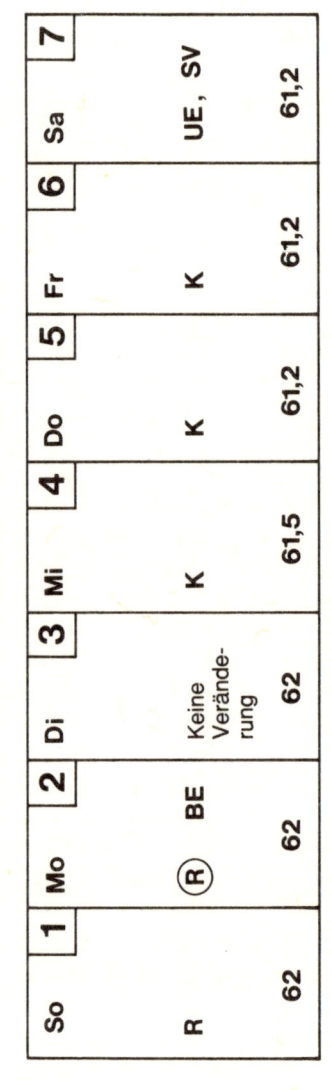

Zyklusveränderungen

die Tief- und Hochphasen der Fahrer, so gut es ging. Das Ergebnis: Nach zwei Jahren verzeichnete das Unternehmen eine Abnahme der Unfälle um ein Drittel.

Männer wie Frauen können davon profitieren, dem Beispiel dieses japanischen Unternehmens zu folgen und ihre individuellen monatlichen Rhythmen aufzuzeichnen. Benutzen Sie das vorstehende Muster und die Liste der Zyklusveränderungen auf dieser und der folgenden Seite.

Wenn Sie verheiratet sind oder mit einer Frau zusammenleben, finden Sie es sicher beide interessant und nützlich, Ihre Zyklen gemeinsam aufzuzeichnen und zu untersuchen, ob sie miteinander synchron laufen oder nicht.

Zyklusveränderungen

Hier eine Aufstellung der psychischen und physischen Empfindungen, deren Intensität sich in den verschiedenen Phasen Ihres monatlichen Menstruationszyklus verändern kann. Wenn Sie Ihren Zyklus beobachten, wollen Sie diese Liste vielleicht ausweiten und noch weitere körperliche oder emotionale Veränderungen aufnehmen.

PSYCHISCH

zuträglich	*abträglich*
Kreativität	Reizbarkeit
Optimismus	Verärgerung
Selbstvertrauen	Spannung
Überschwenglichkeit	Ängstlichkeit/Untergangs-
Gefühl, attraktiv zu sein	gefühle
Gefühl, sexy zu sein	Depression
Zufriedenheit	Schlaflosigkeit
gern mit Menschen	Alpträume
zusammen	Gefühl, reizlos zu sein
überschüssige Energie	Anfälle von Weinen
	keine Lust auf Gesellschaft

PHYSISCH

Migränekopfschmerzen	Herzklopfen
Entzündungen im Mund	Rückenschmerzen

Gewichtszunahme	Müdigkeit
Gewichtsverlust	Akne
geschwollene Knöchel oder Hände	Ohnmachtsanfälle
	gesteigerter Appetit
Aufgeblähtheit und Ödeme	Appetitverlust
Brust-Empfindlichkeit	Zögern, sich Bewegung zu machen
gesteigerte sportliche Leistung	
	Begierde (nach Alkohol, Salz oder Zucker)
verminderte sportliche Leistung	
	Verschlafenheit
	anfälliger für Unfälle

Kürzere männliche Zyklen

Neben einem monatlichen Rhythmus hat der Bartwuchs bei Männern noch einen zweiten – schwächeren – Rhythmus. Bärte haben die Neigung, sonntags am stärksten und mittwochs am wenigsten zu wachsen, doch der Unterschied ist so gering, daß die meisten Männer ihn gar nicht bemerken. Ausgelöst wird der Bartwuchs vom Testosteronspiegel (der während sexueller Aktivität steigt), also könnte diese wöchentliche Zu- und Abnahme des Bartwuchses die Folge der gesteigerten sexuellen Aktivität am Wochenende sein.

Einer der verblüffendsten kürzeren Zyklen der Männer betrifft die Zu- und Abnahme der Spermienzahl. Die Gesamtzahl der Spermien erreicht beim Mann alle zwei bis fünf Tage ihren Höhepunkt; bei den meisten Männern tritt er jeden dritten oder vierten Tag ein (übrigens der gleiche Rhythmus ist bei männlichen Kaninchen zu finden). Nach der Ursache dieser Zu- und Abnahme der Spermienzahl sowie ihren Auswirkungen auf die Sexualität wird noch immer geforscht.

Wie Ihr Menstruationszyklus sich auf Ihre körperliche Gesundheit auswirkt

Im Laufe Ihres monatlichen Zyklus verändert sich Ihre Anfälligkeit für Krankheiten. So ist beispielsweise eine Frau im mittleren Drittel ihres Zyklus weit anfälliger für Erkältungen als sonst. In einem Versuch, bei dem man Frauen während des mittleren Drittels ihrer Zyklen Erkältungsviren aussetzte, bekamen 77 Prozent eine Erkältung, dagegen nur 29 Prozent der Frauen, die zu anderen Zeitpunkten ihres Zyklus mit den Viren in Kontakt gebracht wurden. Östrogene könnten die Ursache sein. Sie verdünnen um die Mitte des Zyklus den Schleim im Gebärmutterhals, um den Spermien den Weg zum befruchtungsfähigen Ei zu erleichtern. Es könnte sein, daß bei diesem Vorgang auch der von der Nasenschleimhaut ausgeschiedene Schleim verdünnt wird und die Erkältungskeime so leichter Zugang zum Körper erhalten. Erkältungskeime gelangen gewöhnlich durch die Nase oder die Augen in den Körper.

Wenn also die Jahreszeit beginnt, in der Erkältungen und Grippe vermehrt auftreten, sollten Sie vielleicht in der Mitte Ihres Zyklus, weil Sie da am anfälligsten sind, besondere Vorbeugungsmaßnahmen ergreifen. Vermeiden Sie es, Ihr Gesicht mit den Händen zu berühren. Waschen Sie die Hände häufig, vor allem wenn Sie mit einem erkälteten Menschen im gleichen Zimmer waren. Vermeiden Sie es auch, die gleichen Handtücher, Waschlappen oder Gesichtsseifen zu verwenden wie erkältete Personen.

Zur Zeit der Ovulation sind Frauen zwar besonders anfällig für Erkältungen, aber ihre Immunität gegen andere Krankheiten ist während dieser Phase des Zyklus gewöhnlich größer. Am schwächsten ist sie unmittelbar vor sowie während der Periode. Folglich ist die zweite Hälfte des Zyklus einer Frau jene Zeit, in der Krankheiten am ehesten zuschlagen.

Asthmaanfälle beispielsweise sind unmittelbar vor und während der Menstruationsperiode heftiger. Wissenschaftlern zufolge könnte die Schwere der Anfälle darauf zurückzuführen sein, daß sich zu dieser Zeit im Körper Flüssigkeit ansammelt, was ein Anschwellen der Schleimhäute in den Atemwegen verursacht und die Atmung erschwert. Ärzte empfehlen, vor der Periode die Aufnahme von Salz zu reduzieren, um die Flüssigkeitsansammlung im Körper möglichst gering zu halten. Vielleicht sollten Sie auch Ihren Arzt konsultieren, damit er Ihre medikamentöse Behandlung während dieser Zeit jedes Monats intensiviert.

Herpesbläschen treten zur Menstruationszeit ebenfalls häufiger auf. Tatsächlich ist das Auftreten der Bläschen während der Menstruation derart verbreitet, daß eine klinische Form dieser Erkrankung als *Herpes menstrualis* bezeichnet wird.

Erkranken ist jedoch nicht das Schlimmste, was Ihnen in der zweiten Hälfte Ihres Zyklus mit größter Wahrscheinlichkeit passieren kann. Auch die Wahrscheinlichkeit, daß Sie sterben, ist größer! In einer Studie überprüften Forscher die Berichte amtlicher Leichenbeschauer über 102 Frauen im Altersbereich von achtzehn bis sechsundvierzig, die an verschiedenen Ursachen gestorben waren. Zu ihrer großen Verwunderung fanden die Forscher heraus, daß 13 der Frauen während der ersten Hälfte ihres Zyklus gestorben waren, die anderen 89 dagegen zwischen Ovulation und Menstruation.

Eine genauere Untersuchung der überprüften 102 Leichenschauberichte ergab eine noch verblüffendere Tatsache: Von den während der zweiten Zyklushälfte gestorbenen 89 Frauen war der Tod bei 60 während der Tage siebzehn bis dreiundzwanzig eingetreten.

Wann man am ehesten von einer Krankheit befallen wird

Nachstehende Krankheiten und Zustände treten mit größter Wahrscheinlichkeit während einer bestimmten Phase des monatlichen Menstruationszyklus auf:

Ovulation	*Prämenstruelle Phase*	*Menstruation*
Erkältungen und Grippe	Nasenbluten Heiserkeit Kopfschmerzen Akne Ekzeme	Nesselausschlag Herpes Rachenentzündung (Pharyngitis)
	Tetanie (Muskelkrämpfe) epileptische Anfälle	Ödeme Asthmaanfälle Magengeschwür
	Entzündung der Bauspeicheldrüse	Tonsillitis (Mandelentzündung)
	Hepatitis Scharlach Typhus	diabetisches Koma

Zugegeben, die Untersuchung kann nicht als repräsentativ für alle Todesfälle angesehen werden, denn amtliche Leichenbeschauer befassen sich gewöhnlich mit Selbstmord- und Unfallopfern – und einige Studien deuten darauf hin, daß Selbstmorde sowie Unfälle während der prämenstruellen Phase häufiger sind, weil die Frauen in dieser Phase stärker zu Depression neigen. Tatsächlich waren in der obigen Studie fünfzig Prozent der Todesfälle auf diese beiden Ursachen zurückzuführen, dagegen liegt die Zahl für die Gesamtbevölkerung nur bei etwa fünf Prozent.

Dennoch, die Tatsache bleibt, daß sich fast *alle* Todesfälle – nicht nur jene durch Selbstmord oder Unfall – in der letzten Hälfte des Menstruationszyklus ereigneten. Dies ist eine verblüffende Feststellung, der weiter auf den Grund gegangen werden muß. Es könnte sein, daß den Frauen eines Tages empfohlen wird, Operationstermine, die sie mitbestimmen können, in die erste Hälfte ihres Monatszyklus zu legen.

Wie Ihr Menstruationszyklus sich auf Ihre geistigen Fähigkeiten auswirkt

Niemand weiß, inwiefern – oder ob – die geistigen Fähigkeiten einer Frau von ihrem monatlichen Zyklus beeinflußt werden. Einige Untersuchungen zeigen, daß die Reaktionszeit einer Frau knapp vor der Menstruation am langsamsten ist; andere Untersuchungen widerlegen diese Feststellung. Wieder andere Studien erbrachten, daß Frauen während der Menstruation bei Intelligenztests die wenigsten Treffer erzielten; in diesen Ergebnissen dürfte sich jedoch eher das körperliche Unbehagen der Menstruation (*Dysmenorrhö* genannt) widerspiegeln als eine echte Veränderung der geistigen Fähigkeiten.

Die meisten Studien legen den Schluß nahe, daß die geistigen Fähigkeiten einer Frau von den hormonellen Schwankungen ihres Menstruationszyklus *nicht* signifikant beeinträchtigt werden.

Trotzdem wäre es klug, größere Tests oder Prüfungen, sei es in der Schule, beim Studium oder im Beruf, nach Möglichkeit auf menstruationsfreie Tage zu legen. Dies sollten Sie aus zwei Gründen versuchen: Erstens können Menstruationsschmerzen verhindern, daß Sie Ihre beste Leistung bringen. Zweitens sagt Untersuchungen zufolge – einigen Frauen in dieser Zeit des Monats ihre Selbstwahrnehmung, sie seien bei Tests schlecht, und eine solche Wahrnehmung (Erwartungshaltung) kann zu einer sich selbst verwirklichenden Prophezeiung werden.

Natürlich lassen sich die meisten Prüfungen nicht nach Ihrem Belieben anberaumen. Müssen Sie während der Menstruation eine Prüfung machen oder eine geistige Glanzleistung vollbringen, sollten Sie dennoch nicht in Panik geraten. Ergreifen Sie vielmehr die folgenden einfachen Maßnahmen, um das Unbehagen der Menstruation zu lindern:

Verschaffen Sie sich in den Tagen vor der Prüfung etwas Bewegung.
Körperliche Betätigung befreit den Körper von überschüssigem Wasser, erleichtert den Blutfluß und löst die Verstopfung, die oft mit der Menstruation einhergeht.

Sorgen Sie dafür, daß Sie genügend Ruhe bekommen.
Menstruierende Frauen brauchen oft zusätzlichen Schlaf.

Nehmen Sie Aspirin gegen schmerzhafte Krämpfe.
Sofern Sie nicht allergisch gegen Aspirin sind! Wenn Sie besonders schlimme Krämpfe haben, sollten Sie Ihren Arzt fragen, ob er Ihnen nicht eines der krampflösenden Mittel verschreiben kann, die jetzt auf dem Markt sind. Lassen Sie sich auch von Ihrem Arzt untersuchen, um sicherzustellen, daß die Krämpfe nicht die Folge irgendeines verborgenen ernsten Zustands sind, wie Endometriose (anomales Wachstum der Uterusschleimhaut) oder entzündliche Erkrankungen im Beckenbereich.

Wie körperliche Übungen Ihren monatlichen Zyklus beeinflussen können

Gesetzt den Fall, Sie sollten während Ihrer Periode an einem sportlichen Ereignis teilnehmen, glauben Sie, daß Ihre Leistungen zu dieser Zeit besser oder schlechter wären als zu einer anderen Zeit des Monats?

Lautet Ihre Antwort: »Schlechter«? Überlegen Sie noch einmal. Sie glauben zwar, wie viele andere Frauen auch, daß Sie während Ihrer Periode im Sport schlecht seien, tatsächlich aber erbringen Sie wahrscheinlich sogar bessere Leistungen als an den periodefreien Tagen.

Wie körperliche Übungen Ihren Zyklus beeinflussen können

Diverse Untersuchungen ergaben folgendes:
o Als man 1930 eine repräsentative Gruppe der Teilnehmerinnen an der Leichtathletik-Weltmeisterschaft fragte, wie sich ihr Menstruationszyklus nach ihrem Eindruck auf ihre Leistung auswirke, *antworteten 29 Prozent, ihre Leistungen würden sich während der Regel verbessern.*
o Zweiundzwanzig Jahre später, bei den Olympischen Spielen von 1952 in Helsinki, stellte man einer Gruppe Spitzenathletinnen die gleiche Frage. Diesmal *gaben 20 Prozent eine Leistungssteigerung während der Periode an.*
o In jüngerer Zeit testeten Forscher eine Gruppe Wettkampfschwimmerinnen im Teenageralter mehrere Menstruationszyklen hindurch. *Alle Mädchen erzielten ihre schnellsten Trainingszeiten während der Periode.*

Einige Untersuchungen weisen allerdings auf eine Verringerung der Kräfte, der Ruhe und Sicherheit der Hand sowie des Gleichgewichtsempfindens um die Zeit der Periode hin – besonders am ersten Tag der Blutung. Doch inwieweit sich dies auf die sportliche Gesamtleistung auswirkt, bleibt unklar.

Der beste Weg, während des ganzen Monats eine beständige sportliche Leistung sicherzustellen, besteht darin, sich fit zu halten. Frauen, die regelmäßig trainieren oder körperlich aktiv sind, klagen weniger über ihre Periode als jene Frauen, die das nicht tun. Allerdings nicht aus den Gründen, die Sie vermutlich annehmen. Sport kann zwar Ihre Periode verkürzen und den Blutfluß verringern, aber er scheint die Unannehmlichkeiten der Dysmenorrhö (schmerzhaften Menstruation) oder auch des prämenstruellen Syndroms nicht zu lindern. Eine vor kurzem vorgenommene Untersuchung von 420 Frauen durch Forscher des *Melpomene Institute for Women's Health Research* erbrachte, daß Sport keine nachweisbare Auswirkung auf Menstruationskrämpfe, Stimmungsumschwünge oder monatliche Veränderungen des Appetits hat.

Warum also klagen körperlich aktive Frauen weniger über ihre Perioden? Niemand weiß das mit Sicherheit, doch der Grund könnte einfach sein, daß sie eher an Unannehmlichkeiten gewöhnt sind und sie deshalb besser ertragen oder gelassener darauf reagieren. Ein weiterer Grund könnte sein, daß diese Frauen in der Regel sehr gesund sind und ihre Körper deshalb mit der Belastung – und den gelegentlichen Schmerzen – der Menstruation besser fertig werden.

Wie sich Sport auf Ihren monatlichen Zyklus auswirken kann

Viele Sportlerinnen berichten, daß ihre Periode aufhört oder unregelmäßig wird, wenn sie ihr Training auf Hochtouren schalten. Der Grund? Intensive sportliche Betätigung über einen langen Zeitraum hinweg scheint das Gleichgewicht der Hormone im Körper so zu ändern, daß eine Ovulation selten oder nie eintritt. Und ohne Ovulation findet natürlich keine Menstruation statt.

Bestimmte Sportlerinnen laufen eher Gefahr, daß ihre Periode aufhört, als andere. Hohes Risiko besteht bei folgenden Gruppen:
o Sehr schlanke Frauen – besonders jene mit weniger als 20 Prozent Körperfett,
o Frauen, die weniger als 52 Kilogramm wiegen,
o Frauen, die nach dem Beginn eines Trainingsprogramms mehr als 15 Prozent ihres Körpergewichts verlieren,
o Frauen, die regelmäßig weniger als 1.500 Kalorien konsumieren,
o Frauen, die vegetarisch leben – vermutlich weil sie mit ihrer Kost viel weniger Fett zu sich nehmen als Nichtvegetarierinnen.

Welche Auswirkungen das Ausbleiben der Menstruation (*Amenorrhö* genannt) langfristig auf die Gesundheit der Sportlerin hat, ist nicht bekannt. Kurzfristig verursacht es natürlich Unfruchtbarkeit.

Amenorrhö ist heilbar, oft schon dadurch, daß Sie ein paar Pfund zunehmen oder daß Sie die Zahl der Kilometer reduzieren, die Sie jede Woche laufen, schwimmen oder radfahren.

Gehen Sie aber auf jeden Fall zunächst einmal zu Ihrem Arzt, um prüfen zu lassen, ob die Veränderung in Ihrem Zyklus nicht eine ernstere Ursache hat. Versäumen Sie unter keinen Umständen, Ihrem Arzt zu sagen, daß Sie körperlich aktiv sind; andernfalls könnte er diese Ursache der Amenorrhö übersehen und Ihnen unnötigerweise eine Hormonbehandlung verordnen.

Wie Ihr Menstruationszyklus Ihr Gewicht beeinflußt

Viele Frauen wissen, daß der Schritt auf die Badezimmerwaage während der Tage unmittelbar vor der Periode ein deprimierendes Erlebnis sein kann. Die meisten registrieren in der prämenstruellen Phase ihres Zyklus eine Gewichtszunahme von drei bis fünf Pfund. Vergessen Sie nicht – das ist wichtig: Es handelt sich dabei nur um eine vorübergehende Gewichtszunahme infolge übermäßiger Zurückhaltung von Flüssigkeit im Körper während dieser Zyklustage. Normalerweise ist dieses Gewicht nach dem Beginn der Regelblutung rasch wieder weg.

Natürlich können Sie während der prämenstruellen Phase auch auf Dauer zunehmen, wenn Sie Ihrem heftigen Verlangen nach süßen oder fetten Speisen nachgeben. Genau dies tun viele Frauen, sie konsumieren während der zehn Tage vor dem Beginn der Periode täglich 500 Kalorien mehr! Zum Glück ist Ihr Grundumsatz (das Mindestmaß an Energie, das Sie brauchen, um Ihren Körper in Funktion zu halten) unmittelbar vor der Periode am höchsten, und ein höherer Grundumsatz bedeutet, daß Sie Kalorien leichter verbrennen. Das heißt jedoch nicht, daß Sie eine Riesenportion Schokoladeneis verschlingen können, ohne damit rechnen zu müssen, daß sie sich auf Ihren Hüften ansetzt. Wir reden nur vom Verbrennen *sehr weniger* zusätzlicher Kalorien!

Sollten Sie im Sinn haben, eine Diät zu beginnen, dann fangen Sie gleich im Anschluß an Ihre Periode damit an. Bei vielen Frauen ist das Verlangen nach Süßigkeiten in der Phase vor der Ovulation deutlich geringer. Die schlechteste Zeit für den Beginn einer Diät wäre natürlich unmittelbar vor Ihrer Periode, weil Ihr Verlangen nach Essen in diesen Tagen am heftigsten ist. Die Wahrscheinlichkeit, daß Sie die Diät abbrechen, ist in dieser Phase Ihres Zyklus fünfmal größer als sonst.

Wie sich der Menstruationszyklus auf Ihre Haut auswirkt

Zu einem prämenstruellen Aufflackern von Akne kommt es bei der Hälfte der Frauen, die ohnehin anfällig für Akne sind. Nach Ansicht der Experten hängen diese Ausbrüche mit dem prämenstruellen Ansteigen des Progesterons zusammen, weil Progesteron die talgproduzierenden Hautdrüsen aktiviert und die Entstehung von Mitessern sowie Pickeln begünstigt. Die Östrogene dagegen, die in der ersten Hälfte des Menstruationszyklus vorherrschen, hemmen die Talgproduktion. Deshalb wird Ihre Haut im allgemeinen kurz vor der Ovulation am reinsten aussehen. Das reine Strahlen der Haut von Schwangeren erklärt sich ebenfalls damit, denn bei ihnen ist der Östrogenspiegel höher als bei nichtschwangeren Frauen. Auch von den Frauen, die Antibaby-Pillen mit einem hohen Östrogengehalt nehmen, berichten viele, daß ihre Haut nach Beginn der Einnahme sofort reiner und strahlender wird.

Die prämenstruelle Akne können Sie lindern, indem Sie Ihre Haut in den zwei Wochen vor der Periode besonders pflegen.

Besondere Anmerkungen für Frauen, die die Pille nehmen

Frauen, die zur Empfängnisverhütung die Pille nehmen, haben weniger ausgeprägte monatliche Hochs und Tiefs als Frauen, die andere Methoden der Geburtenkontrolle anwenden. Der Grund dafür ist, daß die Pille die Ovulation verhindert, gewöhnlich durch Aufrechterhaltung eines beständigen Östrogenspiegels, der zu hoch ist, um einem Ei das Reifen zu erlauben. Wenn Sie die Pille nehmen, können Sie aller Wahrscheinlichkeit nach mit kürzeren und schwächeren Regelblutungen, weniger Akneproblemen und weniger schweren Stimmungsumschwüngen rechnen.

Es kann natürlich sein, daß andere unangenehme Symptome auftreten, wie Empfindlichkeit der Brust und Gewichtszunahme (den ganzen Monat über und nicht nur unmittelbar vor der Menstruation), Hautausschläge und gesteigerter Ausfluß (*Fluor vaginalis*). Die Pille wurde auch mit Bluthochdruck, Depression, Hautkrebs und anderen Krankheiten in Zusammenhang gebracht, doch diese Komplikationen treten selten auf.

Wie dem auch sei, die Pille ist ein gutes Beispiel dafür, daß die Veränderung eines natürlichen Rhythmus ernste gesundheitliche Folgen haben kann. Und sie macht uns klar, warum wir unsere Rhythmen mit Respekt behandeln müssen.

Waschen Sie Ihr Gesicht mindestens dreimal täglich mit Seife. Tupfen Sie es mit einem weichen Handtuch trocken, ohne zu reiben. Entfernen Sie überschüssiges Fett mit einem alkoholgetränkten Wattebausch; oder tragen Sie eine Lotion auf, die Benzoylperoxyd enthält, das antibakteriell wirkt, auf Ihrer Haut trocknet und sie vor übermäßiger Fettigkeit schützt. Verwenden Sie kein auf Ölbasis hergestelltes Make-up, das die Poren verstopfen könnte, sondern ein ölfreies oder ein auf Wasserbasis erzeugtes.

In den ersten beiden Tagen Ihrer Periode sollten Sie besonders darauf achten, daß Sie Ihre Haut vor der Sonne schützen, weil sie zu dieser Zeit Ihres Zyklus empfindlicher auf Ultraviolettstrahlen reagiert als sonst und Sie leichter Sonnenbrand bekommen. Meiden Sie entweder das direkte Sonnenlicht (vor allem, wenn Sie hellhäutig sind), oder benutzen Sie ein Sonnenschutzmittel, vorzugsweise eines, das die Chemikalie p-Aminobenzoesäure oder Benzophenon oder beides enthält.

Wie Ihr Menstruationszyklus Ihr sexuelles Verlangen beeinflußt

Gewöhnlich verspüren Frauen um die Mitte ihres Zyklus oder zur Zeit der Ovulation das stärkste sexuelle Verlangen. Aus biologischer Sicht ergibt dies Sinn: Besondere Empfänglichkeit der Frauen für Sex genau zu der Zeit, in der sie am ehesten schwanger werden, hilft den Fortbestand der Spezies gewährleisten.

Die Wissenschaftler sind sich nicht sicher über die Ursache dieser gesteigerten Libido in der Zyklusmitte, doch nach ihrer Ansicht könnte sie mit dem monatlichen Ansteigen der Androgene auf den Höchststand zusammenhängen.

Einer Untersuchung zufolge steigern sich bei den Frauen während einer dreitägigen Periode rund um die Ovulation das sexuelle Verlangen und die sexuelle Aktivität um 25 Prozent. Dies gilt natürlich nicht für Frauen, bei denen es zu keiner Ovulation kommt, weil sie die Pille nehmen. Tatsächlich verspüren sie zu der Zeit, in der normalerweise die Ovulation stattfände, weniger Verlangen nach Sex. Den Grund dafür kennen die Wissenschaftler nicht.

Bei den Frauen ist zur Zeit der Ovulation nicht nur das Verlangen nach Sex stärker, sondern sie genießen ihn auch mehr. Eine

Studie ergab, daß Frauen in der Zyklusmitte mit zwei- bis sechsmal größerer Wahrscheinlichkeit einen Orgasmus erreichen. Zum intensiveren Genuß des Sex trägt auch die Tatsache bei, daß die Sinne der Frauen – Geschmack, Geruch, Gefühl und Gehör – während der Ovulation schärfer und empfindsamer sind als sonst. Interessanterweise reagiert die Haut einer Frau zu dieser Zeit des Monats sensibler auf Berührung (ist aber weniger schmerzempfindlich), was ihre Empfänglichkeit für Sex ebenfalls steigert.

Der Geruchssinn ist bei der Ovulation besonders ausgeprägt. Tatsächlich können nur Frauen, bei denen gerade die Ovulation stattfindet, bestimmte künstliche moschusähnliche Düfte wahrnehmen – Düfte, die den vom Mann ausgehenden natürlichen Düften oder Pheromonen stark ähneln. Die Wahrnehmungsfähigkeit für diese Düfte ausschließlich während der Ovulation könnte eine Rolle bei der Auslösung des gesteigerten sexuellen Verlangens der Frauen spielen.

Einige Sexualforscher berichten, daß es im monatlichen Zyklus der Frauen eine zweite Zeitspanne gibt, in der sie zu größerer sexueller Aktivität neigen: die Tage direkt vor der Menstruation. Diese Steigerung könnte durch das plötzliche Abfallen des Progesterons unmittelbar vor der Periode verursacht werden. Nach der herrschenden Ansicht unterdrückt Progesteron die weibliche Libido; wenn es fällt, steigt folglich das Verlangen.

Wie es sich auf Ihren Zyklus auswirkt, wenn Sie unter Frauen sind

Schwestern und Zimmergenossinnen stellen häufig fest, daß das Zusammenleben mit einer anderen Frau oder einer Gruppe von Frauen dazu führt, daß schließlich alle etwa zur gleichen Zeit des Monats menstruieren. Man gab diesem Phänomen die Bezeichnung *Schlafsaaleffekt*, weil seine erste streng methodische Untersuchung mit einer Gruppe College-Studentinnen durchgeführt wurde, die in einem Schlafsaal wohnten. Im allgemeinen dauert es drei oder vier Monate, bis die Menstruationszyklen synchron werden. Die Zyklen von sieben an einer Studie mitwirkenden Rettungsschwimmerinnen beispielsweise lagen weit auseinander, als die Frauen zu Beginn des Sommers ihre gemeinsame Arbeit aufnahmen; drei Monate später dagegen wichen sie nur noch bis zu vier Tagen voneinander ab.

Den Wissenschaftlern ist nicht bekannt, was diese menstruelle Synchronizität verursacht, sie glauben jedoch, ein weibliches Pheromon (Duftstoff) könnte auf irgendeine bisher unerforschte Weise Veränderungen in den Menstruationszyklen anderer Frauen auslösen. Diese Theorie wird von mindestens einer Untersuchung gestützt. Bei der betreffenden Untersuchung rieb man Schweiß einer Spenderfrau auf die Oberlippen von fünf anderen Frauen. Bei sechs Kontrollfrauen wurden die Oberlippen mit reinem Alkohol eingerieben. Anschließend beobachtete man die Menstruationszyklen aller Frauen. Die Zyklen jener Frauen, die mit dem Schweiß in Kontakt gebracht worden waren, glichen sich

---

Tips für das Leben mit Ihren Sexualrhythmen

Die Sexualrhythmen können sehr fein sein. Hier eine Zusammenstellung von Tips, die dazu beitragen, daß diese Rhythmen Ihr Leben positiv statt störend beeinflussen:

o Zeichnen Sie Ihre monatlichen Zyklen auf. Achten Sie auf die Gipfel und Täler, was Ihr körperliches und seelisches Wohlbefinden anbelangt, und versuchen Sie, Ihre Aktivitäten zeitlich entsprechend zu planen.

o Wie bereits erwähnt, könnte es sein, daß Ihr Sexualverlangen morgens stärker ist. Nutzen Sie diese Möglichkeit einer gesteigerten Libido, indem Sie mit Ihrem Partner häufiger zusammenkommen, bevor Sie morgens aufstehen.

o Seien Sie vorsichtig, wenn Sie sich im Spätsommer oder Herbst verlieben. Die unwiderstehliche Anziehungskraft, die ein Mann zu dieser Jahreszeit auf Sie ausübt, hat vielleicht überhaupt nichts mit Liebe zu tun, sondern ist nur die Folge eines jahreszeitlichen Höhepunkts Ihres sexuellen Verlangens.

o Nur für Frauen: Wenn Sie nicht schwanger werden wollen und keine Verhütungsmittel verwenden oder eine natürliche Familienplanung praktizieren, sollten Sie sich darüber im klaren sein, daß die Zeit, zu der Sie das stärkste sexuelle Verlangen empfinden, gewöhnlich genau jene Zeit ist, zu der Sie am leichtesten schwanger werden.

dem Zyklus der Spenderin an. Bei der Kontrollgruppe erfolgte keine solche Verschiebung.

Wie es sich auf Ihren Zyklus auswirkt, wenn Sie unter Männern sind

Bestimmte Forschungsarbeiten deuten darauf hin, daß Ihr Menstruationszyklus, wenn Sie regelmäßig Geschlechtsverkehr mit einem Mann haben (mindestens einmal wöchentlich), gewöhnlich kürzer und regelmäßiger ist als bei enthaltsamen Frauen.

Auch hier könnten Pheromone – diesmal männliche – die Ursache sein. Entsprechende Forschungen erbrachten nämlich, daß Frauen, die mit der Verarbeitung von natürlichen oder synthetischem Moschus beschäftigt sind – Substanzen, die dem dominierendsten männlichen Sexualhormon Testosteron ähneln –, ebenfalls kürzere und regelmäßigere Zyklen haben als andere Frauen.

6
Bewahrung eines gesunden Takts –
Rhythmen und Medizin

> Heilung ist eine Sache der Zeit ...
> HIPPOKRATES
> *Schriften*

Eine Woche vor dem Erntedankfest, das am letzten Donnerstag im November gefeiert wird, war KAY nur noch ein Schatten ihrer selbst. Ihr Asthma, das sie Mitte August plötzlich voll Heftigkeit überfallen hatte, war immer schlimmer geworden und jetzt derart schlimm, daß sie es kaum noch aushielt.

Genauso war es ihr im Vorjahr vor dem Erntedankfest ergangen, nur hatte das Asthma damals eines frühen Morgens seinen Höhepunkt mit einem derart schweren Anfall erreicht, daß ihre entsetzte Zimmerkollegin den Notarzt zu Hilfe gerufen hatte. Binnen Minuten war ein Notarztwagen gekommen und hatte Kay auf schnellstem Weg ins Krankenhaus gebracht. Später hatten ihr die Ärzte gesagt, daß der Anfall ihr Tod hätte sein können. Darum war sie in diesem Jahr besonders vorsichtig gewesen und hatte ihre Medizin regelmäßig genommen. Als Folge davon waren die Anfälle nicht ganz so schwer, dennoch ertrug Kay sie kaum mehr.

Kay dachte an ihre Kindheit zurück, an die plötzlichen Asthmaanfälle damals, die sie oft für einige Tage in ein Krankenhaus und unter ein durchsichtiges Sauerstoffzelt aus Plastik gebracht hatten. Sie erinnerte sich noch genau an die feuchte, so leicht zu atmende Luft, die dank eines Behälters mit Eis neben ihrem Kopf schön kühl gewesen war. Und die erinnerte sich an ihre Angst beim Anblick der verzerrten Gesichter ihrer Eltern, die durch die weichen Plastikwände ihres Sauerstoffzelts auf sie herunterschauten.

Plötzlich kam ihr etwas zu Bewußtsein: Ihr Asthma hatte sie fast immer im Herbst ins Krankenhaus gebracht. Kay wußte seit langem, daß die Anfälle gewöhnlich spät nachts oder früh am

Morgen auftraten, doch sie hatte noch nie daran gedacht, daß ihr Asthma auch einen jahreszeitlichen Rhythmus haben könnte.

In ihrem Kopf klickte es ein zweitesmal. Sie holte einen Kalender und einen Notizblock hervor und notierte die Tage, an denen sie ihre letzten und schlimmsten Anfälle von Atemnot gehabt hatte. Als sie damit fertig war, erkannte sie ein weiteres Muster: Die Anfälle schienen mit größerer Häufigkeit unmittelbar vor und während ihrer Periode aufzutreten und zu der Zeit auch heftiger zu sein.

Die täglichen, monatlichen und jahreszeitlichen Muster, die Kay bei ihrem Asthma entdeckte, sind nichts Einmaliges, weder im Hinblick auf Kays Person noch im Hinblick auf die Krankheit selbst. Der menschliche Körper ist in gesundem Zustand nicht statisch, und ebensowenig ist er es in krankem Zustand.

Das ist einer der Gründe, warum die Chronobiologie ihre größten Hoffnungen für die Gesellschaft in die Verhinderung, das Aufspüren und die Behandlung von Krankheiten setzt.

Ihre Anfälligkeit für Krankheiten: eine Befragung

Richtig oder falsch?
- An Montagen ist die Wahrscheinlichkeit, daß Sie Kopfschmerzen bekommen, geringer als an allen anderen Tagen der Woche.
- Wenn Sie an Asthma leiden, bekommen Sie eher nachts einen Anfall als tagsüber.
- Die Gefahr, daß Sie eine Herzattacke erleiden, ist morgens am größten.
- Die Wahrscheinlichkeit, daß Sie in Ihrer Brust einen Krebsknoten entdecken, ist im April größer als im September.
- Die Gefahr, daß Sie sich einen Tripper holen, ist im August und September größer als zu jeder anderen Zeit des Jahres.

Die Antwort auf alle obigen Behauptungen lautet: Richtig.

Bereits heute benutzen einige Ärzte ihre Kenntnis der biologischen Rhythmen mit Erfolg dazu, die Verabreichung von Medikamenten – beispielsweise des Krebsmittels Cisplatin – zeitlich so zu legen, daß die Mittel im Körper möglichst viel Gutes bewirken und möglichst wenig Nebenwirkungen haben. Es könnte sein, daß in Zukunft die biologischen Rhythmen routinemäßig benutzt werden, um drohende Krankheiten, wie Herzattacken und Krebs, vorherzusagen – und ihnen vorzubeugen.

Im vorliegenden Kapitel werden wir untersuchen, welche Rollen die Rhythmen für Ihre körperliche Gesundheit spielen. Als erstes werden wir generell die Möglichkeit prüfen, künftig das Verständnis der biologischen Rhythmen zur Verhinderung, zum Aufspüren und zur Behandlung von Krankheiten zu nutzen. Dann werden wir die Zyklen einiger spezifischer Krankheiten genauer unter die Lupe nehmen und erläutern, wie Sie die Kenntnis dieser Zyklen bereits heute zu Ihrem gesundheitlichen Vorteil verwerten können.

Das Aufspüren von Krankheiten mit Hilfe der Rhythmen

Eine schlaflose Nacht, eine ausbleibende Menstruationsperiode, eine plötzlich stark erhöhte Körpertemperatur – dies alles sind Anzeichen für eine Rhythmusstörung, hinter der sich möglicherweise eine Krankheit verbirgt. So kann beispielsweise
o eine Veränderung im Schlafzyklus ein Symptom von schwerer Depression sein,
o eine Veränderung im Menstruationszyklus ein früher Hinweis auf Endometriose oder eine Erkrankung der Schilddrüse sein,
o eine Veränderung der Körpertemperatur auf eine ganze Reihe von Krankheiten hindeuten, angefangen von einer gewöhnlichen Erkältung bis zu Meningitis.
Deshalb sollten Sie auf solche und andere Veränderungen in Ihren Rhythmen achten und sie Ihrem Arzt melden, sofern sie fortdauernd und sehr ausgeprägt sind.

Signifikante Veränderungen in unserem Schlaf-, Menstruations- oder Temperaturzyklus erkennen wir in der Regel immer, selbst jene unter uns, die ihrem Körper wenig Aufmerksamkeit schenken. Seit einiger Zeit untersuchen die Chronobiologen jedoch auch feinere Rhythmen, um zu prüfen, ob diese ebenfalls nützlich sind für die Frühdiagnose von Krankheiten. Was die Wissenschaftler bisher herausgefunden haben, ist sehr vielversprechend.

Einige Beispiele:

Brustkrebs:
Gesunde Brüste haben regelmäßige tägliche, wöchentliche und monatliche Oberflächentemperatur-Rhythmen. Mit Krebs befallene Brüste – sogar solche mit kleinen, verborgenen Knoten – haben diese Rhythmen nicht. Ist eine Brust mit Krebs befallen, verändert sich der normalerweise vierundzwanzigstündige tägliche Rhythmus der Oberflächentemperatur in einen kürzeren, ultradianen Rhythmus von etwa zwanzig Stunden.

Eines nicht allzu fernen Tages werden die Frauen regelmäßig die Temperatur ihrer Brüste im Hinblick auf frühe Anzeichen von Krebs überwachen können – etwa so, wie sie heute ihre monatlichen Tastuntersuchungen der Brüste durchführen. Die Chronobiologen haben bereits Prototypen von temperaturüberwachenden BHs entwickelt und hoffen, daß in absehbarer Zeit vereinfachte, billigere Versionen erhältlich sein werden.

Diese BHs werden besonders wertvoll für jene Frauen sein, die unter die Kategorie der Risikoreichen fallen, beispielsweise Frauen mit nahen Verwandten, die an Brustkrebs erkrankt sind. Die BHs können alle paar Monate eine Woche lang getragen werden, zur Kontrolle, ob es Anzeichen für Veränderungen der Temperaturrhythmen gibt.

Ihr Gesundheitsthermometer

Wenn Sie morgens mit einer Körpertemperatur von 37,2 Grad Celsius erwachen, werden Sie wahrscheinlich eine Erkältung, Grippe oder andere Krankheit bekommen. Wenn Sie jedoch die gleiche Temperatur zur Abendessenszeit haben, kann es durchaus sein, daß Sie völlig gesund sind. Der Grund ist natürlich, daß Ihre Temperatur tagsüber steigt. Ein erhöhter Wert *früh* am Tag ist eher ein Krankheitszeichen als der gleiche Wert später am Tag.

Auch präzisere Aussagen sind möglich. Mit Hilfe Ihrer Temperatur können Sie genau sagen, ob Sie krank sind oder

Ihr Gesundheitsthermometer

nicht. Sie müssen dazu lediglich Ihre Temperatur an einem Tag, an dem Sie sich vollkommen gesund fühlen, zu verschiedenen Zeiten messen, wie in Kapitel 2 beschrieben, und dann diese Messungen als Kontrollwerte zum Vergleich mit den an anderen Tagen gemessenen Temperaturen benutzen.

Damit haben Sie ein großartiges Diagnosewerkzeug für jene Tage, an denen Ihnen morgens beim Erwachen nicht gut ist, Sie aber nicht recht wissen, ob Ihnen wirklich etwas fehlt – also ob Sie daheim bleiben oder zur Arbeit gehen sollen. Eltern können dieses Diagnosewerkzeug benutzen, um zu entscheiden, ob ihr Kind gesund genug für die Schule oder den Kindergarten ist.

Arhythmie (unregelmäßiger Herzschlag):
Menschen, die an Arhythmie oder einer zeitlichen Unregelmäßigkeit der Herztätigkeit leiden, werden eines Tages vielleicht ebenfalls von der Zuhilfenahme diagnostischer Rhythmen profitieren. Arhythmie ist eine potentiell tödliche Krankheit, denn ein unregelmäßiger Herzschlag kann manchmal dazu führen, daß das Herz ganz zu schlagen aufhört.

Nach fünfjährigen Untersuchungen entdeckten Wissenschaftler, daß bei Arhythmie-Patienten ein plötzlicher Tod viel häufiger unter jenen eintritt, deren Arhythmie ein bestimmtes Muster und eine bestimmte zeitliche Abfolge aufweist. Mit anderen Worten, bei den gestorbenen Patienten hatten die Herzschläge ein regelmäßiges *unregelmäßiges* Muster gebildet.

Leider wurde dieses gefährliche Muster erst nach umfassender elektroenzephalographischer Überwachung erkannt. Und leider ist eine solche Überwachung noch nicht bei allen Arhythmie-Patienten durchführbar.

Wie Sie aus diesen beiden Beispielen ersehen können, verzögert sich die Nutzung von Rhythmen zur Diagnostizierung von Krankheiten, weil es bislang nicht möglich ist, Rhythmen anders als mittels sorgfältig kontrollierter Untersuchungen aufzuspüren. Doch wenn es gelingt, die Überwachungsgeräte zu verbessern, und wenn sich mehr Ärzte der Diagnosefähigkeit unserer Rhythmen bewußt werden, könnte das Aufspüren ernster Krankheiten lange vor dem Auftreten äußerer Symptome zu etwas Alltäglichem werden.

Behandlung von Krankheiten mit Hilfe der Rhythmen

Wenn Ihr Arzt oder Ihre Ärztin Ihnen ein Medikament verschreibt, erhalten Sie die Anweisung, das Mittel in bestimmten Abständen einzunehmen, »viermal täglich« oder »alle sechs Stunden« oder »mit den Mahlzeiten«. Damit soll erreicht werden, daß die Einnahme nicht vergessen wird und daß sich das Mittel ständig im Körper befindet, um seine Wirkung zu tun.

Chronobiologen haben jedoch eine wirksamere Art der Verordnung entdeckt: eine, die auf genauem Timing und genauer Dosierung basiert. Sie haben herausgefunden, daß der Zeitpunkt der Einnahme eines Medikaments genauso wichtig – oder noch wichtiger – sein kann wie die Menge, die man einnimmt. Mit anderen Worten, die Wirkkraft der meisten Medikamente hängt stark davon ab, *wann* sie verabreicht werden.

Aus welchem Grund? Unser Körper verändert sich während seines vierundzwanzigstündigen Zyklus, und darum wird er im Lauf des Tages für bestimmte Medikamente empfänglicher oder weniger empfänglich. Die gleiche Menge eines bestimmten Medikaments kann *viel wirksamer* sein, wenn sie beispielsweise um neun Uhr morgens statt um neun Uhr abends verabreicht wird.

Nehmen wir ein so alltägliches Mittel wie Aspirin. Wird es um sieben Uhr morgens geschluckt, bleibt es bis zu zweiundzwanzig Stunden im Körper. Wird es dagegen um sieben Uhr abends geschluckt, findet sich siebzehn Stunden später keine Spur mehr davon im Körper.

Oder nehmen wir ein spezielleres Medikament wie das Krebsmittel Cisplatin. Es ist ein äußerst starkes Mittel, das die Nieren schwer und bleibend schädigen kann – eine der Gefahren, die seine Anwendung bei der Chemotherapie mit sich bringt. Chronobiologen haben jedoch herausgefunden, daß Cisplatin die Nieren am wenigsten schädigt, wenn es am Spätnachmittag verabreicht wird, während die Nieren am aktivsten sind und am meisten Kalium ausscheiden. Wird es dagegen spätabends oder nachts verabreicht, während die Nieren am inaktivsten sind, verbleibt es viel länger im Körper und richtet in den Nieren mehr Schaden an.

Diese Feststellungen sind von ungeheurer Tragweite. Sie bedeuten unter anderem, daß man starke Medikamente zu jenen Tageszeiten verabreichen kann, zu denen sie am meisten nützen und am wenigsten Nebenwirkungen haben.

Behandlung von Krankheiten mit Hilfe der Rhythmen

Einige pharmazeutische Unternehmen erwägen bereits, die Etiketten und Beipackzettel von Medikamenten im Hinblick auf die täglichen Rhythmen umzuformulieren. Es könnte sein, daß Patienten bald Medikamente in die Hände bekommen, auf denen nicht mehr steht »einmal täglich«, sondern »um 15 Uhr einnehmen«. Doch eingefahrene, alte Gewohnheiten lassen sich schwer überwinden, und es ist nicht abzusehen, wie schnell die Patienten – oder, vielleicht wichtiger noch, ihre Ärzte – die Änderung akzeptieren.

Die Arzneimitteltherapie ist freilich nicht die einzige medizinische Behandlung, die von der Kenntnis unserer biologischen Rhythmen profitiert. Die Wirksamkeit der Strahlentherapie – der Anwendung von Hochenergiestrahlen zur Zerstörung oder Veränderung von Krebszellen, so daß diese sich nicht mehr vermehren – schwankt ebenfalls, bedingt durch die zirkadianen Rhythmen der Patienten.

Das vielleicht aufsehenerregendste Beispiel hierfür bildet ein in Indien durchgeführtes Experiment mit einer Gruppe Menschen, die gewohnheitsmäßig eine Mischung aus Betelnuß, Tabak und Kalk kauten. Die Angewohnheit führte oft zu einer seltenen Form von Krebs, bei der sich im Mund ein großer Tumor bildet. Die Lage und die Größe des Tumors erleichtern es zum Glück, ihn abzugrenzen und mit Strahlen zu behandeln.

Ärzte, die sich mit der Behandlung dieser ungewöhnlichen Tumoren befaßten, stellten fest, daß sie einen täglichen Temperaturzyklus hatten, dessen Höhepunkt zu einer anderen Zeit eintrat als jener des gesunden umgebenden Gewebes.

Um herauszufinden, ob dieser Temperaturrhythmus sich irgendwie auf den Erfolg der Strahlentherapie auswirkte, beschlossen die Ärzte, ein Experiment zu machen. Sie bestrahlten einige Tumoren zur Zeit des höchsten Temperaturwertes und andere acht Stunden später.

Die Resultate waren verblüffend. Jene Tumoren, die zu der Zeit behandelt wurden, zu der sie am wärmsten waren, *schrumpften* innerhalb von fünf Wochen *um 70 Prozent;* die acht Stunden nach der Höchsttemperatur behandelten Tumoren dagegen schrumpften nur um 30 Prozent.

Wichtiger noch: Zwei Jahre nach der Behandlung waren nur 13 Prozent der zweiten Gruppe krebsfrei. *Doch bei 60 Prozent der ersten Gruppe fanden sich keinerlei Anzeichen von Krebs mehr!*

Die Strahlenbehandlung hatte zwar beiden Gruppen geholfen, aber wie sich klar zeigte, hatte das richtige Timing einen dramatischen Unterschied bewirkt – und in einigen Fällen lebensrettend gewirkt.

Pumpen, die den Takt halten

Die Verabreichung von Medikamenten *zur rechten Zeit* kann lebensrettend sein, doch sie kann auch sehr beschwerlich werden für Ärzte, Krankenhauspersonal und Patienten. Eine Arzneimitteltherapie kann sich über viele Wochen, Monate oder sogar Jahre erstrecken und beinhaltet oft mehr als ein Medikament.

Es ist nicht immer einfach oder machbar, Medizin zur genau richtigen Zeit zu nehmen, besonders wenn eines oder mehrere der Medikamente mitten in der Nacht genommen werden sollen.

Und es ist fast unmöglich für einen Patienten, zu Hause in eigener Verantwortung eine niedrige Dosis eines Mittels über mehrere Stunden hinweg fortlaufend zu nehmen – wie es bei einigen chemotherapeutischen Behandlungen erforderlich ist.

Um die Verabreichung zu genau festgelegten Zeiten zu vereinfachen, benutzen bereits manche Chronobiologen eine raffiniertere tragbare Arzneimittelpumpe, die in den Vereinigten Staaten von Amerika entwickelt wurde und die Verabreichung von vier Medikamenten auf vorprogrammierter Basis ermöglicht.

In der Universitätsklinik von Minnesota beispielsweise verwenden Chronobiologen die Pumpe bei komplizierteren chemotherapeutischen Behandlungen von Krebspatienten.

Es gibt zur rechtzeitigen Verabreichung von Medikamenten sogar Pumpen, die klein genug für die Implantation in die Brust des Patienten sind; doch diese kleineren Pumpen können gewöhnlich nur ein einziges Medikament aufnehmen und eignen sich nur für einfache Behandlungszeitpläne.

Vermeidung von Krankheiten mit Hilfe der Rhythmen

Die Kenntnis Ihrer individuellen Rhythmen kann Ihnen eines Tages vielleicht helfen, Ihr Leben zu verlängern, weil sie es Ihnen ermöglicht, genau vorherzusagen, wie anfällig Sie für jene Krankheiten sind, die der Chronobiologe FRANZ HALBERG als »handicapping diseases« bezeichnet. Es sind Krankheiten, die für einige von uns wegen unserer genetischen Geschichte einen größeren Risikofaktor darstellen. Dazu gehören Bluthochdruck, Herzkrankheit, Schlaganfall, Krebs und gewisse Nierenerkrankungen.

Wenn Sie wissen, daß Sie im Hinblick auf eine bestimmte Krankheit in die Kategorie der Risikoreichen gehören, können Sie Vorbeugungsmaßnahmen ergreifen, wie häufige ärztliche Kontrollen, eine besondere Diät oder ein spezielles Übungsprogramm, um die Krankheit in Schach zu halten.

Erkrankung, wenn Ihre Synchronizität gestört ist

Es war immer dasselbe. Jedes Jahr, wenn LINDA ihre große Urlaubsreise machte, wurde sie krank. Gleichgültig, wohin sie reiste – ob nach Europa, Barbados oder Hawaii –, kurz nach der Ankunft an ihrem ersehnten Ziel schnappte sie eine Erkältung oder ein Grippevirus auf.

»Warum ausgerechnet ich?« fragte sie sich, während sie zusammengerollt in ihrem Hotelbett lag, mit Aspirin für das Fieber und Papiertaschentüchern für ihre laufende Nase versorgt. »Und warum ausgerechnet *jetzt*?«

Was Linda auf ihren Urlaubsreisen erlebte, ist keineswegs ungewöhnlich. Viele Menschen reisen an exotische – und teure – Orte, nur um dann am Ziel ihrer Träume einen Teil der kostbaren Erholungszeit mit einer Erkältung oder Grippe im Bett zu verbringen.

Warum? Die Antwort lautet, daß die Erkrankung viel mit Streß und den biologischen Rhythmen zu tun hat. Wenn Sie reisen, stören Sie die Synchronizität Ihrer Rhythmen und versetzen Ihren Körper in einen Streßzustand, was Sie anfälliger für Krankheiten macht.

> Natürlich brauchen Sie gar nicht über Zeitzonen zu reisen, um die Synchronizität Ihrer Rhythmen zu stören. Sogar zu Hause kann eine Streßsituation, die Ihre Alltagsroutine unterbricht – beispielsweise nächtelanges Arbeiten an einem wichtigen Projekt oder das Aufstehen mitten in der Nacht, um ein Neugeborenes zu versorgen –, Ihre Rhythmen durcheinanderbringen und die Abwehr einer bakteriellen oder einer Virusinfektion erschweren.
>
> *Was Sie tun können:*
> Vor allem sollte Ihnen bewußt sein, daß Sie, wenn die Synchronizität Ihrer Rhythmen gestört ist, besonders anfällig für Krankheiten sind. In einer solchen Zeit sollten Sie unbedingt darauf achten, daß Sie sich von Menschen fernhalten, die Grippe oder andere Viruserkrankungen haben. Außerdem sollten Sie lernen, die Auswirkungen von Streß auf Ihre Rhythmen – und Ihre Gesundheit – durch Anwendung von streßabbauenden Techniken zu verringern. (Eine Liste solcher Techniken finden Sie auf den Seiten 108 und 109 in Kapitel 4.)

Leider läßt sich die Chronobiologie in der Gesundheitspflege nur begrenzt anwenden, vor allem weil wir dafür erst die vielen geheimnisvollen Muster unserer Rhythmen entschlüsseln müssen. Doch einige Vorstudien zeigen, wie wirksam die Rhythmen als Frühwarnung vor einer Krankheit sein können.

In einer Untersuchung Neugeborener beispielsweise stellte man fest, daß der Blutdruck von Säuglingen aus Familien mit Bluthochdruck weit größeren täglichen Schwankungen unterliegt als jener von Säuglingen aus Familien ohne frühere Fälle von Bluthochdruck.

Würde ein solcher Test zur Routine, könnten die Ärzte gefährdete Säuglinge ausfindig machen, ohne die Bluthochdruck-Geschichte der Familie des Kindes zu kennen. Die gefährdeten Säuglinge könnten dann in dem Bewußtsein erzogen werden, daß bei ihnen vielleicht ein Bluthochdruckproblem entsteht, und man könnte sie lehren, diese Gefahr durch entsprechende Ernährung, körperliche Betätigung und andere gesunde Lebensgewohnheiten zu verringern.

Die rhythmische Natur einiger Krankheiten ist den Ärzten seit

Jahrhunderten bekannt. Bis vor kurzem jedoch wußte man kaum etwas darüber, wie sich die Rhythmen zur Vorbeugung und Behandlung nutzen ließen. Im Rest dieses Kapitels wollen wir uns die wichtigsten jener Krankheiten ansehen, bei denen Rhythmen aufgespürt worden sind, und wir wollen prüfen, wie man das Wissen über diese Rhythmen nutzen kann, um ein gesünderes, längeres Leben zu führen.

Asthma

Fast jeder zehnte von uns leidet an Asthma, einer Krankheit, die gewöhnlich (aber nicht immer) von schweren allergischen Reaktionen auf eine bestimmte Substanz – alles von Pflanzenpollen über Tierhaare bis zu einem Haushaltsreiniger – ausgelöst wird. Asthma tritt auf, wenn die Bronchialäste und die Schleimhäute der oberen Atemwege als Reaktion auf den Reizstoff anschwellen. Dies verursacht Atemnot und bei schweren Anfällen ein schreckliches Erstickungsgefühl. Medikamente weiten die verkrampften Luftwege gewöhnlich, doch bei Menschen, die an den schwersten Formen des Asthmas leiden, kann ein Anfall tödlich sein.

Asthma ist eine berüchtigte rhythmische Krankheit. Die Anfälle treten gewöhnlich spät in der Nacht oder früh am Morgen auf, wenn der betroffene Mensch schläft. Schon Hippokrates und Aretaios, zwei große Ärzte im alten Griechenland, hatten dieses rhythmische Muster beobachtet und vorbildlich beschrieben.

In jüngerer Zeit nutzten Forscher das Wissen über die Krankheit, um ein klareres Bild ihres vierundzwanzigstündigen Zyklus zu entwickeln. Sie fanden folgendes heraus: Am geringsten ist die Gefahr eines Anfalls in der Zeit um drei Uhr nachmittags. Sie bleibt bis in den Abend hinein relativ gering. Gegen elf Uhr nachts dann, zu einer Zeit, in der sich die meisten von uns in den ersten Schlafphasen befinden, nimmt die Möglichkeit, daß ein Anfall auftritt, rapide zu. Am größten ist die Gefahr morgens zwischen sechs und sieben Uhr. Im weiteren Verlauf des Morgens und Vormittags nimmt sie stetig ab, bis sie am Frühnachmittag ihren Tiefpunkt erreicht.

Dieser zirkadiane Zyklus der zunehmenden und abnehmenden Gefahr erklärt, warum es nicht ungewöhnlich ist, daß ein Asthmakranker mitten in der Nacht aus dem Schlaf auffährt und keuchend nach Atem ringt, tagsüber jedoch fast keine Symptome zeigt.

Die Ärzte schreiben das nächtliche Auftreten der Asthmaanfälle seit langem allergischen Reaktionen zu, die von Staub, Federn oder anderen Antigenen im Bettzeug der Betroffenen ausgelöst werden. Verbreitet ist auch die Vermutung, daß die horizontale Lage unserer Körper im Schlaf zur Ansammlung von Flüssigkeiten in der Lunge führt und so das Auftreten von Asthmaanfällen begünstigt.

Diese Faktoren können zwar zur Auslösung eines Asthmaanfalls beitragen, aber die Chronologen haben stichhaltigere – rhythmusbedingtere – Erklärungen für die Zeitgebundenheit der Anfälle.

Eine der wichtigsten Erklärungen ist die tägliche Veränderung der Weite der Bronchien, durch die wir atmen. Bei uns allen weiten und verengen sich die Bronchien in einem täglichen Zyklus, der auf bemerkenswerte Weise mit dem Zyklus der Asthmaanfälle übereinstimmt. Gegen sieben Uhr morgens, der wahrscheinlichsten Zeit für das Auftreten eines Anfalls, sind unsere Bronchien am stärksten verengt, und das Atmen fällt uns am schwersten. Gegen drei Uhr nachmittags, dem Tiefpunkt der Wahrscheinlichkeit eines Anfalls, sind die Bronchien am entspanntesten und weitesten.

Dieser Rhythmus findet sich bei uns allen, doch bei Asthmatikern ist er ausgeprägter, und die tägliche Schwankung zwischen weit und verengt ist viel stärker. Bei Nichtasthmatikern beträgt die Schwankung der Weite der Bronchien nur rund fünf Prozent, bei Asthmatikern dagegen etwa zwanzig Prozent, ungeachtet dessen, ob sie an Symptomen leiden oder nicht. Tatsächlich ist dieser Rhythmus bei Asthmatikern derart ausgeprägt, daß einige Wissenschaftler ihn als Möglichkeit zur Diagnostizierung der Krankheit ansehen, wenn keine anderen Symptome auftreten.

Chronobiologen fanden auch heraus, daß sich unsere Empfindlichkeit gegenüber Stoffen, auf die wir allergisch reagieren, in einem vierundzwanzigstündigen Zyklus ändert, der mit der Zeitgebundenheit der Asthmaanfälle zusammenfällt und möglicherweise zu ihr beiträgt. Gegen elf Uhr nachts erreicht unsere Empfindlichkeit gegenüber den Antigenen ihren Höhepunkt, was bedeutet, daß sogar eine sehr kleine Reizstoffmenge eine heftige allergische Reaktion verursachen kann. Die Empfindlichkeit bleibt die ganze Nacht hindurch hoch, nimmt jedoch tagsüber ab. Nachmittags kann es sein, daß Sie nicht einmal auf große Mengen eines Stoffs reagieren, gegen den Sie allergisch sind.

Im Zusammenhang damit entdeckten Chronobiologen noch etwas, was die ganze Sache für Asthmatiker kompliziert: Bei einigen hypersensiblen Personen, die tagsüber, wenn ihre Widerstandskraft groß ist, kurz mit einem Antigen in Kontakt gerieten, kann eine verzögerte Reaktion erfolgen, und zwar spätnachts, wenn ihre Widerstandskraft gering ist. Die betroffene Person sucht vielleicht fieberhaft das ganze Haus nach dem Auslöser der Reaktion ab und weiß nicht, daß es sich um ein Antigen handelt, mit dem sie Stunden zuvor bei der Arbeit in Berührung gekommen war.

Gleich vielen anderen Rhythmen in unserem Körper sind auch die Asthmazyklen nicht einfach nur zirkadian. Laut den Feststellungen von Chronobiologen ist bei Frauen die Häufigkeit und Schwere der Asthmaanfälle teilweise mit dem Menstruationszyklus verknüpft. Asthmatikerinnen klagen oft darüber, daß ihr Asthma kurz vor und während der Periode schlimmer wird. Der Grund dafür ist nicht klar, doch einiges läßt vermuten, daß die Verschlimmerung auf die monatlichen Veränderungen der Hormonspiegel zurückzuführen ist.

Schließlich gibt es bei der Häufigkeit von Asthmaanfällen noch den dramatischen jährlichen Zyklus, in dem Spätsommer und Herbst die gefährlichsten Zeiten sind. Eine in den Niederlanden durchgeführte Untersuchung, die sich über elf Jahre erstreckte, zeigte sogar ein achtzigprozentiges Ansteigen der Asthmaanfälle vom Tiefpunkt im März bis zum Höhepunkt im August. Bis Ende November blieb die Zahl der Anfälle hoch, mit dem Beginn des Winters nahm sie dann ab.

Dieser Rückgang der Anfälle im jahreszeitlichen Rhythmus ist natürlich weitgehend auf das Einsetzen des kalten Winterwetters und die Abnahme der Menge an Pollen, Staub und anderen Antigenen in der Luft zurückzuführen. Viele Chronobiologen glauben jedoch, daß die jahreszeitlichen Zyklen einer ganzen Reihe von Hormonen und anderen chemischen Stoffen in unserem Körper ebenfalls eine Rolle in der Zu- und Abnahme der Asthmasymptome spielen.

Was Sie tun können:
Natürlich sollten Sie versuchen, den Antigenen, die Ihr Asthma auslösen, während der Abendstunden aus dem Weg zu gehen, weil Sie da am anfälligsten sind. Sofern Sie Medikamente gegen Ihr Asthma nehmen, sollten Sie daran denken, daß diese generell

wirksamer sind, wenn sie am späten Nachmittag oder frühen Abend eingenommen werden. Das Mittel Acetylcholin beispielsweise erleichtert das Atmen stärker, wenn es in der Zeit um drei Uhr nachmittags verabreicht wird. Das gleiche gilt für Kortikosteroide, Hormone, die bei der Behandlung von Asthma oft verordnet werden.

Heuschnupfen, Nesselfieber und andere Allergien

Die meisten Menschen haben zwar das Glück, an keiner so schweren allergischen Erkrankung wie Asthma zu leiden, aber allem Anschein nach ist fast jeder von uns gegen irgend etwas allergisch. Da gibt es den Hautausschlag, den Nachbars Katze verursacht, die Nesselsucht nach dem Genuß von Erdnüssen und die Niesanfälle, die vom Staub im Haushalt ausgelöst werden.

Denken Sie einmal einen Augenblick lang nicht nur an die vielen Situationen, in denen Sie auf das Antigen reagiert haben, gegen das Sie allergisch sind – sagen wir, den Staub in Ihrem Haus –, sondern auch an die vielen Situationen, in denen Sie *nicht* darauf reagiert haben. Sie können stundenlang gemütlich in Ihrem Wohnzimmer sitzen, so von einem Buch gefesselt, daß Sie Ihre Umgebung gar nicht wahrnehmen. Plötzlich dann, aus keinem ersichtlichen Grund, beginnt es in Ihrer Nase zu kribbeln, und Sie niesen. Sie niesen noch einmal, und Ihre Augen fangen zu tränen an. Bald wird dies alles so schlimm, daß Sie nicht weiterlesen können.

Was ist geschehen? Was hat sich verändert und Ihre plötzliche allergische Reaktion ausgelöst?

Sie selbst haben sich verändert!

Unsere Anfälligkeit für Stoffe, auf die wir allergisch reagieren, verändert sich im Laufe des Tages dramatisch, genau wie bei Asthma. Die Veränderung ist tatsächlich derart dramatisch, daß unsere Haut, wie eine Studie zeigte, um Mitternacht hundertmal empfindlicher gegenüber Reizstoffen ist als um zwei Uhr nachmittags.

Die Spitzenzeit des Juckens, Niesens und Ausbrechens von Hautausschlägen ist gewöhnlich der Abend, nämlich die Zeit zwischen sieben und elf Uhr abends, und das ist bekanntlich jene Tageszeit, in welcher der Kortisolspiegel im Körper seinen niedrigsten Stand erreicht.

Was Sie tun können:
Es ist schwierig, wenn nicht unmöglich, die Stoffe, auf die Sie allergisch reagieren, ganz zu meiden. Aber Sie können Ihre Reaktion und Ihr Unbehagen reduzieren, indem Sie sich wenigstens am Abend davon fernhalten.

Sofern Sie allergisch gegen Gras und Unkraut sind, sollten Sie Ihren Rasen gegen zwei Uhr nachmittags mähen, weil zu dieser Zeit die natürlichen Abwehrkräfte Ihres Körpers stark sind. Nicht mähen sollten Sie am Abend oder am frühen Morgen. Falls Sie allergisch gegen Staub oder Haushaltsreiniger sind, versuchen Sie, den allwöchentlichen Hausputz auf die Mitte des Nachmittags zu legen.

Erkältungen, Grippe und andere verbreitete Infektionskrankheiten

Jeden Herbst erscheinen in der Presse warnende Berichte: Die Grippezeit beginnt. Ob uns eine neue Grippeart droht oder eine alte, eine aus Taiwan oder aus einem nähergelegenen Land, immer scheint das Virus zur selben Zeit aufzutauchen. Es kommt im Herbst ebenso sicher wie die ersten kühlen Winde.

Die Beobachtung dieses alljährlichen Herbstereignisses ist so alt wie die Medizin selbst. Schon etwa vierhundert Jahre vor Christi Geburt konstatierte der große Arzt HIPPOKRATES, die Wahrscheinlichkeit, daß wir eine Infektion der oberen Atemwege – eine Erkältung, Grippe oder Lungenentzündung – bekämen und daran stürben, sei im Winter größer als zu jeder anderen Zeit des Jahres.

Warum das so ist, wissen wir nicht mit Sicherheit. Die Chronobiologen sind sich noch nicht darüber im klaren, ob unsere Rhythmen, die Rhythmen der Krankheit oder beides zusammen uns in einer bestimmten Jahreszeit anfälliger für gewisse Infektionskrankheiten machen.

Auch zahlreiche andere verbreitete Infektionskrankheiten haben jahreszeitliche Rhythmen. Eltern wissen, daß viele Kinderkrankheiten, wie Windpocken, Mumps und Masern, in den ersten sechs Kalendermonaten (Januar bis einschließlich Juni) häufiger auftreten als in den letzten sechs (Juli bis einschließlich Dezember).

Was Sie tun können:
Den Infektionskrankheiten kann man kaum aus dem Weg gehen, vor allem weil sie meist schon *vor* dem Auftreten wirklicher Symptome ansteckend sind. Oft jedoch werden sie nach dem Auftreten der Symptome noch ansteckender; darum sollten Sie nach Möglichkeit Menschen meiden, bei denen sich Krankheitssymptome zeigen. In den Herbst- und Wintermonaten, wenn die Erkältungs- und Grippeviren ihre große Zeit haben, sollten Sie die Hände von Ihrem Gesicht, Ihrer Nase und Ihren Augen fernhalten und sie häufig waschen. Viren können an Tassen, Tischplatten, Türgriffen und ähnlichem mehrere Stunden aktiv bleiben. Wenn Sie diese Gegenstände und danach Ihre Nase oder Ihre Augen berühren, können Sie sich leicht anstecken. Sorgen Sie in der Grippezeit auch für eine gute Durchlüftung Ihrer Räume, zu Hause wie bei der Arbeit; frische Luft hilft, die beim Niesen oder Husten ausgeschiedenen mikroskopisch kleinen, mit Viren befrachteten Schleimtröpfchen zu zerstreuen.

Kopfschmerzen

In der modernen Gesellschaft ist kein Schmerz so verbreitet wie das Kopfweh. Tatsächlich kommt nur etwa einer von zehn Menschen durchs Leben, ohne je Kopfweh zu haben. Den restlichen 90 Prozent sind die pochenden Schmerzen im Kopf unangenehm vertraut.

Kopfschmerzen reichen von den weniger starken Spannungsschmerzen bis zu äußerst schmerzhaften und schwächenden Kopfschmerzen wie jenen der berüchtigten Migräne. Alle Kopfschmerzen weisen zwar auf ein biologisches Ungleichgewicht im Körper hin, aber nur weniger als fünf Prozent sind warnende Anzeichen für ein gefährliches Leiden wie einen Hirntumor oder Meningitis.

Meist werden Kopfschmerzen von etwas Harmloserem ausgelöst, beispielsweise einer allergischen Reaktion auf ein heißes Würstchen oder Muskelsteifheit vom Sitzen auf einem schlecht konstruierten Stuhl. Der Körper spannt seine Muskeln als Rückwirkung auf die schwachen Toxine in dem heißen Würstchen oder als Gegenmaßnahme gegen die Verspannung der Muskeln durch den Stuhl. Wenn sich die Muskeln zusammenziehen, weiten sich Blutgefäße im Kopf und im Hals, was zu einer Reizung des umgebenden Gewebes führt. Die Folge ist ein Schmerz, den wir als Kopfschmerz kennen.

Bei den meisten Kopfschmerzen ist nur ihre Unvorhersehbarkeit vorhersehbar. Einige jedoch haben tägliche, wöchentliche oder monatliche Muster, deren Ursache manchmal allerdings mehr mit unserer Lebensweise als mit inneren Rhythmen zu tun hat.

Spannungskopfschmerzen

Die verbreitetsten Kopfschmerzen, nämlich Spannungskopfschmerzen, werden durch Streß hervorgerufen, was kaum überraschen dürfte. Wegen ihrer Verbindung mit Streß können sie regelmäßig oder auch nur gelegentlich auftreten. Ihr Schweregrad ist von der einzelnen Person abhängig und davon, wie stressig deren Leben ist.

Allem Anschein nach werden jedoch Frauen dreimal so oft befallen wie Männer; der Grund dafür bleibt allerdings unklar. Und Städter leiden häufiger darunter als Landbewohner, vermutlich weil das Stadtleben mit größerem Streß verknüpft ist.

Diverse Studien der zirkadianen Rhythmen von Spannungskopfschmerzen zeigen, daß die Wahrscheinlichkeit ihres Auftretens zwischen acht Uhr und Mittag am größten ist. Das rührt wohl daher, daß sich die Spannung am Vormittag aufbaut, wenn wir mit den Problemen und dem Streß des vor uns liegenden Tages konfrontiert werden. Spannungskopfschmerzen dauern gewöhnlich ein paar Stunden und vergehen dann.

Die Forscher fanden auch heraus, daß Spannungskopfschmerzen an Montagen seltener auftreten als an allen anderen Tagen der Woche. Das dürfte daran liegen, daß der Montag dem streßabbauenden Wochenende folgt. Über die anderen sechs Tage verteilt sich die Zahl der Kopfschmerzanfälle ziemlich gleichmäßig.

Was Sie tun können:
Das beste Mittel gegen Spannungskopfschmerzen ist zu lernen, wie man sich entspannt. Legen Sie sich beim Einsetzen der Kopfschmerzen möglichst sofort hin, um die Anspannung aus Ihrem Hals zu nehmen; hier befinden sich nämlich die meisten jener Muskeln, deren Verspannung die Kopfschmerzen verursacht. Schließen Sie die Augen und atmen Sie tief, um Ihre strapazierten Muskeln wieder mit Sauerstoff zu versorgen. Noch besser ist es,

einen mitfühlenden Freund oder lieben Menschen zu bitten, Ihnen behutsam Nacken und Schultern zu massieren.

Wichtig ist auch, daß Sie sich von der Streßquelle entfernen. Wenn Sie eine Auseinandersetzung mit Ihrem Ehepartner hatten und spüren, daß die Kopfschmerzen kommen, sollten Sie einen kurzen Spaziergang machen. Die frische Luft im Freien kann zur Lösung der Spannung beitragen, die Ihre Kopfschmerzen verursacht hat.

Die Einnahme von Aspirin oder einem anderen Schmerzmittel vertreibt die Kopfschmerzen für ein paar Stunden, beseitigt sie aber nicht. Besteht der schmerzverursachende Streß weiter, wenn die schmerzstillende Wirkung der Tabletten nachläßt, kommt das Kopfweh wieder.

Migräne (Hemikranie)

Migränekopfschmerzen treten auf, wenn sich die Arterien, die dem Gehirn Blut zuführen, plötzlich krampfartig zu verengen beginnen. Manchmal bewirkt dies ein Gefühl der Desorientierung, verbunden mit Halluzinationen und Empfindungslosigkeit – sowie schließlich quälenden Schmerzen.

Der Migränekopfschmerz ist ein uralter Fluch der Menschheit. Hinweise auf diese Art Kopfschmerz finden sich bereits in den sechstausend Jahre alten sumerischen Schriften. Zweieinhalb Jahrtausende später, 1400 vor Christus, schrieben die Ägypter über die Entwicklung verschiedener Medizinen zu ihrer Heilung.

Der Schmerz bei einem Migräneanfall ist das Ergebnis einer Abfolge von Vorgängen, die sich in allen Menschen abspielen, bei den Migräneopfern jedoch übersteigert sind. Typischerweise beginnt der Schmerz, wenn kleine Arterien im Zentrum des Gehirns sich zusammenziehen, vielleicht wegen Veränderungen des hormonalen Gleichgewichts infolge von Streß.

Wir alle erleben bei Streß solche Kontraktionen von Blutgefäßen, doch bei den Migränekranken ist die Wirkung drastischer. Das Gehirn, das eine plötzliche Verringerung der lebenserhaltenden Blutversorgung registriert, reagiert auf die Kontraktion, indem es größere, unmittelbar unter der Kopfhaut liegende Arterien erweitert. Das pulsende, pochende Gefühl, das gewöhnlich mit Migräne einhergeht, entsteht dadurch, daß Blut in regelmäßigem Takt durch die Arterien gepumpt wird.

Migräne (Hemikranie) 173

Migränekopfschmerzen sind berühmt für ihre Unvorhersehbarkeit, doch mittlerweile haben die Chronobiologen tägliche, wöchentliche und (bei Frauen) auch monatliche Rhythmen aufgespürt.

In diversen Studien wurden allerdings unterschiedliche Stunden als wahrscheinlichste Zeitpunkte für einen Migräneanfall ermittelt. Einige Studien legen die gefährlichste Zeit auf die Stunden zwischen vier und acht Uhr morgens; andere behaupten, die Spitzenzeit der Migräne sei später, zwischen dem Erwachen und dem Mittag. Alle jedoch scheinen sich darin einig zu sein, daß die Morgenstunden für Migränekranke am schlimmsten sind. Migränekranke müssen oft erleben, daß sie morgens beim Aufstehen pochende, quälend schlimme Kopfschmerzen bekommen.

Die Migräne unterliegt auch einem wöchentlichen Rhythmus, dessen Ursache jedoch rätselhaft bleibt. In einer Anfang der siebziger Jahre durchgeführten Untersuchung wurden die Migränemuster von 2.933 Frauen analysiert. Die Forscher entdeckten, daß die Zahl der Migräneanfälle bei den Frauen am Samstag und Sonntag am höchsten war, am niedrigsten dagegen am Montag. Eine spätere Untersuchung bezeichnete den Donnerstag und Freitag, nicht das Wochenende, als die Spitzenzeit für Migräne, aber auch sie nannte den Montag als Tiefpunkt.

Ursprünglich hatte man diesen wöchentlichen Kopfwehzyklus auf das Wetter zurückgeführt, doch eine gründlichere Untersuchung erbrachte, daß diese Erklärung unwahrscheinlich ist. Einige Forscher vermuten jetzt, der wöchentliche Rhythmus könne mit der Zu- respektive Abnahme von emotionellem Streß während der Arbeitswoche respektive am Wochenende zusammenhängen, doch das muß erst noch bewiesen werden.

Einige Chronobiologen wiederum glauben, daß der wöchentliche Migränezyklus wahrscheinlich gar keine äußere Ursache hat, sondern ein weiteres Beispiel für die natürlichen siebentägigen Zyklen ist, die in so vielen biologischen Funktionen vorkommen. (Siehe Kapitel 1.) Direkte Beweise für die Stützung dieser Theorie ließen sich jedoch bisher nicht finden.

Der monatliche Rhythmus von Migränekopfschmerzen bei Frauen ist seit langem bekannt und hängt eng mit dem Menstruationszyklus zusammen. Mehrere Studien zeigen, daß über ein Drittel der Migräneanfälle bei Frauen in den vier Tagen vor der Periode auftritt. Ein weiteres Drittel der Anfälle tritt während der Periode auf. Überraschenderweise bekommen auch Frauen, die die Pille nehmen, mit größter Wahrscheinlichkeit unmittelbar vor oder während der Periode einen Migräneanfall.

Was Sie tun können:
Nach Jahrhunderten der Forschung entdeckten Ärzte in den dreißiger Jahren, daß ein Stoff namens *Ergotamin,* zur richtigen Zeit und in der richtigen Dosis verabreicht, einen Migräneanfall stoppen kann. Ergotamin wirkt durch Verengung der Blutgefäße, die den Migräneschmerz verursachen.

Wissen sollten Sie jedoch, daß Ergotamin oft schwere Übelkeit mit sich bringt. Weil aber Migräne ebenfalls Übelkeit verursacht, halten die meisten Ärzte und Migränekranken diese Nebenwirkung für hinnehmbar. Ergotamin kann auf verschiedene Weise verabreicht werden, durch Injektion ebenso wie mittels Inhalation eines Nasensprays. Auch Suppositorien gibt es, die das Ergotamin in den Blutstrom bringen, ohne daß es durch den Magen muß.

Die Migräne läßt sich zwar behandeln, eine Möglichkeit zur Heilung wurde aber bislang nicht gefunden. Denken Sie daran, Migräne ist eine physische Erkrankung und wird von einem Nervensystem verursacht, das nicht in der Lage ist, die Erweiterung und Verengung von Blutgefäßen richtig zu steuern. Oft sind in einer Familie mehrere Mitglieder davon betroffen (siebzig Prozent der Menschen, die an Migräne leiden, haben die Krankheit geerbt), und man kann kaum etwas tun, um eine Heilung herbeizuführen.

Aber die Gefahr eines Anfalls können Sie verringern, indem Sie jene Gegenstände oder Situationen, die bei Ihnen Migräne auslösen, ausfindig machen und meiden – besonders am Morgen und, wenn Sie eine Frau sind, unmittelbar vor sowie während Ihrer Periode. Zu den häufigen Auslösern zählen Lebensmittelallergien (Empfindlichkeit gegenüber Milch, Schokolade, Eiern, Weizen, Kaffee oder Alkohol), Zigarettenrauch, Parfüms, Staub, helles Licht, lauter Lärm und emotioneller Streß. Analysieren Sie nach jedem Anfall, was Sie unmittelbar vor dem Einsetzen der Schmerzen getan oder gegessen haben, und versuchen Sie, auf diese Weise ein Muster zu finden und genau zu bestimmen, was die Schmerzen ausgelöst hat.

Gebündelt auftretende Schmerzen

Die rhythmischsten und auch quälendsten aller Kopfschmerzen sind die gebündelt auftretenden. Wie die Bezeichnung andeutet,

Gebündelt auftretende Schmerzen

bestehen sie aus einer Serie von Schmerzen, die mit der Präzision einer Uhr zu bestimmten Tagesstunden und bestimmten Zeiten des Jahres auftreten, wobei sich Stunden wie Zeiten von einer Person zur nächsten ändern. Diese Art Kopfweh ist bei Männern häufiger als bei Frauen.

Es bestehen kaum Zweifel darüber, daß biologische Rhythmen das Auftreten der gebündelten Schmerzen steuern. Welche Rhythmen daran beteiligt sind und wie sie wirken, entzieht sich einstweilen noch unserer Kenntnis.

Bei den gebündelt auftretenden Kopfschmerzen kommt es, wie bei der Migräne, zu einer Verengung und Erweiterung von Blutgefäßen, doch aus irgendeinem Grund sind die Vorgänge hier schmerzhafter als bei Migräne. Menschen, die an dieser Art Kopfschmerzen leiden, können oft ziemlich genau vorhersagen, wann die Schmerzen einsetzen, aufhören und erneut beginnen werden.

Bei manchen Menschen kann das Muster in einstündigen Kopfschmerzen bestehen, die jedes Jahr zur gleichen Zeit mehrere Wochen lang dreimal am Tag auftreten und dann wieder verschwinden, bis zur gleichen Zeit im folgenden Jahr. Andere Betroffene können sechs Wochen hindurch einmal in der Woche zwei Stunden lang Kopfschmerzen haben, danach ein Jahr lang keine. Gelegentlich verschwinden die Kopfschmerzen völlig; und es kann auch sein, daß sie mehrere Jahre ausbleiben, dann aber wiederkommen.

Den Untersuchungen von Chronobiologen zufolge treten Kopfschmerzen dieser Art am häufigsten auf, während wir schlafen. Eine Studie erbrachte, daß sechzig Prozent der gebündelt auftretenden Kopfschmerzen zwischen elf Uhr nachts und sechs Uhr morgens einsetzen. Viele der Patienten, denen die Studie galt, sagten aus, nach ihrem Eindruck kämen die Schmerzen etwa zwei Stunden nach dem Einschlafen – das heißt, etwa am Anfang der ersten REM- oder Traumphase ihres nächtlichen Schlafzyklus.

Die Opfer der gebündelt auftretenden Kopfschmerzen haben die Krankheit offenbar nicht geerbt, im Gegensatz zu vielen Migränepatienten; doch sie haben, gleich den Migränepatienten, Schwierigkeiten beim Umgang mit Streß. Außerdem neigen sie dazu, mehr Kaffee und Alkohol zu trinken und mehr zu rauchen als andere Menschen.

Die Wissenschaftler konzentrieren ihre Suche nach der Ursache dieser Kopfschmerzen auf ein Ungleichgewicht in der täglichen Ebbe und Flut der Hormone im Gehirn, von denen anscheinend die zu den Schmerzen führende Verengung der Blutgefäße ausgelöst wird. Bisher ist es ihnen jedoch nicht gelungen, Hormonzyklen direkt mit den Kopfschmerzen in Verbindung zu bringen.

Wann Sie den Zahnarzt aufsuchen sollten

Niemand geht wirklich *gern* zum Zahnarzt. Das durchdringende Summen und schrill schleifende Vibrieren des Hochgeschwindigkeitsbohrers, der an einem von Karies zerfressenen Zahn arbeitet, lassen sogar die Stärksten von uns schaudern.

Doch fassen Sie Mut! Ihre täglichen Rhythmen können Ihnen helfen.

Zähne haben eine Schmerzschwelle, die jeden Tag ansteigt und sinkt. Am empfindlichsten reagieren Sie frühmorgens, zwischen drei und acht Uhr auf Zahnschmerzen. Tut Ihnen also ein Zahn schon beim Zubettgehen weh, dürften Sie eine lange Nacht vor sich haben, denn der Schmerz wird gegen Morgen zunehmend schlimmer werden.

Sollten Sie mit Zahnweh aufwachen, dann überlegen Sie zweimal, bevor Sie zum Zahnarzt rennen. Der schmerzende Zahn reagiert zu dieser Tageszeit empfindlicher auf das Bohren und Schleifen.

Für eine Zahnarztbehandlung eignet sich die Mitte des Nachmittags am besten, weil die Schmerzschwelle für Zahnweh im Lauf des Tages steigt und etwa um drei Uhr nachmittags ihren Höhepunkt erreicht. Zu dieser Stunde ist Ihre Schmerzschwelle um *fünfzig Prozent höher* als am frühen Morgen.

Auch die Wirksamkeit von Novokain oder anderen in der Zahnheilkunde oft verwendeten Betäubungsmitteln schwankt im Lauf des Tages dramatisch. Am Nachmittag hält eine Anästhesie viel länger vor als morgens, manchmal sogar mehrere Stunden länger.

Wenn Sie also Ihren Besuch beim Zahnarzt bis zur Mitte des Nachmittags aufschieben können, dürften Sie den Gang als etwas weniger schmerzhaft empfinden.

Was Sie tun können:
Zur Linderung der gebündelt auftretenden Kopfschmerzen sollten Sie keinen Alkohol mehr trinken, das Rauchen einschränken und sich während einer Schmerzperiode generell besser pflegen. Es gibt kaum Beweise dafür, daß die Einschränkung des Rauchens oder die Einstellung des Alkoholkonsums langfristige Auswirkungen auf die Kopfschmerzen hat, aber vielen Opfern ist schmerzhaft bewußt, daß eine Zigarette oder ein Glas Wein plötzliches Kopfweh auslösen können.

In extrem schweren Fällen wird manchmal ein chirurgischer Eingriff vorgenommen, bei dem man Nerven durchtrennt oder Gewebe vereist, die zu den Kopfschmerzen beitragen. Diese Verfahren sind riskant und sollten nur als letzter Ausweg angewendet werden.

Schließlich gibt es noch starke verschreibungspflichtige Medikamente, von denen *Methysergid* am bekanntesten ist. Im Gegensatz zum Ergotamin, das nur beim Auftreten der Migränekopfschmerzen genommen wird, muß man Methysergid während einer Schmerzperiode mehrmals täglich nehmen, um die Kopfschmerzen zu verhindern oder zu lindern.

Änderungen des Verhaltens, wie Abbau von Streß, oder auch Biofeedback scheinen bei den Rhythmen der gebündelt auftretenden Kopfschmerzen kaum Veränderungen zu bewirken.

Geschwüre

Biologische Rhythmen, die aus dem Gleichlauf geraten sind und vielleicht durch Streß noch zusätzlich gestört werden, spielen bei der Entstehung von Geschwüren offenbar eine wichtige Rolle.

Den Wissenschaftlern ist mittlerweile bekannt, daß die Säuren in unserem Magen – Magen- und Dünndarmsäfte, die an der Aufspaltung und Verdauung der von uns eingenommenen Nahrung mitwirken – einen zirkadianen Rhythmus haben. Die Säuremenge nimmt im Laufe des Tages allmählich zu und erreicht um die Mittagszeit ihren Höchststand.

Bei vielen Menschen, die an einem Magen- oder Zwölffingerdarmgeschwür leiden, ist der Rhythmus der Säureproduktion gestört. Dies bedeutet, daß sich mehr Säure im Magen und Darm befindet. Nachts, wenn die Säureproduktion niedrig sein sollte, bleibt sie hoch.

Bei Veränderungen im Rhythmus der Säureproduktion kann es geschehen, daß Magen und Darm der ätzenden Wirkung der Säure ungeschützt ausgesetzt sind. Warum? Weil die anderen Sekrete, die diese inneren Organe vor Säure schützen, ihren Rhythmus *nicht* verändern. Die Produktion des Schleims beispielsweise, der die Innenwände des Dünndarms überzieht und schützt, geht in ihrem Rhythmus jenem der Magensäure um ein weniges voraus. Wenn die Magensäureproduktion nachts plötzlich auf Hochtouren schaltet, tut die Schleimproduktion nicht zwangsläufig das gleiche. Die Folge: Ist die Innenwand des Dünndarms nicht durch Schleim geschützt, kann die Säure das Gewebe andauen und ein Geschwür verursachen.

In einer Studie fand man heraus, daß eine Gruppe Patienten mit Zwölffingerdarmgeschwüren während der Nacht zwanzigmal mehr Magensäure im Körper hatte als eine gesunde Kontrollgruppe. Interessanterweise entdeckte man, daß die Magensäure in Schüben produziert wurde, die mit dem REM-Schlaf zusammenfielen. Diese Schübe sind vielleicht mit Ausbrüchen der Hormonaktivität verknüpft, zu denen es während des REM-Schlafs oft kommt.

Nicht nur der tägliche Rhythmus hat Einfluß auf Magen- und Zwölffingerdarmgeschwüre. Ein Wissenschaftler hat entdeckt, daß die Wahrscheinlichkeit der Entstehung von Geschwüren im Herbst – besonders im September und Oktober – größer ist als zu irgendeiner anderen Zeit des Jahres. Eine zweite, nicht ganz so gefährliche Spitzenzeit für die Geschwürbildung ist der Januar. Den Grund dafür kennen die Wissenschaftler nicht. Noch rätselhafter ist die Tatsache, daß die meisten der Geschwüre, die sich in diesen Spitzenzeiten bilden, bei Vollmond entstehen! Niemand weiß, warum, doch vielleicht löst das Mondlicht irgendeine Veränderung im Magensäurezyklus aus.

Was Sie tun können:
Eine Untersuchung hat ergeben, daß Ratten, wenn man sie zu der Zeit unter starken Streß setzt, in der ihr Magensäurezyklus seinen täglichen Höhepunkt erreicht, eher Magengeschwüre bekommen als bei starkem Streß zu einer anderen Tageszeit.

Nach Ansicht der Forscher, die diese Untersuchung durchführten, beinhalten ihre Ergebnisse nicht nur für Ratten, sondern auch für die Menschen eine Warnung: Streß während des Tages, vor allem zur Mittagszeit, in der die Säureproduktion ihren Höhepunkt erreicht, kann zu einer Überproduktion von Magensäure führen und die Gefahr vergrößern, daß die Säure ein Loch in Ihre Magenschleimhaut oder Dünndarmwand frißt.

Einer der Forscher empfiehlt jenen Menschen, die Magen- oder Dünndarmprobleme haben, wichtige geschäftliche Besprechungen oder andere stressige Ereignisse auf den Spätnachmittag zu legen, weil dann die Magensäureproduktion ihren Höhepunkt überschritten hat. Medikamente zur Behandlung der Geschwüre wirken wahrscheinlich am besten, wenn sie am späten Vormittag genommen werden, kurz bevor die Magensäureproduktion auf ihren täglichen Höchstwert steigt.

Wenn Sie ins Krankenhaus müssen

Die Einweisung in ein Krankenhaus kann für Ihre Rhythmen – und deshalb für Ihre Gesundheit – genauso problematisch sein wie ein Langstreckenflug oder ein ständig unregelmäßiger Tagesablauf. Der Grund ist, daß die Krankenhäuser eigene starre Zeitgeber geschaffen haben – Essenszeiten, Zeiten für die Verabreichung von Medikamenten, Ruhezeiten –, die Ihre Rhythmen sehr schnell in eine verwirrende Kurve stürzen können.

Andererseits sind einige Krankenhausbereiche *rhythmusfrei*, besonders Intensivstationen. Mit anderen Worten, auf diesen Stationen sind das Licht, der Geräuschpegel und die Aktivitäten fast immer gleichbleibend. Auch dieses Fehlen starker Zeitgeber kann Ihre Rhythmen verwirren und durcheinanderbringen.

Wenn Sie nur für kurze Zeit ins Krankenhaus müssen und die Auswirkungen des Aufenthalts auf Ihre Rhythmen möglichst geringhalten wollen, sollten Sie versuchen, soweit wie möglich Ihre übliche tägliche Routine beizubehalten. Dies bedeutet, zu den gewohnten Stunden zu essen und zu schlafen. Um bei Ihrer Schlafengehenszeit bleiben zu können, müssen Sie vielleicht sanften Druck ausüben und Ihren Zimmergenossen oder Ihre Zimmergenossin überreden, den Fernseher zur entsprechenden Zeit auszuschalten. Um Ihre Essenszeit einhalten zu können (falls Ihre medizinische Behandlung dies zuläßt), brauchen Sie wahrscheinlich eine

> eigene Versorgungsquelle – vielleicht Freunde oder Verwandte, die Ihnen gesundheitsfördernde belegte Brote, Obst und Säfte bringen; natürlich muß es sich dabei um Nahrungsmittel handeln, die man ohne Risiko ungekühlt bis zur gegebenen Stunde aufbewahren kann. (Angesichts der oft unzulänglichen Qualität der heutigen Krankenhauskost, was Nährwert und Geschmack angeht, dürften Sie ohnhehin besser dran sein, wenn Sie sich selbst versorgen!)
> Verordnet Ihr Arzt Ihnen jedoch eine spezielle Diät, müssen Sie unbedingt mit ihm sprechen, bevor Sie einen eigenen Speisenplan aufstellen.

Bluthochdruck (Hypertonie)

Erhöhter Blutdruck strapaziert die Innenwände unserer Blutgefäße, zwingt unser Herz zu übermäßiger Arbeit und bewirkt eine Verstopfung unserer Arterien durch fettige Plaques. Oft tut er dies jahrelang unbemerkt und ohne äußere Anzeichen des Schadens, den er anrichtet. Schließlich aber geht er zu seinem heftigsten, oft tödlichen Angriff auf den Körper über, gewöhnlich in Form eines Schlaganfalls, einer plötzlichen Herzattacke oder eines Nierenversagens.

In den meisten fortschrittlichen Ländern haben bis zu achtzehn Prozent der Bevölkerung erhöhten Blutdruck. In den Vereinigten Staaten schätzt man die Gesamtzahl der von dieser Krankheit betroffenen Menschen auf etwa sechzig Millionen.

Wodurch wird Bluthochdruck verursacht? Die eigentliche Ursache ist noch immer ein Rätsel, doch die Lebensweise spielt sicherlich eine wichtige Rolle. Untersuchungen ergaben, daß das Hochdruckrisiko drastisch steigt, wenn Sie zuviel wiegen, zuviel Salz essen oder zuviel sitzen. Doch nicht jeder Mensch mit ungesunden Lebensgewohnheiten bekommt die Krankheit. Eine Erklärung dafür haben die Wissenschaftler nicht.

Reguliert wird Ihr Blutdruck – rein biologisch gesehen – durch die Größe Ihrer Blutgefäße, durch die täglichen Rhythmen Ihrer Hormonspiegel und durch Nervenzellen mit dem Namen Barorezeptoren. Letztere fungieren als Thermostate, sie regeln den Druck des durch den Körper fließenden Blutes. Bei Hochdruckkranken ist irgendein Teil dieses Regelsystems gestört.

Bluthochdruck (Hypertonie)

Welche Blutdruckwerte kann man als risikolos bezeichnen? Die Wissenschaftler sind sich einig, daß ein Blutdruck von 120/80 bei einem gesunden Erwachsenen normal ist und daß alle Werte, die über 140/90 liegen, gefährlich hoch sind.

Die beiden Zahlen geben den Ober- und Unterwert Ihres Blutdrucks an, der entsteht, wenn Ihr Herz schlägt, sich entspannt und wieder schlägt. Bei einem normalen Blutdruck werden die 120 mbar gemessen, während sich Ihr Herz zusammenzieht und den größten Druck auf Ihr Kreislaufsystem ausübt. Er wird als *systolischer* Druck bezeichnet. Die zweite Zahl, *diastolischer* Druck genannt, bezeichnet den Druck, der beim Erschlaffen des Herzmuskels zwischen den Schlägen gemessen wird.

Leider schenken die meisten von uns ihrem Blutdruck wenig Beachtung und lassen ihn nur kontrollieren, wenn sie ohnehin zum Arzt gehen, gewöhnlich wegen eines nicht mit dem Blutdruck zusammenhängenden medizinischen Problems. Angesichts der verheerenden Wirkung, die Bluthochdruck für Ihre Gesundheit hat, und angesichts seines häufigen Auftretens ist die lässige Einstellung zur Blutdruckkontrolle töricht, gelinde ausgedrückt.

Viele Chronobiologen ziehen den Nutzen nur gelegentlich vorgenommener Blutdruckkontrollen in Zweifel. Ihr Blutdruck *steigt und fällt,* genau wie Ihre Körpertemperatur, während eines vierundzwanzigstündigen Zyklus. Eine einzige Messung ist folglich nur eine Art Schnappschuß, die Ihnen zeigt, wo Ihr Blutdruck sich während seines täglichen Zyklus gerade befindet; ein genaues Bild Ihres Gesamtzyklus vermittelt sie nicht.

Bei den meisten von uns beginnt der Blutdruck am frühen Morgen zu steigen, etwa eine Stunde, bevor wir aufwachen. Er steigt dann stetig weiter, bis er am späten Nachmittag oder frühen Abend seinen Höchstwert erreicht. Anschließend fällt er, und zwar schneller, als er gestiegen ist; seinen Tiefstwert erreicht er gegen Mitternacht, und auf diesem Punkt bleibt er, bis er gegen Morgen am Neubeginn des Zyklus wieder zu steigen anfängt.

Bei einer Messung am frühen Morgen wird Ihr Blutdruck viel niedriger sein als am Abend. Tatsächlich kann der Unterschied zwischen den höchsten und den niedrigsten Werten im Lauf des Tages so groß sein, daß der Höchstwert Ihres diastolischen Drucks (beim Entspannen) den niedrigsten Wert Ihres systolischen Drucks (beim Zusammenziehen) übersteigt. Beim »schnappschußartigen« Messen des Blutdrucks wird auch das Ausmaß der täglichen Schwingungsweite Ihres Zyklus nicht sichtbar.

Es kann durchaus sein, daß Ihre Blutdruckwerte den größten Teil des Tages hindurch unterhalb der gefährlichen Grenze liegen, am Abend aber dann für eine oder zwei Stunden auf sehr hohe Werte steigen. Bleibt diese Schwingung viele Jahre hindurch verborgen und wird deshalb auch nicht behandelt, könnte sie irgendwann zu Ihrem Tod führen. Sofern Sie Ihren Blutdruck nicht abends messen lassen, während jener Stunden, in der er die Gefahrengrenze übersteigen kann, haben Sie keine Möglichkeit zu erfahren, ob und wie sehr Sie gefährdet sind.

Die typische lässige Art, in der wir unseren Blutdruck verfolgen, macht es uns auch schwer, zu bemerken, wenn unser gesamter Zyklus bei fortschreitendem Alter auf der Druckskala nach oben rückt.

Als Folge davon passiert es immer wieder, daß wir die Chance verpassen, unseren Blutdruck unter Kontrolle zu bringen, bevor er Schaden verursacht.

Man kann gar nicht nachdrücklich genug betonen, wie wichtig es ist, den Blutdruck innerhalb sicherer Grenzen zu halten. Selbst bei einem Menschen mit nur leicht erhöhtem Blutdruck – nicht allzu weit über der Schwelle 140/90 – ist die *Gefahr*, daß er mit fünfundsechzig Jahren stirbt, *doppelt so groß* wie bei einem Menschen mit normalem Blutdruck. Jemand mit mäßig erhöhtem Blutdruck – sagen wir, 150/100 – stirbt mit *dreimal größerer Wahrscheinlichkeit* im Alter von fünfundsechzig als ein gesunder Mensch.

Was Sie tun können:
Der erste Schritt, um sich vor den verheerenden Wirkungen des Bluthochdrucks zu schützen, besteht darin, daß Sie den Schwankungsbereich Ihres Blutdrucks bestimmen. Die Chronobiologen empfehlen Ihnen, damit Sie sich ein genaues Bild vom Ausmaß des täglichen Steigens und Fallens Ihres Blutdrucks machen können, zwei Tage lang Ihren Blutdruck etwa jede Stunde zu messen. (Siehe Kasten auf Seite 184.)

Das Messen des eigenen Blutdrucks ist nicht schwer, und die dafür erforderlichen Geräte samt Bedienungsanleitung gibt es in Apotheken, ebenso auch in Waren- und Versandhäusern. Besonders einfach ist das Messen mit den neuen elektronischen Geräten, die allerdings ziemlich teuer sind. Erkundigen Sie sich bei Ihrem Arzt oder Apotheker, welches Gerät Ihren Bedürfnissen und Ihrem Geldbeutel am besten entspricht.

Bluthochdruck (Hypertonie)

Falls in Ihrer Familienanamnese Bluthochdruck vorkommt oder enge Verwandte von Ihnen an Herzattacken, Stauungsinsuffizienz des Herzens oder Schlaganfällen gestorben sind, sollten Sie vielleicht detailliertere Messungen vornehmen. Versuchen Sie so vorzugehen wie Chronobiologen, wenn Sie Ihren Blutdruck messen: Tragen Sie ein kleines Kontrollgerät bei sich, das Ihren Blutdruck automatisch zu den vorher festgesetzten Zeiten im vierundzwanzigstündigen Zyklus mißt. Diese computergesteuerten Geräte sind teuer, und es lohnt sich nicht, eines zu kaufen. Wenn Sie jedoch in der Nähe eines großen Krankenhauses oder einer Universität wohnen, können Sie vielleicht ein Gerät für einige Tage ausleihen. Fragen Sie Ihren Arzt, ob er es einrichten kann, daß Sie ein solches Gerät für die nötige Zeit geliehen bekommen.

Bei der Analyse Ihrer Blutdruckmessungen sollten Sie bedenken, daß Ihr Blutdruck im Tagesverlauf nicht lange über der Gefahrenschwelle zu liegen braucht, um ein Problem verursachen zu können. Falls Sie feststellen, daß Ihr Blutdruck regelmäßig in den Hochdruckbereich steigt – *und sei es nur für ein paar Minuten täglich* –, machen Sie unbedingt sofort Ihren Arzt darauf aufmerksam.

Auch Kinder können Bluthochdruck haben, besonders wenn sie aus entsprechend belasteten Familien stammen. Tatsächlich stellten Ärzte bereits bei zwölf Monate alten Kleinkindern Hypertonie fest. Bei Kindern ist Bluthochdruck sogar noch besorgniserregender als bei Erwachsenen, weil er sein zerstörerisches Werk in frühem Alter beginnt und als Folge davon bereits ernste medizinische Probleme bestehen können, wenn aus den Kindern junge Erwachsene werden. In Familien mit einer Bluthochdruckanamnese (= Vorgeschichte) ist es wichtig, daß man in die Überwachung des Blutdrucks im Hinblick auf Hypertonie auch die Kinder einbezieht.

Was sollten Sie tun, wenn Sie Bluthochdruck haben?

Sie können mehrere einfache Schritte unternehmen, die zur Senkung Ihres Blutdrucks unter die Gefahrengrenze beitragen:

Falls Sie Übergewicht haben, stoßen Sie ein paar Pfunde ab.
Schon zehn oder zwanzig Pfund mehr als Ihr Normalgewicht bedeuten zusätzlichen Streß für Ihr Herz. Wenn Sie übergewichtig sind, muß Ihr Herz eine größere Menge Blut durch einen größeren Körper pumpen.

Reduzieren Sie die Salzmenge in Ihrer Kost.
Viele Menschen nehmen drei- bis fünfmal soviel Salz zu sich, wie sie brauchen. Ein großer Teil dieses Salzes kommt unmittelbar aus dem Salzstreuer, doch auch verborgenes Salz in Fertigwaren trägt zu unserem Überkonsum bei. Werfen Sie Ihren Salzstreuer weg (unsere Nahrungsmittel enthalten genügend natürliches Salz für unseren täglichen Bedarf) und würzen Sie Ihr Essen statt dessen mit Kräutern, Knoblauch, Pfeffer und anderen Gewürzen. Gewöhnen Sie sich auch an, auf Verpackungen die Angaben über Bestandteile oder Zutaten zu lesen und auf die angeführte Natriummenge zu achten.

Ermitteln Ihres Blutdrucks

Um die täglichen Rhythmen Ihres Blutdrucks ermitteln zu können, brauchen Sie ein tragbares Blutdruckmeßgerät, das Sie durch Ihren Arzt, in der Apotheke oder auch in Warenhäusern sowie im Versandhandel bekommen. Lesen Sie die Bedienungsanleitung sorgfältig. Besser noch, lassen Sie sich von Ihrem Arzt oder einem geschulten Spezialisten in der Handhabung unterweisen.

Damit Sie ein klares Bild des täglichen Zyklus Ihres Blutdrucks erhalten, sollten Sie mindestens zwei Tage lang stündlich Messungen vornehmen. Tragen Sie die gemessenen Werte in die Tabellen auf den folgenden Seiten ein. Achten Sie darauf, daß Sie sowohl den systolischen Druck (den Druck beim Schlagen Ihres Herzens) als auch den diastolischen Druck (das Abfallen des Drucks zwischen den Herzschlägen) notieren. Der besseren Übersichtlichkeit wegen sollten Sie für die beiden Druckarten verschiedenfarbige Stifte verwenden.

Verbinden Sie am Ende jedes Tages »die Punkte« bei jeder der beiden Druckarten und prüfen Sie, ob die beiden Linien in dem auf der Tabelle markierten gefahrlosen Bereich liegen.

Befinden sich einige Ihrer Messungen außerhalb dieser Bereiche, sollten Sie zu Ihrem Arzt gehen und eine gründlichere Kontrolle Ihres Blutdrucks vornehmen lassen.

Treiben Sie regelmäßig Sport.
Übungen mit Dauerbelastung, wie Laufen, Schwimmen, Radfahren, Eislaufen und rasches Gehen, können den Blutdruck senken. Sie tragen zur Kontrolle Ihres Gewichts bei und machen außerdem das Herz sowie die Muskeln leistungsfähiger, was bedeutet, daß diese unter Streß weniger Blut benötigen.

Damit solche Übungen wirken, müssen Sie sie mindestens zwanzig Minuten lang ohne *Unterbrechung* durchführen. Das ist der Grund, warum sich Sportarten, in denen gelaufen und wieder gestoppt wird, wie Tennis, Squash, Basketball und sogar Fußball, weniger zum Kreislauftraining eignen.

Beraten Sie sich unbedingt mit Ihrem Arzt, bevor Sie ein Übungsprogramm beginnen. Einige Ärzte empfehlen für Menschen mit Hypertonie isometrische Sportarten, wie Ringen, Wasserskifahren und Gewichtheben, bei denen die Muskeln angespannt werden und der Blutdruck steigt.

Hören Sie auf zu rauchen.
Das Nikotin in den Zigaretten blockiert bestimmte Nervenimpulse und bewirkt dadurch, daß sich die Muskeln in Ihren feinen Blutgefäßen zusammenziehen. Die Folge ist ein gesteigerter Widerstand gegen den Blutstrom, was bedeutet, daß Ihr Herz schwerer arbeiten muß und der Blutdruck steigt.

Herzattacken

Falls Ihnen eine Herzattacke droht, ist die Wahrscheinlichkeit groß, daß Sie sie am Morgen erleiden. Zwischen acht und zehn Uhr morgens treten doppelt so viele Herzattacken auf wie abends und spätnachts.

Es gibt viele Faktoren, die Ihre Anfälligkeit für eine Herzattacke steigern – Rauchen, falsche Ernährung, Streß, Übergewicht –, aber nach Ansicht der Chronobiologen spielen auch die täglichen Rhythmen Ihres Herzens eine große Rolle im Hinblick auf dessen Anfälligkeit für ein Versagen. Die täglichen Schwankungen des Blutdrucks sind nur einer dieser Rhythmen. Tägliche Rhythmen fanden die Wissenschaftler außerdem bei der Schlagzahl des Herzens, beim Schlagvolumen (der gepumpten Blutmenge), bei der Strömungsleichtigkeit des Bluts durch die Gefäße (Viskosität) und bei anderen, subtileren Herzfunktionen.

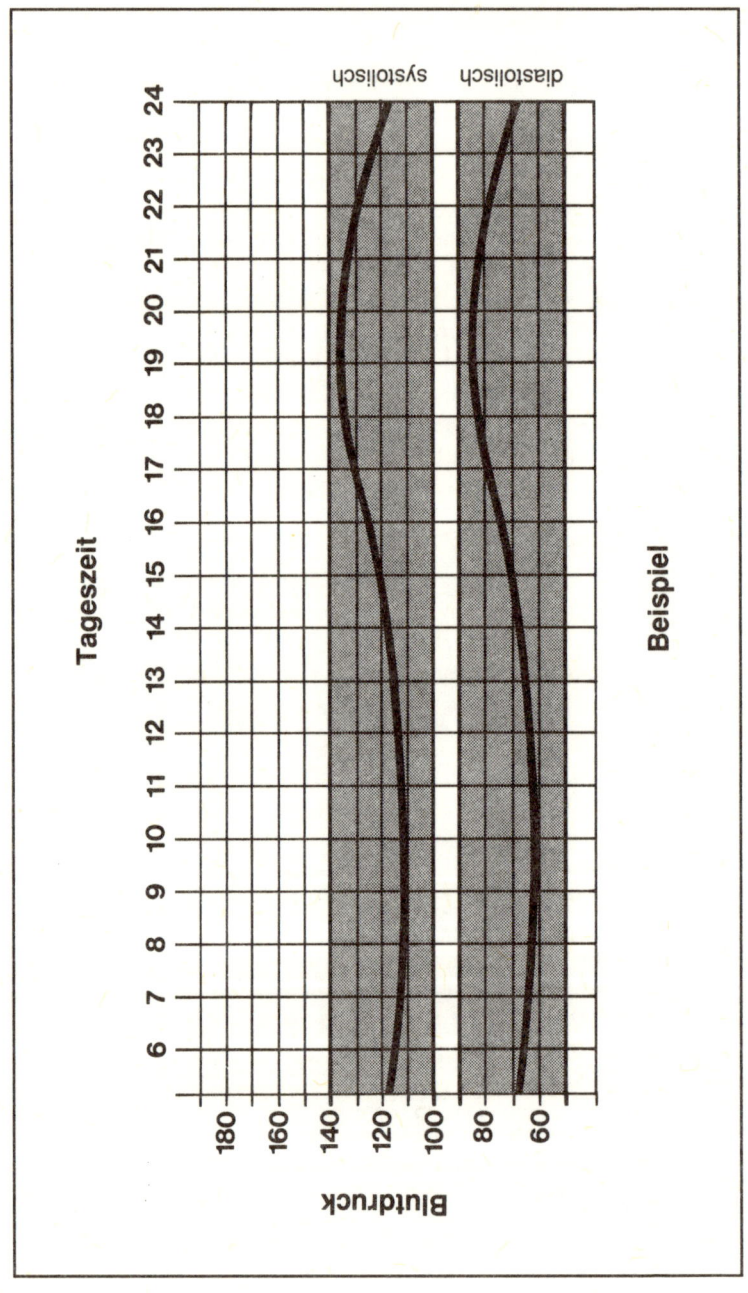

Herzattacken

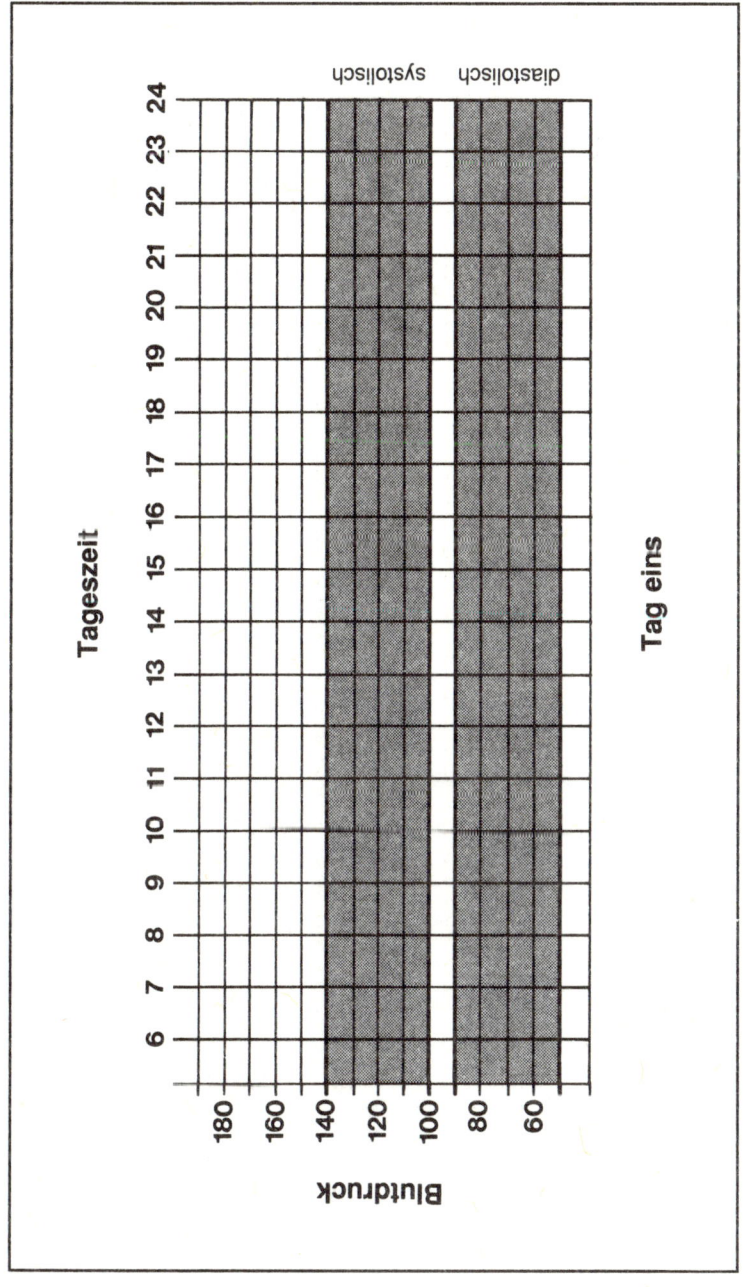

188 *Bewahrung eines gesunden Takts – Rhythmen und Medizin*

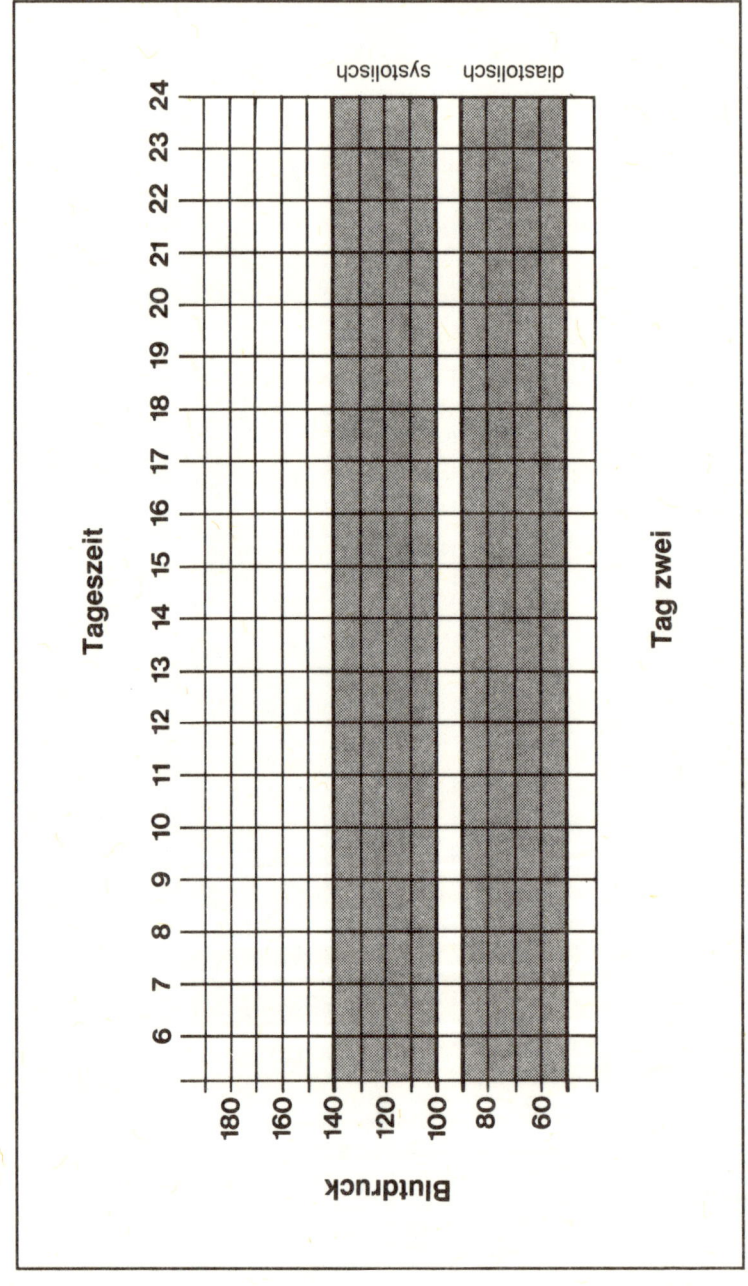

Herzattacken

Sogar die Geschwindigkeit, mit der Ihr Herz schlägt, folgt einem klaren täglichen Rhythmus. Im allgemeinen schlägt das Herz tagsüber schneller als nachts, in enger Anlehnung an das tägliche Auf und Ab der Körpertemperatur. Vor der Erfindung des Fieberthermometers orientierten sich die Ärzte tatsächlich am Herzschlag, wenn sie feststellen wollten, ob ein Patient Fieber hatte oder nicht. Eine Beschleunigung des Herzschlags (des Pulses) um zehn bis fünfzehn Schläge pro Minute galt als Anzeichen für ein Ansteigen der Körpertemperatur des Patienten um ein Grad.

Der Herzschlag wird zwar von der Körpertemperatur beeinflußt, ist jedoch nicht von ihr abhängig. Nach einer Herztransplantation weisen das neue Herz und das vom alten Herzen im Körper verbliebene Gewebe eine Zeitlang unterschiedliche zirkadiane Rhythmen auf. Mit anderen Worten, sie schlagen in verschiedenem Rhythmus! Oft besteht zwischen den Herzen eine mehr als zweistündige Abweichung von der Synchronizität. Die Tatsache, daß das Gewebe des alten Herzens so stark an seinem alten Rhythmus festhält, bedeutet für die Wissenschaftler, daß der Schrittmacher, der den Herzschlag bestimmt, seinen Sitz nicht an einer zentralen Position im Körper hat, sondern in den einzelnen Herzzellen selbst.

Die einzelnen Rhythmen arbeiten zusammen, um die Leistungskraft des Herzens im Tagesverlauf zu verändern; und mit der Leistungskraft verändert sich auch seine Anfälligkeit für ein Versagen. »Tretmühlen«-Studien (die Untersuchung lästiger Routinearbeiten) zeigen, daß das Herz etwa um fünf Uhr nachmittags am besten in der Lage ist, starken Streß zu ertragen, und daß es ihn etwa um neun Uhr morgens am schlechtesten erträgt, genau zu jener Zeit, in welcher der Spitzenwert des Auftretens von Herzattacken liegt.

Während wir also am Morgen aktiv werden und uns für die physischen und emotionellen Belastungen des Tages rüsten, durchläuft unser Herz einen zirkadianen Tiefpunkt seiner Leistungsfähigkeit und ist am verwundbarsten.

Was Sie tun können:
Falls in Ihrer Familienanamnese Herzattacken vorkommen oder bei Ihnen selbst ein erhöhtes Risiko besteht, weil Sie rauchen oder sich falsch ernähren, sollten Sie unbedingt daran denken, daß Sie morgens am anfälligsten für Schwierigkeiten sind. Verschieben

Sie daher sportliche Betätigung wie Joggen auf den Nachmittag oder Abend.

Wichtige geschäftliche Zusammenkünfte, bei denen Sie unter Streß stehen, sollten Sie nach Möglichkeit für den Nachmittag einplanen. Versuchen Sie, den Tag locker anzugehen, damit sich Ihr Körper langsam aufwärmen kann.

Natürlich verringert die Umgruppierung Ihrer täglichen Aktivitäten die Gefahr einer Herzattacke als solche nicht. Herzattakken treten zwar mit größter Wahrscheinlichkeit morgens auf, aber sie können durchaus auch zu anderen Zeiten auftreten. Mehr bringt es, wenn Sie mit Ihrem Arzt über Maßnahmen reden, die Sie ergreifen können – beispielsweise aufhören zu rauchen –, um Ihr Herz während des natürlichen zirkadianen Tiefpunkts Ihres Körpers am frühen Morgen weniger verletzlich zu machen.

Ein schmerzendes Herz

Viele Menschen leiden an einer Krankheit, die als *Angina pectoris* bekannt ist und auch als Stenokardie, Brustenge oder Herzbräune bezeichnet wird. Bei dieser anfallweise auftretenden Krankheit ziehen sich die feinen Gefäße, die das Herz mit Blut versorgen, plötzlich zusammen, was zu heftigen Schmerzen führt. Angina pectoris wird oft durch körperliche Belastung verursacht. Gewöhnlich läßt sich der Schmerz lösen, wenn der Körper in Ruheposition gebracht oder wenn Nitroglyzerin (das die Arterien wieder weitet) verabreicht wird.

Chronobiologen haben herausgefunden, daß die Wahrscheinlichkeit eines Anfalls von Angina pectoris an den sich verändernden Arterientonus geknüpft ist, der einen täglichen Rhythmus hat. Am Morgen sind die Arterien jener Menschen, die an Angina pectoris leiden, verengt, deshalb kann sportliche Betätigung leicht einen Anfall auslösen. Am Nachmittag lassen die Arterien mehr Blut durchströmen und ertragen darum auch mehr sportliche Betätigung.

In einer Studie übten dreizehn Patienten mit Angina pectoris zwischen fünf und acht Uhr morgens auf einem Tretrad. Alle erlitten Attacken von Brustschmerzen. Als man dann die gleiche Gruppe ein anstrengenderes Übungsprogramm absolvieren ließ, diesmal jedoch zwischen drei und vier Uhr nachmittags, erlitten nur zwei einen Angina-pectoris-Anfall.

Was Sie tun können:
Selbstredend sollten Sie, wenn Sie Angina pectoris haben, am Nachmittag oder Abend Sport treiben und nicht am Morgen oder Vormittag. Falls Sie Nitroglyzerin nehmen, ein bei einer Vielzahl von Herzleiden häufig angewandtes Mittel, sollten Sie sich bewußt sein, daß das Mittel morgens, während der stärksten Verengung von Blutgefäßen, am wirksamsten ist. Ob dies auch für andere Formen von Herzleiden gilt, ist nicht bekannt, aber falls Sie ein Betroffener sind, wäre die Frage es wert, daß Sie sie mit Ihrem Arzt erörtern.

Krebs

Fast alle Zellen in unserem Körper teilen sich nach einem rhythmischen täglichen Takt. Zellen, die mit der Außenwelt in Kontakt stehen, wie jene unserer Haut und unserer Augen, neigen zu einer Teilung spät in der Nacht. Die Zellen mehrerer anderer Organe, wie der Nebenniere, tendieren dazu, sich tagsüber zu teilen, wenn wir am aktivsten sind. Tatsächlich hat jedes Organ unseres Körpers seine eigenen täglichen Rhythmen der Zellteilung, und die Wissenschafter erkennen erst jetzt allmählich, welche ungeheure Bedeutung dies für die Krebstherapie hat.

Gesunde Zellen teilen sich jeden Tag zu ihren regelmäßigen, festgesetzten Zeiten, Krebszellen dagegen tun dies nicht. Sie teilen sich regellos, ohne Zeitgefühl. Und wenn sie einen Rhythmus entwickeln, dann ist er anomal – wie beispielsweise zweimalige Teilung am Tag statt einmaliger.

Immer handelt es sich dabei um Zellen, die nicht synchron mit dem umgebenden gesunden Gewebe sind. Chronobiologen versuchen jetzt, diese Tatsache zur Erarbeitung einer besseren Behandlung für Krebspatienten zu nutzen. Experten haben festgestellt, daß Krebszellen, weil ihre Rhythmen sich von jenen der sie umgebenden gesunden Zellen unterscheiden, bei einem zeitlich genau geplanten Einsatz von Strahlen oder Krebsmitteln verletzbar sind.

Einige Beispiele für die Bedeutung des Timings von Medikamenten bei der Krebsbehandlung brachten wir bereits am Beginn dieses Kapitels. (Siehe Abschnitte über das Aufspüren und die Behandlung von Krankheiten mit Hilfe der Rhythmen.) Hier ein weiteres: 1985 begann eine Gruppe Chronobiologen an der Universitätsklinik von Minnesota eine Untersuchung, die zweiunddreißig Frauen mit Eierstockkrebs im fortgeschrittenen Stadium betraf. Die Frauen wurden in zwei Gruppen unterteilt und mit gleichen Dosen zweier der bekanntesten, aber toxischen Krebsmittel behandelt, nämlich Adriamycin und Cisplatin. Bei der Behandlung der beiden Gruppen unterschied sich lediglich die Verabreichungszeit der Mittel.

Die erste Hälfte der Frauen, Gruppe A, bekam Adriamycin am Morgen und Cisplatin am Abend. Die zweite Hälfte, Gruppe B, erhielt die Mittel in umgekehrter Reihenfolge, also Cisplatin am Morgen und Adriamycin am Abend.

Die Reaktionen der beiden Gruppen auf die Mittel waren höchst verschieden. Bei Gruppe A gab es weniger Komplikationen, weniger Reduzierungen der Medikamentendosis wegen schlechter Verträglichkeit und weniger Behandlungsverzögerungen infolge physischer Probleme. Mit anderen Worten, eine *morgendliche Dosis* von Cisplatin scheint für die gesunden Körperzellen *giftiger* zu sein als eine abendliche Dosis. Das Umgekehrte gilt für Adriamycin: Es scheint *weniger* toxisch zu sein, wenn es morgens genommen wird.

Die Frauen der Gruppe B erhielten wegen der bei ihnen auftretenden Komplikationen und toxischen Reaktionen eine weniger intensive Krebstherapie als die Frauen der Gruppe A. Und so etwas kann bei der Bekämpfung von Krebs über Leben oder Tod entscheiden.

In dieser Studie war die Heilwirkung eines Timings der Krebsmittel nicht Gegenstand der Untersuchung. Eine andere Studie jedoch untersuchte sie, und auch sie wartete mit aufsehenerregenden Ergebnissen auf. In dieser zweiten Studie erhielten zwölf Frauen, die alle an Eierstockkrebs im fortgeschrittenen Stadium litten, eine zeitlich sorgfältig auf ihre individuellen zirkadianen Rhythmen abgestimmte Behandlung.

Nach neunmonatiger Dauer dieser zeitlich genau geregelten Behandlung war bei *zehn* der Frauen der Krebs *verschwunden*. Spätere operative Eingriffe bei vier der Frauen bestätigten das Verschwinden des Krebses. Bei den zwei verbleibenden Frauen kam es zu einer mehrmonatigen partiellen Remission (einem vorübergehenden Zurückgehen der Krankheitserscheinungen). Das Ergebnis bedeutet einen dreiundachtzigprozentigen Erfolg bei der Behandlung dieser oft zum Tod führenden Krebsart.

Vergleichsmöglichkeiten bietet eine Gruppe von neunzehn Frauen, die an Eierstockkrebs desselben Typs litten. Obwohl sie die gleichen Mittel in gleicher Dosierung bekamen, fand nur bei zwanzig Prozent der Gruppe eine völlige Remission des Krebses statt. Was bewirkte den Unterschied? Diese Frauen erhielten die Medikamente zu willkürlichen Zeiten, ohne Berücksichtigung ihrer zirkadianen Rhythmen.

Die Jahreszeiten des Krebses

Eine 1984 durchgeführte umfassende Studie erbrachte, daß bei drei Arten von Krebs – Brustkrebs, Prostatakrebs und einer verbreiteten Form des Hodenkrebses, *Semiom* genannt – die Wahrscheinlichkeit eines Auftretens zu bestimmten Zeiten des Jahres am größten ist. Nach Ansicht der Wissenschaftler hängen diese jahreszeitlichen Rhythmen mit den jährlichen Zyklen der Sexualhormone zusammen. Diese Hormone können ein plötzliches rasches Wachstum der Karzinome auslösen – was in der Regel dazu führt, daß man auf die Erkrankung aufmerksam wird.
Hier die Ergebnisse der Studie:

○ *Brustkrebs, die Ursache der meisten Krebstodesfälle bei Frauen, wird am häufigsten im Frühling aufgespürt.* Die Ärzte diagnostizieren im Mai, dem Spitzenmonat, um dreißig Prozent mehr Fälle von Brustkrebs als im Dezember, dem Monat mit der geringsten Zahl neuer Fälle.

○ *Prostatakrebs, die dritthäufigste Ursache der Krebstodesfälle bei Männern, wird am öftesten im Spätwinter und Frühling diagnostiziert.* Am geringsten ist die Wahrscheinlichkeit, daß Prostatakrebs diagnostiziert wird, im August. In diesem Monat liegt die Zahl der Neuerkrankungen um vierzig Prozent unter dem Durchschnitt. Im März steigt die Zahl der neudiagnostizierten Fälle auf vierzig Prozent über dem Durchschnitt, und diesen Wert behält sie bis etwa Ende Mai bei.

○ *Hodenkrebs (Semiom) wird am häufigsten während der Wintermonate diagnostiziert.* Tatsächlich ist eine solche Diagnose im Winter um fünfundachtzig Prozent wahrscheinlicher als im Sommer. Interessanterweise wird eine andere Form der Krankheit, das *embryonale Hodenkarzinom*, im Sommer häufiger diagnostiziert als im Winter.

Die Forschungen auf dem Gebiet beziehen leider nur einige wenige der über fünfzig verschiedenartigen Krebsmittel ein. Dennoch, die Chronobiologen glauben, daß das genaue Timing der Medikamentengabe, also deren genaue zeitliche Abstimmung auf die Rhythmen der Patienten, für die Zukunft viel erwarten läßt.

Und sie glauben, daß es eines Tages möglich sein wird, die Zellteilung mittels Ernährung oder anderer Verfahren so zu manipulieren, daß die gesunden Zellen genau zu jener Zeit am wenigsten verletzbar durch Chemotherapie sind, zu der die Krebszellen am verletzbarsten sind. Bis dahin ist jedoch noch ein langer, arbeitsreicher Weg zu bewältigen.

Was Sie tun können:
Wenn bei Ihnen Krebs festgestellt wurde und Sie sich einer Bestrahlung oder chemotherapeutischen Behandlung unterziehen müssen, sollten Sie mit Ihrem Arzt die Frage erörtern, ob die Behandlung nicht zeitlich auf die Rhythmen Ihrer gesunden Zellen abgestimmt werden kann.

Leider sind nicht alle Ärzte mit dieser Behandlungsart vertraut. Dr. WILLIAM HRUSHESKY von der Universitätsklinik Minnesota, der sich für die Sache der Chronobiologie einsetzt, empfiehlt Krebspatienten, sich vor einem Gespräch mit ihrem Arzt selbst über die zeitlich abgestimmte Behandlung zu informieren.

Dies können Sie in einer medizinischen Fachbibliothek tun (die meisten Universitäten haben eigene medizinische Instituts- und Fakultätsbibliotheken); aber auch große öffentliche Büchereien verfügen oft über reichhaltige Speziallitteratur. Bitten Sie einen Bibliothekar, Ihnen bei der Suche nach den neuesten Krebsstudien mit Bezug zur Chronobiologie zu helfen.

Personen, bei denen ein erhöhtes Risiko für Brust-, Prostata- oder Hodenkrebs besteht, sollten in jenen Jahreszeiten, in denen diese Krankheiten mit größter Wahrscheinlichkeit auftreten (siehe Kasten auf Seite 193), besonders wachsam sein. Eine der wichtigsten Voraussetzungen für die erfolgreiche Behandlung von Krebs ist bekanntermaßen die Früherkennung.

Frauen sollten darum im Frühjahr noch aufmerksamer als sonst auf Knoten in der Brust achten. Und Männer sollten vor allem in den Winter- und Frühlingsmonaten auf schmerzende Hoden oder Probleme beim Wasserlassen achten, denn das sind frühe Anzeichen von Hoden- und Prostatakrebs.

Epilepsie

Die Epilepsie, auch Fallsucht genannt, ist eine von Rhythmen geprägte Krankheit. Seit mehr als hundertfünfzig Jahren ist den Wissenschaftlern bekannt, daß Epileptiker dazu neigen, individuelle Muster – oder Zyklen – zu entwickeln, was das Auftreten ihrer Anfälle anbelangt.

Diese Zyklen sind zwar nicht regelmäßig genug, um einem Epileptiker die Vorhersage der Anfälle zu ermöglichen, aber sie sind immerhin so regelmäßig, daß sie es den Forschern ermöglichen, die Epileptiker auf der Basis des zeitlichen Auftretens ihrer Anfälle in Kategorien einzuteilen, und zwar in folgende:

o *Tage*epileptiker – etwa 40 Prozent aller Epilepsiekranken – erleiden ihre Anfälle während der Tagesstunden.

o *Nacht*epileptiker – etwa 25 Prozent der Epilepsiekranken – haben die meisten ihrer Anfälle nachts.

o *Diffuse* Epileptiker – sie lassen bei ihren Anfällen kein Tag- oder Nachtmuster erkennen – erleiden ihre Anfälle zu jeder beliebigen Tageszeit.

o *Erwachens*epileptiker – ein sehr kleiner Prozentsatz der Epilepsiekranken – neigen dazu, ihre Anfälle kurz nach dem Erwachen am Morgen zu bekommen.

Nach Ansicht einiger Forscher ist das zeitliche Auftreten der epileptischen Anfälle eng mit dem Schlaf-Wach-Zyklus verknüpft, denn man kann die Auftretenszeit nach vorn oder nach hinten verschieben, indem man den Schlaf-Wach-Zyklus einer entsprechenden Zeitverschiebung unterzieht.

Bei epilepsiekranken Frauen weisen die Anfälle auch einen monatlichen Zyklus auf, der in engem Bezug zum Menstruationszyklus steht. Die Wahrscheinlichkeit eines Anfalls nimmt einige Tage vor der Periode dramatisch zu, erreicht ihren Höhepunkt während der ersten Regeltage und bleibt dann bis zum Ende der Periode hoch.

Die Ursache der Epilepsierhythmen, auch der rhythmischen Zunahme von Anfällen während der Menstruation, ist den Wissenschaftlern nicht bekannt. Einige glauben, daß diese Zunahme mit der Ebbe und Flut des Fortpflanzungshormons Progesteron zusammenhängt, aber schlussige Antworten haben sie nicht.

Was Sie tun können:
Für Epileptiker kann das Wissen, wann mit großer Wahrschein-

lichkeit ein Anfall auftritt, sehr hilfreich sein, denn es läßt sich bei der zeitlichen Planung wichtiger Ereignisse verwerten. Leider sind die Anfälle berüchtigt dafür, zur unerwartetsten Zeit aufzutreten. Die Kenntnis der wahrscheinlichsten Anfallzeiten gibt Ihnen folglich keine Garantie dafür, daß Sie nicht zu anderen Tageszeiten einen Anfall bekommen. Aber das Wissen vergrößert Ihre Chancen ein wenig, bei wichtigen Anlässen anfallfrei zu bleiben.

Das Verständnis der zu Ihren Anfällen führenden verborgenen Rhythmen kann Ihnen und Ihrem Arzt auch helfen, die Verabreichung krampflösender Medikamente zeitlich so zu planen, daß sie zu der Tageszeit genommen werden, in der sie am besten wirken. In der Untersuchung einer Gruppe von Epileptikern beispielsweise fand man heraus, daß Hirnwellenanomalien zu jener Tageszeit auftreten, in der ein Patient mit größter Wahrscheinlichkeit einen Anfall erleidet. Interessanterweise treten diese Anomalien Tag für Tag zur gleichen Zeit auf, ob der Patient nun einen Anfall erleidet oder nicht. Dieser tägliche Rhythmus erwies sich bei einigen der untersuchten Patienten über einen Zeitraum von zehn Jahren hinweg als tief verwurzelte Konstante.

Durch Geschlechtsverkehr übertragene Krankheiten

Syphilis und Gonorrhö (Tripper),
zwei durch Geschlechtsverkehr übertragene Geschlechtskrankheiten, die unter jungen Erwachsenen verbreitet sind, haben ebenfalls jahreszeitliche Rhythmen. Die Zahl der Gonorrhö-Meldungen erreicht ihren Höhepunkt im Spätsommer, und die meisten Syphilis-Meldungen erfolgen im Spätherbst. Diese Rhythmen sind besonders interessant, weil sie genau mit dem jährlichen Rhythmus der sexuellen Aktivität des Menschen übereinstimmen:

Im Spätsommer und Frühherbst sind die Menschen sexuell am aktivsten.

Gonorrhö-Symptome treten gewöhnlich in einem Zeitraum von zwei Tagen bis drei Wochen nach dem Kontakt mit den Krankheitserregern auf.

Syphilis-Symptome entwickeln sich in der Regel langsamer, sie brauchen zwischen neun und neunzig Tagen vom Zeitpunkt der Ansteckung an.

Das macht verständlich, warum die Gonorrhö-Meldungen zur

Zeit der regsten sexuellen Aktivität (Spätsommer) ihren Höchstwert erreichen und die Syphilis-Meldungen den ihren erst einige Monate später.

Herpes genitalis,
eine durch Geschlechtsverkehr übertragene Viruserkrankung, die unter Kontrolle gebracht, aber nicht geheilt werden kann, hat allem Anschein nach keinen jahreszeitlichen Höhepunkt, was ihr Auftreten anbelangt. Die Tatsache, daß sich kein Höhepunkt erkennen läßt, könnte jedoch zumindest teilweise darauf zurückzuführen sein, daß die Ärzte beim Herpes genitalis – anders als bei Syphilis und Gonorrhö – nicht verpflichtet sind, auftretende Fälle den staatlichen Gesundheitsämtern zu melden. Aus diesem Grund ist es den Chronobiologen nicht möglich, sich ein genaues Bild der Krankheit zu verschaffen.

Bei einigen mit Herpes genitalis infizierten Frauen scheint das Auftreten der für die Krankheit typischen Bläschen und Rötungen mit ihrem monatlichen Menstruationszyklus verknüpft zu sein. Die allmonatliche Wiederkehr der Bläschen hängt offenbar mit dem physischen und psychischen Streß zusammen, den die Menstruation bei diesen Frauen verursacht. Die Bläschen erscheinen oft während oder kurz nach der Menstruation.

Aids (Acquired Immune Deficiency Syndrome),
die jüngste und tödlichste aller durch Geschlechtsverkehr übertragenen Krankheiten, ist eine zelluläre Immundefizienz (Immunschwäche der Zelle), bei der man bis jetzt noch keine Anzeichen für jahreszeitliche Zyklen fand.

Was Sie tun können:
Angesichts der Tödlichkeit von Aids, der Unheilbarkeit des Herpes genitalis und der gesundheitlichen Gefahren – einschließlich Unfruchtbarkeit – anderer durch Geschlechtsverkehr übertragenen Krankheiten, sollten Sie den sogenannten *Safer Sex* praktizieren.

Der beste Schutz vor Krankheiten, die durch Geschlechtsverkehr übertragen werden, ist natürlich eine langdauernde monogame Beziehung.

Doch wenn Sie die Bekanntschaft neuer Menschen machen, sollten Sie bestimmte Maßnahmen zu Ihrem Schutz ergreifen. Lernen Sie die andere Person vor allem erst wirklich kennen, bevor Sie mit ihr intim werden. Ob Sie ein Mann oder eine Frau sind, unvorsichtiger und wahlloser Sex mit einer Vielzahl von Partnern ist der schnellste Weg, Geschlechtskrankheiten oder Aids zu bekommen.

Wollen Sie dennoch mit jemandem, den Sie kaum kennen, intim werden, dann schützen Sie sich. Falls Sie ein Mann sind, benutzen Sie ein Kondom. Falls Sie eine Frau sind, bestehen Sie darauf, daß der Mann ein Kondom benutzt. Kondome bieten zwar keine absolute Garantie, daß Sie beim Geschlechtsverkehr nicht angesteckt werden, aber sie sind der beste Schutz, der uns zur Verfügung steht.

Tips für die Aufrechterhaltung eines gesunden Takts

o Zeichnen Sie Ihren täglichen Temperaturrhythmus auf, damit Sie ihn als Kontrolle benutzen können, wenn Sie feststellen wollen, ob Sie eine Krankheit ausbrüten oder nicht.

o Zeichnen Sie in regelmäßigen Abständen Ihren täglichen Blutdruckrhythmus auf, um zu prüfen, ob er innerhalb sicherer Grenzen liegt. Auf diese Weise können Sie auch ein – möglicherweise gefährliches – Ansteigen Ihres Blutdrucks, wenn Sie altern, leichter erkennen.

o Falls Sie an einer bestimmten Krankheit leiden, ermitteln Sie deren Rhythmen, damit Sie Medikamentengaben oder Behandlungen auf die Zeit legen können, zu der sie am wirksamsten sind.

o Versuchen Sie, Zahnarzttermine auf die Mitte des Nachmittags zu legen, weil Ihre Schmerzschwelle für Zahnweh zu dieser Zeit am höchsten ist, Sie also verhältnismäßig unempfindlicher sind (siehe auch Seite 176).

7
Sie sind – wann Sie essen

Sage mir, was du ißt, und ich sage dir, was du bist.
ANTHELME BRILLAT-SAVARIN

Wir sind nicht nur, was wir essen,
sondern auch, wann wir essen.
FRANZ HALBERG

Zu ihrem fünfunddreißigsten Geburtstag Anfang Oktober wurde JUDY von ihrem Mann mit zwei Flugtickets nach Jamaika überrascht. In der Weihnachtszeit würden sie fliegen, sagte er, um eine ganze Woche lang die Sonne zu genießen, zu segeln und bei Mondschein Spaziergänge im Sand zu machen – nur sie beide allein. Die Kinder würden bei der Oma bleiben.

Die Aussicht auf eine zweite Hochzeitsreise erfüllte Judy mit freudiger Erregung – und sie war froh, daß ihr bis dahin noch mehr als zwei Monate blieben. So hatte sie reichlich Zeit, die sieben Pfund abzunehmen, die sie unbedingt herunterbekommen wollte. Vor ein paar Jahren, nach der Geburt ihres zweiten Kindes, war es Judy gelungen, zehn Pfund abzunehmen. Die Methode damals, so erinnerte sie sich, war ziemlich einfach gewesen. Drei Monate lang, von April bis Ende Juni, hatte sie lediglich beim Essen die Menge reduziert und dazu etwas mehr Sport betrieben. Ohne sonderliche Mühe war sie die gewünschten Pfunde losgeworden.

Judy beschloß, wieder genauso vorzugehen. Dieses Mal jedoch kam sie mit der Methode nicht so gut zurecht. Vor allem fiel es ihr wesentlich schwerer, die Kalorienzahl zu reduzieren. Sie hatte tatsächlich das Verlangen, mehr statt weniger zu essen! Und in jenen Wochen, in denen sie es schaffte, ihren Essensdrang zu beherrschen, nahm sie nicht soviel ab wie beim erstenmal.

Als Judy schließlich im Dezember mit ihrem Mann das Flugzeug nach Jamaika bestieg, hatte sie zwar abgenommen – aber nur enttäuschende drei Pfund.

Judy wußte es nicht, aber ihre Probleme beim Abnehmen hatten mehr mit der Jahreszeit als mit mangelnder Entschlossenheit zu tun. Judy versuchte im Herbst abzunehmen, doch den meisten von uns fällt das Abnehmen im Frühjahr wesentlich leichter als im Herbst. Der Grund liegt in unseren biologischen Rhythmen, denn wir sind, was den Stoffwechsel anbelangt, im Frühling anders als im Herbst.

Und wir sind auch – metabolisch (stoffwechselmäßig) gesprochen – am Morgen anders als am Abend. Daraus ergeben sich wichtige Konsequenzen für Menschen, die ab- oder zunehmen wollen.

Ihre Eßgewohnheiten: eine Befragung

o Lassen Sie oft das Frühstück ausfallen?
o Essen Sie zum Frühstück fette Speisen, Dinge wie Krapfen, Torten oder Kuchen, gebutterten Toast und Spiegel- oder Rühreier?
o Nur Morgenmenschen: Trinken Sie am Morgen zwei oder mehr Tassen Kaffee oder Tee?
o Essen Sie im Verlauf des Tages zunehmend größere Mahlzeiten?
o Lassen Sie oft das Mittagessen ausfallen?
o Trinken Sie tagsüber Kaffee oder Tee?
o Trinken Sie nach 18 Uhr koffeinhaltige Getränke (einschließlich alkoholfreier Cola-Getränke)?
o Trinken Sie abends vor dem Schlafengehen eine Tasse Kakao oder Milch?
o Reduzieren Sie Ihre sportliche Betätigung, wenn der Sommer vorbei ist?

Sofern Sie auf irgendwelche dieser Fragen mit Ja geantwortet haben, nutzen Sie Ihre Ernährung nicht zu Ihrem größten »rhythmischen« Vorteil.

In diesem Kapitel werden wir den Zusammenhang zwischen der Ernährung und unseren biologischen Rhythmen betrachten. Wir werden erläutern, wie Sie Ihre Kenntnis Ihrer Rhythmen als Hilfe beim Abnehmen einsetzen können. Wir werden Ihnen zeigen, wie Sie Ihre täglichen Stimmungs- und Leistungsrhythmen verbessern können, indem Sie das, was Sie essen, sorgfältig auswählen und genau zur richtigen Zeit essen.

Warum Sie im Herbst zunehmen

Wahrscheinlich wissen Sie es nicht, aber Ihre Eßgewohnheiten haben ein ausgeprägtes jahreszeitliches Muster. In einfachste Worte gefaßt: Sie essen im Herbst und Winter mehr als im Frühling und Sommer.

Im Herbst und Winter kann Ihr Körper Kalorien besser in Körperfett umwandeln, deshalb dürfte es kaum überraschen, daß Sie während dieser beiden Jahreszeiten leichter zunehmen als in den beiden anderen Jahreszeiten.

Was verursacht dieses jahreszeitliche Steigen unseres Verlangens nach Essen? Es hat mit der Erhaltung der Spezies zu tun. Unsere Vorfahren brauchten eine zusätzliche Fettschicht auf dem Körper, wenn sie den nahrungsarmen, kalten Winter überleben wollten. Ihre biologischen Rhythmen »verschworen« sich und veranlaßten sie, mehr zu essen, sobald die Tage im Herbst kürzer wurden, und das Gegessene besser zu speichern.

Leider hat sich die Biologie nicht an die Zentralheizungen und die mit Nahrungsmitteln gefüllten, jederzeit zugänglichen Geschäfte der heutigen Zeit angepaßt. Auch wir legen jeden Herbst ein paar Pfunde zu – Gewicht, das die meisten von uns leicht entbehren könnten und nur schwer wieder wegkriegen, wenn es Frühling wird. Doch wir können uns wehren.

Achten Sie in den Herbstmonaten auf eine Zunahme Ihres Appetits. Denken Sie in dieser Jahreszeit *im voraus* daran, weniger zu essen, und füllen Sie Ihren Kühlschrank sowie Ihre Vorratsschränke mit kalorienarmen Lebensmitteln. Steigern Sie außerdem im Herbst Ihre sportliche Aktivität. Wenn Sie beispielsweise laufen und in der Woche fünfundzwanzig Kilometer zurücklegen, wäre jetzt eine günstige Zeit, Ihren Durchschnitt auf dreißig Kilometer oder mehr zu schrauben. Wenn Sie gar keinen Sport treiben, wäre der Herbst die richtige Zeit, damit anzufangen!

Denken Sie daran, daß Sie im Herbst Ihre Portionen auf ein Mindestmaß reduzieren müssen, *nur um Ihr Gewicht zu halten.* Und wenn Sie in dieser Jahreszeit eine wirklich strenge Diät beginnen wollen, müssen Sie damit rechnen, daß sie Sie größere Anstrengung kostet.

Wann *Sie essen – das wirkt sich auf Ihr Gewicht aus*

Frühstücken wie ein König, zu Mittag essen wie ein Bürger, zu Abend essen wie ein Bettler.

So lautet ein altes Sprichwort – und den Chronobiologen zufolge ist es ein weiser Ratschlag für Menschen, die abzunehmen versuchen. Diverse Studien haben gezeigt, daß sich Kalorien, die früh am Tag konsumiert werden, weniger leicht in Körperfett umwandeln als die am Abend konsumierten.

In einer Studie erhielten sieben Personen zwei Wochen lang nur eine einzige Mahlzeit am Tag, die 2000 Kalorien hatte. Während der ersten Woche aßen sie diese Mahlzeit um 7 Uhr morgens (zur Frühstückszeit). Während der zweiten Woche aßen sie die Mahlzeit um 17.30 Uhr (zur Abendessenszeit). In der ersten Woche nahmen *alle* ab, je eineinviertel Pfund; in der zweiten Woche dagegen nahmen bis auf eine Person alle zu, je ein knappes Pfund.

Nicht viel Gewicht, könnte man meinen. Doch überlegen Sie, wie sich das im Lauf der Monate summiert. Die Teilnehmer an der Studie nahmen in der ersten Woche, in der ihre Diät lediglich aus einem Frühstück bestand, mit einer Geschwindigkeit von fünf Pfund pro Monat ab – und das macht *sechzig Pfund oder dreißig Kilo im Jahr!*

Natürlich ist es nicht gerade günstig, nur eine einzige Mahlzeit am Tag zu essen, vor allem nicht angesichts der im Tagesverlauf alle neunzig Minuten auftretenden Hungeranfälle (darüber gleich mehr). Doch Sie können Ihr Gewicht kontrollieren oder abnehmen, indem Sie den Großteil Ihrer Kalorien früh am Tag konsumieren – sagen wir, vor zwei Uhr nachmittags –, ohne Ihre gewohnten drei Mahlzeiten zu opfern.

Für viele Menschen bedeutet dies eine einschneidende Änderung ihrer Eßgewohnheiten. Die meisten langen beim Abendessen gewöhnlich kräftiger zu als beim Frühstück oder Mittagessen. Oft lassen wir das Frühstück und das Mittagessen ganz ausfallen.

Und wir neigen dazu, während der Abend- und Nachtstunden, besonders wenn wir gemütlich vor dem Fernseher sitzen, kalorienreiche Knabbersachen oder Häppchen zu verspeisen.

Diese Gewohnheiten bedeuten Unheil, sofern Sie auf Ihr Gewicht achten müssen. Kehren Sie diesen Kalorienkonsum um. Essen Sie Ihre größte Mahlzeit morgens, Ihre zweitgrößte mittags und Ihre kleinste abends. Und streichen Sie die spätabendlichen Knabbereien und Häppchen! Falls Sie abends Hunger bekommen, essen Sie etwas Kalorienarmes, wie Popcorn ohne Butter oder frisches Obst. Heben Sie sich Ihre dickmachenden Häppchen (falls Sie sie unbedingt haben müssen) für das Frühstück auf.

Denken Sie daran, Sie können abnehmen, *ohne die Kalorienzahl zu reduzieren!* Sie müssen einfach darauf achten, *wann* Sie die Kalorien konsumieren, und sozusagen von abends auf morgens umschalten. Sofern Sie über einen längeren Zeitraum hinweg fortlaufend abnehmen wollen, müssen Sie natürlich auch Ihre Gesamtkalorienzahl reduzieren. Aber die Neuordnung der Größe Ihrer Mahlzeiten ist eine relativ einfache, schmerzlose Art, schnell mit einer wirksamen Diät zu beginnen.

Warnung der Weight-Watchers

o *Hüten Sie sich davor, im Herbst mehr Kalorien zu konsumieren.* Diese verwandeln sich jetzt leichter in Körperfett als zu anderen Zeiten des Jahres.
o *Hüten Sie sich vor großen Abendmahlzeiten und spätabendlichen Imbissen.* Kalorien, die spät am Tage konsumiert werden, verwandeln sich leichter in Körperfett als jene, die Sie vom Morgen bis zum Frühnachmittag konsumieren.

Der neunzigminütige Hungerzyklus

Wie wir bereits in den Kapiteln 1 und 2 ausführten, haben Sie neunzigminütige Zyklen, die Ihre Körperfunktionen, Ihre Fähigkeit zur konzentrierten Arbeit an einem Projekt ebenso wie Ihr Bedürfnis, auf die Toilette zu gehen, beeinflussen. Etwa alle neunzig Minuten verspüren die meisten Menschen den Drang, etwas in den Mund zu stecken. Vielleicht zünden sie sich dann eine Zigarette an, kauen an den Nägeln oder nagen an ihrem Kugelschreiber.

Falls Sie Diät halten, kann dieser im Neunzigminutentakt auftretende Drang gefährlich werden, denn er veranlaßt Sie vielleicht, wiederholt zum Kühlschrank zu gehen oder in die Bonbondose zu greifen.

Erschwerend kommt hinzu, daß Sie auch echte Hungergefühle haben, die Ihr Magen etwa alle neunzig Minuten auslöst, indem er sich zusammenzieht. Diese Kontraktionen fallen manchmal zeitlich mit Ihrem oralen Drang zusammen, manchmal auch nicht. In dem einen wie dem anderen Fall müssen Sie einen ständigen Kampf führen, um nicht gegen Ihre Diät zu verstoßen.

Was können Sie tun? Seien Sie sich dieser Zyklen bewußt. Beobachten Sie sie einige Tage und halten Sie sie auf einer Tabelle fest, damit Sie wissen, zu welcher Zeit Sie am anfälligsten sind. (Siehe Schema auf Seite 205.) Halten Sie etwas Kalorienarmes, wie Wasser, Knäckebrot und frisches Obst, bereit, damit Sie den

---

Das Aufspüren des Essensdrangs

Um das Auf und Ab Ihres täglichen Hungerzyklus zu ermitteln, brauchen Sie lediglich alle jene Zeiten im Tagesablauf zu notieren, zu denen Sie etwas essen oder trinken oder das *Verlangen* haben, etwas zu essen oder zu trinken. Tragen Sie die genaue Zeit, zu der Ihr Essensdrang jeweils auftritt, in die nachstehende Tabelle ein. Um die bestmöglichen Ergebnisse zu erzielen, sollten Sie den Test mindestens drei Tage lang durchführen.

Nach einigen Tagen der Beobachtung müßten Sie allmählich ein Muster erkennen. Es sollte Ihnen eine ziemlich genaue Vorstellung davon vermitteln, zu welchen Tageszeiten Sie mit größter Wahrscheinlichkeit auf Nahrungssuche gehen. Sofern Sie Diät halten, können Sie sich dann für diese Spitzenzeiten mit einem Arsenal an kalorienarmen Eßwaren rüsten. Manchmal genügt allein schon das Bewußtsein, daß Sie eine vorübergehende Hungerphase durchlaufen, damit Sie unversehrt (oder – in diesem Fall – ohne zu essen) hindurchgelangen!

Das Aufspüren des Essensdrangs

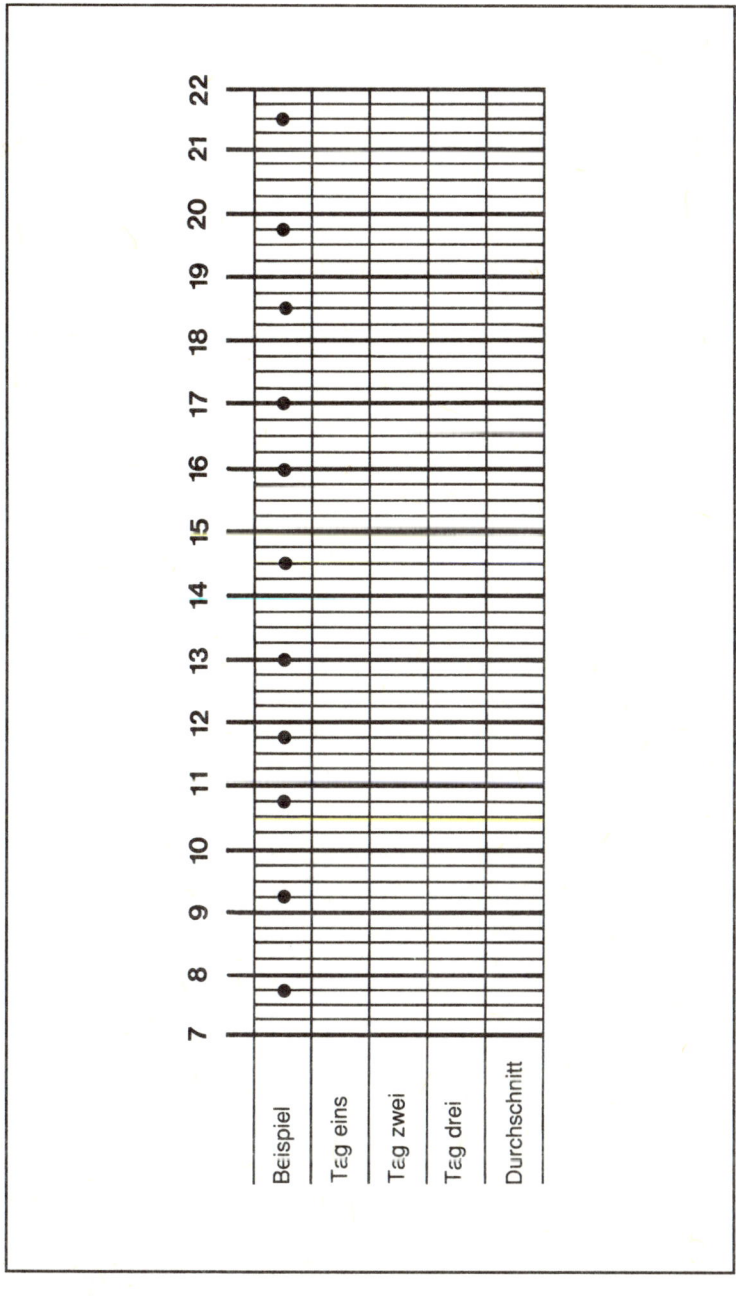

Drang, wenn er überwältigend wird, in möglichst wenig schädlicher Weise befriedigen können. Falls Sie willensstark sind, gelingt es Ihnen vielleicht, den Drang durchzustehen, statt ihm nachzugeben. Im allgemeinen vergeht er nach etwa einer Viertelstunde.

Wie sich Ihre Geschmacksknospen im Lauf des Tages verändern

Am Morgen können Sie die einzelnen Nährmittel zwar besser voneinander unterscheiden, aber Ihre Fähigkeit, etwas zu schmecken, ist *insgesamt* am Abend besser beziehungsweise geschärfter. Das ist der Grund, warum uns das Abendessen gewöhnlich mehr befriedigt als das Frühstück.

Und es ist auch der Grund, warum Sie beim Abendessen leichter sparsam mit Salz und Zucker umgehen können. Eine kleine Menge schmeckt dann so intensiv wie sonst eine größere. Das ist eine gute Nachricht für Menschen, die diese beiden Nährmittel aus gesundheitlichen oder gewichtsbedingten Gründen einschränken müssen (und dazu gehören die meisten von uns).

Wie Koffein Ihre Rhythmen beeinflußt

Nachdem MARY aus der elterlichen Obhut aufs College übergewechselt war, hatte sie sich angewöhnt, jeden Abend beim Lernen zwei oder drei Dosen Diät-Cola zu trinken. Das Cola schien ihr Schwung zu geben und ihr zu helfen, wach zu bleiben und sich auf ihre Bücher zu konzentrieren.

Bald jedoch bemerkte Mary eine Veränderung in ihren Schlafmustern. Sie schlief nicht nur schwerer ein, sondern wachte während der Nacht auch häufig auf. Als Folge davon fühlte sie sich morgens beim Aufstehen unausgeruht und müde.

Der Grund? Das Koffein in ihrem Diät-Cola. Jede Drittelliterdose enthielt rund 60 Milligramm Koffein – nicht viel weniger als die 100 Milligramm in einer normalen Tasse Kaffee.

Koffein ist ein starkes Anregungsmittel, das beträchtlichen Einfluß auf unsere Rhythmen ausüben kann. Es kann unseren Schlaf-Wach-Zyklus durcheinanderbringen und uns zu Zeiten wachhalten, zu denen wir normalerweise schlafen würden. Es kann ferner unsere Wachheitsrhythmen verändern, unsere Denk- und Reaktionsfähigkeit beschleunigen und verstärken.

Koffein steigert außerdem unseren Grundumsatz, was bedeutet, daß wir nach seinem Genuß mehr Kalorien verbrennen. *Aber* es löst auch die Freisetzung von Insulin in unserem Körper aus. Das Insulin verursacht ein Absinken des Blutzuckers, und dies wiederum ruft quälende Hungergefühle hervor. Kaffee kann also dazu beitragen, daß Sie abnehmen, doch auch dazu, daß Sie zunehmen.

Die meisten Menschen wissen, daß Koffein in Kaffee und Tee enthalten ist, aber nicht allen ist bewußt, daß es sich auch in vielen alkoholfreien Cola-Getränken findet. Vor kurzem kam sogar ein neues Cola auf den Markt, das in der Werbung besonders wegen seines hohen Koffeingehalts gepriesen wird. Außerdem verbirgt sich Koffein auch in Kakao und Schokolade, allerdings in wesentlich geringeren Mengen. Und es ist Bestandteil zahlreicher rezeptfrei erhältlicher Medikamente. (Siehe Kasten auf Seite 209.)

Einige Studien brachten das Koffein mit einer Vielzahl von Krankheiten in Zusammenhang, angefangen bei Krebs bis zu fibrozystischer Brusterkrankung. In jedem einzelnen Fall zweifelten jedoch nachfolgende Studien die Verbindung zwischen Koffein und der Krankheit an. Sofern Sie schwanger sind, sollten Sie dennoch besondere Vorsicht walten lassen und auf alle koffeinhaltigen Lebensmittel verzichten. Eine Verbindung zwischen Koffein und Fehl- oder Totgeburten sowie Geburtsschäden wurde zwar bisher nicht bewiesen, könnte aber doch bestehen.

Die Wirkung des Koffeins – gesteigerte Wachheit, Klarheit des Denkens, schnellere Reaktionszeit – setzt etwa eine halbe bis eine Stunde nach dem Konsum ein und hält mehrere Stunden vor. Dreieinhalb Stunden nach dem Genuß einer Tasse Kaffee beispielsweise befindet sich noch die Hälfte des darin enthaltenen Koffeins in Ihrem Körper.

Beginnt die Wirkung des Koffeins jedoch abzuklingen, werden Sie ein drastisches Absinken Ihres Wachheitsgrads registrieren – ein Nachlassen Ihrer Wachheit, das weit stärker ist, als es zu der betreffenden Tageszeit normalerweise wäre. Eine morgendliche Tasse Kaffee kann Sie deshalb in den Vormittagsstunden wacher machen als üblich, in den Nachmittagsstunden dann aber müder als üblich.

Die morgendliche Anregung durch Genuß von Koffein bekommt außerdem nicht allen von uns gleich gut. Entscheidend ist, ob Sie ein Morgen- oder ein Nachtmensch sind. Den vor kurzem an der Northwestern University durchgeführten Studien zufolge bewältigen Morgen- und Nachtmenschen einfache geistige Arbeiten besser, nachdem sie Koffein in einer Menge zu sich genommen haben, die einer bis drei Tassen Kaffee entspricht. Wenn die Arbeiten jedoch komplizierter werden, bringen nur Nachtmenschen unter dem Einfluß des Koffein bessere Leistungen. Für Morgenmenschen gilt: Je höher die Koffeindosis, desto mehr Fehler machen sie.

Warum? Die Wissenschaftler nehmen an, daß die morgens ohnehin wacheren und erregteren Morgenmenschen von dem Koffein überstimuliert werden und ihre Denkfähigkeit darunter leidet. Den Nachtmenschen dagegen hilft das Koffein, weil sie ohne diesen Anreger viel länger bräuchten, um morgens geistig aufzuwachen.

Wenn Sie ein Morgenmensch sind, dürfte Ihnen *nachmittags* ein kräftiger Schluck Kaffee guttun. Wie wir in Kapitel 2 sahen, sackt Ihre Fähigkeit, komplizierte Denkvorgänge zu vollziehen, am späten Nachmittag regelrecht ab. Ein bißchen Koffein kann genau das richtige Mittel sein, um Ihre Denkfähigkeit anzukurbeln und dem morgendlichen Niveau wieder anzunähern.

Hohe Koffeindosen – sagen wir, mehrere Tassen Kaffee nacheinander oder zehn oder mehr Tassen an einem Tag – sollten vermieden werden, auch seitens der Nachtmenschen. Eine zu hohe Dosis kann einen Koffeinrausch, den sogenannten Kaffeetatterich, hervorrufen, der mit einer Reihe unangenehmer Symptome verknüpft ist, wie unregelmäßigem oder beschleunigtem Puls, Magenverstimmung, Erhöhung von Blutdruck und Körpertemperatur, Benommenheit, Kopfschmerzen, Übelkeit, Nervosität, Schlaflosigkeit und allgemeiner Gereiztheit.

Außerdem sollten Sie Koffein nach sechs Uhr abends meiden – es sei denn, Sie wollen weit über Ihre übliche Schlafenszeit hinaus wachbleiben. Eine Tasse heißen Kakaos oder Tees erscheint Ihnen vielleicht als idealer Schlummertrunk, der das friedliche Einschlafen fördert. Das in beiden Getränken enthaltene Koffein wird jedoch später dann Ihren Schlaf unterbrechen.

Wenn Sie ein starker Koffeinkonsument sind und dieses Anregungsmittel reduzieren möchten, tun Sie es schrittweise. Trinken Sie jeden Tag etwa eine Tasse Kaffee oder eine Dose Cola weniger.

Ihre biologischen Rhythmen brauchen Zeit für die Umstellung. Ein radikaler Abbruch des Koffeingenusses kann Kopfschmerzen, Schläfrigkeit, Depression, Lethargie und sogar Übelkeit und Erbrechen verursachen. Die Symptome treten gewöhnlich zwölf bis sechzehn Stunden nach der letzten Koffeindosis auf, und dies

Verbreitete Koffeinlieferanten

Kaffee (normale Tasse)	
Bohnenkaffee	100 – 150 mg
lösliches Pulver	80 – 100 mg
koffeinfrei	2 – 4 mg
Kaffee-Ersatz-Mischungen	15 – 40 mg
Tee	
aus Teeblättern	60 – 75 mg
Instant	30 mg
Kakao (normale Tasse)	5 – 10 mg
Schokolade (ca. 30 g)	
Vollmilch	6 mg
Halbbitter	20 mg
Kochschokolade	35 mg
Alkoholfreie Cola-Getränke (0.35 l)	30 – 60 mg
Rezeptfreie Medikamente (pro Tablette)	
Agevis (Menstruationsschmerzen)	50 mg
dolomo Tag	50 mg
Grippostad C	25 mg
Optalidon N	25 mg
Spalt N	50 mg
temagin	30 mg
Thomapyrin	50 mg
Vivimed	50 mg

dürfte der Grund sein, warum viele Menschen das eine nicht mit dem anderen in Zusammenhang bringen. Die notorischen Wochenendkopfschmerzen, unter denen einige Menschen leiden, könnten in Wirklichkeit Symptome eines plötzlichen Koffeinentzugs sein.

Tips für das Timing von Koffein

Eine Dosis Koffein (in Kaffee, Tee, Cola oder Kakao) zur richtigen Zeit kann Ihnen tatsächlich helfen, den ganzen Tag über ein hohes Maß an geistiger Wachheit aufrechtzuerhalten. Der Schlüssel liegt, wie bei allen Dingen, im Maßhalten. Zuviel Koffein schadet mehr, als es nützt, denn es bringt Ihre Rhythmen durcheinander und führt zum Koffeinrausch.

Hier einige allgemeine Regeln, die Sie einhalten sollten:

Wenn Sie ein Morgenmensch sind:
o Vermeiden Sie Koffein am Morgen, oder begrenzen Sie es auf die Menge, die ungefähr in einer halben Tasse Kaffee enthalten ist (50 mg).
o Trinken können Sie eine Tasse Kaffee oder Tee zum Mittagessen und vielleicht eine zweite Tasse um die Mitte des Nachmittags oder am Spätnachmittag.
o Vermeiden Sie Koffein in allen Formen nach 18 Uhr.

Wenn Sie ein Nachtmensch sind:
o Am Morgen können Sie ein bis zwei Tassen Kaffee oder Tee trinken, um in Schwung zu kommen.
o Eine weitere Tasse könnten Sie vielleicht mittags trinken, um die Flaute am frühen Nachmittag leichter zu überwinden.
o Vermeiden Sie Koffein in allen Formen nach 18 Uhr.

Bedenken Sie: Einige Menschen sind empfindlicher gegenüber Koffein als andere. Nur Sie selbst können – indem Sie probieren und aus Fehlern lernen – genau bestimmen, wieviel Koffein Ihre tagtägliche Leistungsfähigkeit fördert und wieviel sie beeinträchtigt.

Wie Alkohol Ihre Rhythmen beeinflußt

Alkohol läßt Sie tatsächlich leichter einschlafen, aber genau wie Koffein hat er zur Folge, daß Ihre Schlafrhythmen bruchstückhaft werden und der Schlaf Sie weniger erfrischt. Wollen Sie am Morgen frisch, munter und in bester geistiger Verfassung erwachen, dann trinken Sie am Abend vorher keinen Alkohol.

Wissen sollten Sie auch, daß Alkohol am stärksten wirkt, wenn er früh am Tag getrunken wird. Ein einziger Cocktail zum Mittagessen kann die gleiche Wirkung haben wie zwei Cocktails zum Abendessen. Benutzen Sie diese Tatsache jedoch nicht als Ausrede, um nach Anbruch der Dämmerung zu trinken. Denken Sie daran, daß Ihr Körper abends zurückschaltet, daß sich Ihre Reflexe und Ihr Denkvermögen ohnehin schon auf einer Abwärtskurve befinden. Alkohol würde diesen Abfall noch beschleunigen. Außerdem würde er Ihre Schlafmuster zerstören und bewirken, daß Sie mehr Zeit in der Traumphase verbringen und weniger Zeit in der wiederherstellenden Tiefschlafphase Ihres nächtlichen Zyklus. Dies erklärt, warum Alkoholiker mehr Alpträume haben als andere Menschen.

Bei Frauen hat Alkohol während der prämenstruellen Phase ihres monatlichen Zyklus die stärkste Wirkung. Ein alkoholisches Getränk, das Sie in den Tagen unmittelbar vor Ihrer Periode trinken, könnte zu einem Schwips führen, während es Ihnen an anderen Tagen des Monats kaum etwas ausmacht. Es beeinflußt auch Ihre Stimmung viel stärker, läßt Sie viel mutloser oder überschwenglicher werden, je nachdem, wie Alkohol normalerweise auf Sie wirkt.

Förderung Ihrer täglichen Rhythmen mittels Ernährung

Eine Tasse koffeinhaltigen Kaffees ist nicht das einzige Nährmittel, das Ihnen über die Flaute am frühen Nachmittag und über andere biologische Tiefpunkte in Ihrem Tagesablauf hinweghelfen kann. Einige ganz alltägliche Speisen sichern Ihnen, sofern Sie sie in genau festgelegten zeitlichen Abständen essen, den ganzen Tag über ein hohes geistiges und körperliches Leistungsniveau.

Umgekehrt können Sie auch sorgfältig ausgewählte Lebensmittel benutzen, um sich in jenen Tageszeiten zu beruhigen und zu entspannen, in denen Ihre Rhythmen normalerweise von Natur aus langsamer würden, es aber infolge von Streß oder äußeren Ereignissen nicht werden können.

Dies klingt nach ernährungsmäßigem Woodoozauber, finden Sie? Ist es keineswegs. Wissenschaftler am Massachusetts Institute of Technology, an der Harvarduniversität und an der Londoner Universität machten vor kurzem verblüffende neue Entdeckungen über die Beziehung zwischen Nahrung und Gehirn.

Hier in einfachen Worten, was sie herausfanden:

Kohlehydrate tragen zur Beruhigung und Konzentration Ihres Geistes bei.
Der Grund: Sie stimulieren die Freisetzung von Insulin in den Blutstrom. Das Insulin wäscht alle Aminosäuren, mit Ausnahme des *Tryptophans,* aus dem Blut aus. Ist die Konkurrenz der anderen Aminosäuren ausgeschaltet, gelangen größere Mengen Tryptophan ins Gehirn, wo sie die Produktion von *Serotonin* auslösen, dem Beruhigungsmittel des Gehirns.

Proteinreiche Lebensmittel steigern Ihre Wachheit und vermitteln Ihnen das Gefühl, mehr Energie zu haben.
Der Grund: Proteinhaltige Nährmittel bringen die Aminosäure *Tyrosin* in den Körper. Das Tyrosin wiederum stimuliert die Produktion von *Dopamin* und *Noradrenalin,* den Wachhaltesubstanzen des Gehirns. Der Konsum proteinreicher Kost hat jedoch keine so deutlich spürbare Wirkung wie der Genuß von kohlehydratreicher Kost.

Man braucht also nur einen Hamburger zu essen, wenn man mehr geistige Energie haben will, und einen süßen Riegel, wenn man sich ruhiger fühlen will, richtig? Fast, aber nicht ganz. Es gibt einige einschränkende Faktoren, die Sie bedenken müssen.

Proteinkonsum kurbelt Ihre geistigen Energien nicht an, wenn Ihr Gehirn bereits über eine ausreichende Menge an Dopamin und Noradrenalin verfügt.
Mit anderen Worten, nur eine begrenzte Menge dieser Wachheitssubstanzen kann zu einer bestimmten Zeit in Ihrem Gehirn sein. Deshalb macht ein proteinreiches Frühstück Sie am Vormittag nicht noch wacher – weil zu der Zeit Ihre Wachheitssubstanzen ohnehin ansteigen. (Wie Sie sich aus Kapitel 2 erinnern werden, gilt dies sogar für Nachtmenschen.)

Der Konsum proteinreicher Kost wird Ihre geistigen Energien nicht ankurbeln, wenn diese Kost viel Fett enthält.
Fette Speisen werden langsamer verdaut als leichte, deshalb muß mehr Blut vom Gehirn zum Magen fließen. Dies kann Ihr Denken verlangsamen und in Ihnen ein Gefühl der Trägheit hervorrufen. Fett verlangsamt auch die Resorption des Proteins, was bedeutet, daß die energiespendende Wirkung des Proteins erst nach längerer Zeit einsetzt.

Protein kann entweder allein oder zusammen mit kohlehydrathaltiger Kost gegessen werden, um dem Geist Energie zu verleihen. Kohlehydrate müssen, um beruhigend zu wirken, allein gegessen werden.
Gelangen Protein und Kohlehydrate gleichzeitig in Ihren Körper, setzt sich das Protein unweigerlich durch und macht dem Gehirn mehr Tyrosin zugänglich. Deshalb müssen Kohlehydrate allein gegessen werden, wenn Sie von ihnen in einen entspannteren Geisteszustand versetzt werden wollen.

Mehr ist nicht besser – sondern macht nur dick!
Sie brauchen nur achtzig bis hundertfünfzig Gramm Protein zu essen, um Ihr Gehirn anzukurbeln, und nur dreißig bis fünfundvierzig Gramm Kohlehydrate, um die beruhigende Wirkung zu verspüren. Der Konsum größerer Mengen macht Sie nicht wacher oder ruhiger – unter Umständen aber dicker. Die einzige Ausnahme von dieser Regel sind Menschen mit einem Übergewicht von mehr als zwanzig Prozent und Frauen in der prämenstruellen Phase ihres monatlichen Zyklus. Beide Gruppen brauchen meist etwas mehr Kohlehydrate, damit bei ihnen die beruhigende Wirkung eintritt. Auf den ersten Blick erscheint es Ihnen vielleicht mühsam, alle diese Informationen in die Praxis umzusetzen. Doch im Grunde ist das ganz einfach. Mittels sorgfältiger Auswahl und sorgfältigen Timings der Nahrung, die Sie einnehmen, können Sie die Hochs Ihrer täglichen Wachheitsrhythmen verstärken und die Tiefs überwinden.

Einleitung eines guten Starts am Morgen

Ein proteinreiches Frühstück wirkt sich, wie bereits erläutert, kaum auf Ihren Wachheitsgrad aus, weil zu dieser Tageszeit die beiden Wachheitssubstanzen Dopamin und Noradrenalin in Ihrem Gehirn bereits im Steigen begriffen sind. Vermeiden Sie fette Speisen zum Frühstück, denn diese könnten Sie am Vormittag träge machen.

Ein herzhaftes fettarmes Frühstück bald nach dem Aufstehen (beispielsweise gekochte Hafergrütze mit Rosinen, Zimt und fettarmer Milch oder Pfannkuchen aus Vollkornmehl mit geschnittenem Obst und Zimt) ist ein guter Zeitgeber, der die Botschaft, daß ein neuer Tag begonnen hat, durch Ihren ganzen Körper sendet.

Zwei Langzeitstudien – die eine wurde an der Universität von Kalifornien in Los Angeles durchgeführt, die andere an der John-Hopkins-Universität – haben ergeben, daß Menschen, die ein kräftiges Frühstück zu sich nehmen, mit großer Wahrscheinlichkeit länger leben. Lassen Sie also das Frühstück nicht ausfallen! Und denken Sie daran, daß Kalorien am Morgen nicht so dick machen wie Kalorien am Abend!

Bekämpfung der Flaute am frühen Nachmittag

Proteinreiche Kost zum Mittagessen ist ein gutes Mittel zur Abwehr des Durchhängers in jener Tageszeit, in der Ihr Wachheitszyklus einen jähen Bogen nach unten beschreibt. Die besten Ergebnisse erzielen Sie, wenn Sie das Protein *zuerst* essen, bevor Sie die Kohlehydrate zu verspeisen beginnen. In einem Restaurant bedeutet dies, daß Sie das Brot oder die Brötchen liegenlassen müssen, bis Ihr Hüttenkäse oder Ihr Hühnersalat kommt. Zu Hause bedeutet dies, daß Sie nicht nach Süßem greifen dürfen, bevor Sie den Hauptgang gegessen haben!

Vermeiden Sie beim Mittagessen Speisen mit hohem Fettgehalt, denn wie Sie wissen, würden diese Sie im Verlauf des Nachmittags nur müder machen. Ein reichliches Mittagessen hat dieselbe Wirkung.

Bekämpfung der spätnachmittäglichen Niedergeschlagenheit

Wie bereits erwähnt, lassen die geistigen Kräfte von Morgenmenschen am Nachmittag jäher und stärker nach als die von Nachtmenschen. Sofern Sie zu den ersteren gehören, essen Sie ein bißchen Protein (oder trinken Sie, wenn Ihnen das lieber ist, eine Tasse Kaffee oder Tee), um in dieser müden Zeit Ihres Tages wach zu bleiben.

Bekämpfung der spätnachmittäglichen Zappeligkeit

Manche Menschen werden am Spätnachmittag so zappelig und unruhig, daß sie ihre Konzentrationsfähigkeit verlieren. Die Wissenschaftler kennen den Grund dafür nicht, vermuten ihn aber darin, daß bei diesen Menschen der Serotoninspiegel im Gehirn zu der Zeit abfällt. Wie dem auch sei, man kann der Rastlosigkeit in den meisten Fällen abhelfen, indem man einen kohlehydratreichen Imbiß einnimmt.

Wachbleiben in der Nacht

Wenn Sie einen aktiven Abend planen – einen Konzertbesuch, ein Beisammensein mit Freunden oder Verwandten, vielleicht auch etwas nicht so Angenehmes, beispielsweise die Prüfung Ihrer Konten oder das Schreiben einer Semesterarbeit –, sollten Sie sehr vorsichtig sein mit dem, was Sie zu Abend essen.

Sorgen Sie dafür, daß Ihr Essen viel Protein und wenig Fett enthält. Essen Sie wenig – eine große Portion könnte Sie schläfrig machen.

Probieren Sie es mit einer Tasse Kaffee nach dem Abendessen als zusätzlicher Ankurbelung. Aber denken Sie daran: Das Koffein kann bis zu sechs Stunden in Ihrem Körper bleiben. Trinken Sie den Kaffee darum *nur*, wenn Sie wirklich weit über Ihre normale Schlafengehenszeit hinaus wach bleiben wollen.

Nährmittel, die abends Ihre Entspannung fördern

Wenn Sie sich am Abend entspannen und lockern wollen, vermeiden Sie beim Abendessen Protein und greifen Sie statt dessen bei den Kohlehydraten zu. Übertreiben Sie jedoch nicht! Große Portionen vermitteln Ihnen zwar ein angenehmes Gefühl der Sattheit,

Zufriedenheit und Schläfrigkeit, bürden Ihnen normalerweise aber auch eine Menge Kalorien auf – und Kalorien wandeln sich, wie Sie wissen, gegen Ende des Tages leichter in Körperfett um.

Auf koffeinhaltige Getränke sollten Sie natürlich ganz verzichten, wenn Sie einen ruhigen, müßigen Abend ohne sonderliche Betätigung verbringen wollen. Trinken Sie statt dessen Kräutertee, Malzkaffee oder Kaffee-Ersatz.

Nährmittel, die Ihnen das Einschlafen erleichtern

Sie sollten immer versuchen, sich von Ihren natürlichen Rhythmen in den Schlaf wiegen zu lassen. Wenn es Ihnen jedoch schwerfällt, Ihr Denken abzuschalten, probieren Sie es mit einem kohlehydratreichen Happen als Betthupferl. Das von den Kohlehydraten im Gehirn freigesetzte Serotonin soll angeblich den Schlaf herbeiführen.

Nahrung, die Energie spendet
(Proteine)

Wenn es darum geht, Ihren Geist mit Energie zu versorgen, sind nicht alle proteinreichen Nährmittel gleich gut geeignet. Beste Wahl sind solche mit viel Protein und wenig Fett:

Sehr mageres Rindfleisch ohne sichtbares Fett
Hähnchen (ohne die fette Haut)
Fisch
Magerer Hüttenkäse
Magerjoghurt
Entrahmte oder fettarme Milch
Gemüse (Erbsen und Bohnen)
Sojabohnenprodukte

Das traditionelle Glas heiße Milch ist übrigens *kein* guter Schlummertrunk, weil es viel Protein enthält. Besser wäre es, Sie würden ein paar Cracker oder eine Scheibe Toast mit einem Tupfer Gelee oder Marmelade knabbern. Und natürlich sollten Sie die Finger von Kakao, Schwarztee oder Kaffee lassen.

Nahrung, die beruhigt
(Kohlehydrate)

Beide Arten von Kohlehydraten, Stärke wie Zucker, können Gefühle der Unruhe oder Frustration lindern. Doch Sie sollten so klug sein, stärkehaltigen Nährmitteln den Vorzug vor zuckerhaltigen zu geben, weil letztere gewöhnlich auch viel Fett enthalten. Das Fett trägt zwar zu der beruhigenden Wirkung des Nährmittels bei, schlägt aber auch bei Ihrer täglichen Kalorienzahl stark zu Buche und erhöht das Risiko, daß Sie ein Herzleiden, Krebs oder andere Krankheiten bekommen.

Eingedenk dieser Warnung, haben wir hier eine Liste mit den besten beruhigenden Kohlehydrat-Nährmitteln zusammengestellt. Wie Sie sehen, fehlt Obst auf der Liste. Leider dauert es zu lange, bis sich der natürliche Zucker des Obstes in eine Form umwandelt, die den Insulinspiegel im Blut ansteigen läßt.

Stärke	*Zucker*
Brot	Kuchen
Kornflocken	Süßigkeiten
Cracker	Kekse
Nudeln	Eis
Kartoffeln	Marmeladen und Gelees
Reis	Torte

Ratschläge für »rhythmische« Kost

o Nehmen Sie mit dem Fortschreiten des Tages kleinere Mahlzeiten ein.
o Vermeiden Sie kalorienreiche Imbisse am Abend.
o Bemühen Sie sich in den Herbst- und Wintermonaten besonders, die Kalorien zu zählen.

- Essen Sie Proteine, wenn Sie einen kleinen Schub geistiger Energie brauchen.
- Essen Sie Kohlehydrate, wenn Ihr Geist sich beruhigen soll.
- Vermeiden Sie fettes Essen, wenn Sie geistig wach sein müssen.
- Begrenzen Sie Ihren täglichen Koffeinkonsum auf die Menge, die beispielsweise in drei Tassen Kaffee enthalten ist (ungefähr 300 mg), und verteilen Sie ihn richtig über den Tag.

8
Gestörte Rhythmen: Jet-Krankheit

> Er hat die gesetzgebenden Körperschaften nach
> ungewöhnlichen und unbequemen Plätzen einberufen ...,
> zu dem einzigen Zweck, sie durch Ermüdung zur
> Unterwerfung unter seine Maßnahmen zu bringen.
> *Amerikanische Unabhängigkeitserklärung*
> *4. Juli 1776*

ANN flog zum ersten Mal nach Europa, zu einem dreiwöchigen Traumurlaub, den sie bis ins letzte Detail geplant hatte. Diese Reise sollte sie zu vielen Sehenswürdigkeiten führen, die sie schon seit vielen Jahren besichtigen wollte: Big Ben in London, den schiefen Turm von Pisa, das Kolosseum in Rom und anderes mehr. Eigentlich hätte alles perfekt sein müssen.

Doch nach der Ankunft in London, der ersten Etappe ihrer Reise, fühlte sich Ann seltsam wackelig und unwohl. Ihre Freunde hatten sie vor den Schwierigkeiten der Anpassung an eine neue Zeitzone gewarnt, aber nur von Müdigkeit und Verwirrtheit gesprochen, nicht von dem weit stärkeren Unbehagen, das sie erfaßt hatte. Sie fühlte sich einfach schrecklich. Ein paar Stunden Schlaf brachten nichts. Auch einige Tage der Gewöhnung an die neue Umgebung halfen ihr nicht. Tatsächlich wurden die Symptome am dritten Tag ihrer Reise sogar schlimmer. Sie konnte kaum mehr schlafen, vor allem weil sie in der Nacht immer wieder auf die Toilette mußte. Sie war schwach, müde, regelrecht benommen. Außerdem war sie unnormal vergeßlich, verlegte unter anderem ständig ihre Zimmerschlüssel. Und zu den Essenszeiten hatte sie überhaupt keinen Hunger. Am lästigsten waren ihre tobenden Kopfschmerzen und die wiederholten Magenverstimmungen, die ihr mehrere Besichtigungsfahrten verdarben. Sie hatte den Eindruck, daß sie nie in Einklang mit ihrer neuen Umgebung kommen wurde.

Was stimmte nicht? Ann war ein Opfer des *Jet-lag*, wie man

im Fliegerjargon die Zeitverschiebung und den Klimasprung bei weiten Flugreisen mit Düsenmaschinen nennt. Als Folge davon hatte sie die sogenannte Jet-Krankheit bekommen. Diese ist eines der extremsten Beispiele dafür, was passieren kann, wenn die natürlichen Rhythmen des Körpers zerstört werden.

Das rasche Reisen in neue Zeitzonen stürzt die sorgfältige zeitliche Abgestimmtheit unserer biologischen Rhythmen in ein Chaos und beschert uns eine Reihe Krankheiten, die wochenlang andauern können.

Von der Jet-Krankheit wird zwar fast jeder befallen, der über mehr als drei der vierundzwanzig Zeitzonen unserer Erde fliegt, aber sie ist nicht bei allen Menschen gleich stark. Viel hängt von Faktoren ab wie Ihrem Alter, Ihrer Persönlichkeit, Ihren Schlafgewohnheiten und davon, ob Sie ein Morgen- oder ein Nachtmensch sind.

Das vorliegende Kapitel untersucht die biologischen Ursachen der Jet-Krankheit – und die Möglichkeiten, die Sie haben, um bei Ihrer nächsten Vergnügungs- oder Geschäftsreise die Krankheitssymptome zu lindern.

Ihre Anfälligkeit für die Jet-Krankheit: eine Befragung

○ Sind Sie ein introvertierter, schüchterner Mensch, der gern allein ist?
○ Sind Sie ängstlich oder geraten leicht unter Streß?
○ Konsumieren Sie regelmäßig Drogen, einschließlich Alkohol?
○ Rauchen Sie?
○ Ist Ihr Gewicht zu niedrig für Ihr Alter, Ihre Größe und Ihr Geschlecht?
○ Haben Sie irgendwelche chronische Leiden?
○ Fliegen Sie routinemäßig ein- oder zweimal im Monat über mehrere Zeitzonen?

Wenn Sie auf irgendwelche dieser Fragen mit Ja geantwortet haben, dürften Sie besonders anfällig für die unangenehmen Auswirkungen der Jet-Krankheit sein.

Was ist die Jet-Krankheit?

Die Jet-Krankheit ist, einfach ausgedrückt, die Zerstörung Ihrer inneren Rhythmen durch eine plötzliche Veränderung der Zeitgeber – jener Hinweise aus der Außenwelt, die zur Regulierung Ihrer inneren Körperrhythmen beitragen. Wenn Sie beispielsweise einen der üblichen Nachtflüge von New York nach London machen, landen Sie etwa zu der Zeit, zu der sich die Menschen in England an den Frühstückstisch setzen. Für Ihren Körper jedoch ist es drei Uhr morgens. Und dies verursacht die Verwirrung. Die über London aufgehende Sonne, die ganze Szenerie, die Geräusche und Gerüche der frühstückenden und zur Arbeit gehenden Londoner senden Ihren inneren biologischen Rhythmen die nachdrückliche Botschaft, daß der Tag begonnen hat und es Zeit ist, in Aktion zu treten. Doch Ihre Rhythmen, die auf eine Zeit eingestellt sind, zu der Sie normalerweise fest schlafen würden, können sich nicht sofort umstellen. Die Anpassung kann Tage oder sogar Wochen dauern. Jene Rhythmen beispielsweise, die Ihre Wachheit und Konzentration beeinflussen, brauchen für ihre Erholung eine Zeit zwischen zwei Tagen und zwei Wochen. Ihre Herzfrequenz kann für die Resynchronisierung fünf Tage benötigen. Und bei der Urinausscheidung, die nachts, wenn Sie schlafen, normalerweise gering ist, kann es sogar zehn Tage dauern, bis sie sich an Ihren neuen Zeitplan angepaßt hat.

Durch eine so einfache Handlung wie das Aussteigen aus einem Jet haben Sie Ihre sämtlichen biologischen Rhythmen schlagartig in Unordnung gebracht. Weil die Rhythmen für die Umstellung unterschiedlich lange brauchen, ist Ihr Körper nicht nur mit der Außenwelt aus dem Takt, sondern auch in seinem Inneren ist die Synchronizität gestört. Und diese »innere Dissoziation« verursacht viele der physischen Beschwerden der Jet-Krankheit.

Was verursacht die Jet-Krankheit?

Obwohl die Jet-Krankheit seit fünfunddreißig Jahren wissenschaftlich untersucht wird, ist den Wissenschaftlern noch immer unklar, wie sie unsere Rhythmen zerstört, warum unsere Körper die bekannten Reaktionen zeigen und wie wir uns erholen, das heißt, wieder zur Synchronizität mit unserer Umwelt finden. Doch sie wissen, daß folgende Faktoren zu dem Syndrom beitragen:

Wie weit Sie reisen:
Je mehr der vierundzwanzig Zeitzonen unserer Erde Sie bei einem Flug überqueren, desto stärker werden Sie an der Jet-Krankheit leiden. Spürbar wird sie für die meisten Menschen nach der Überquerung von drei oder mehr Zeitzonen, doch einiges deutet darauf hin, daß sogar die Überquerung einer einzigen Zone geringfügige Auswirkungen hat. Es gibt zwar keine festen Regeln, aber Sie sollten damit rechnen, daß Sie für jede überquerte Zeitzone eine Erholungszeit von einem Tag brauchen.

Die Richtung, in der Sie fliegen:
Ein Flug nach Osten verursacht schwerere Krankheitssymptome als ein Flug nach Westen. Tatsächlich kann die Erholung von der Jet-Krankheit nach einem Flug in östlicher Richtung um fünfzig Prozent länger dauern als nach einem Flug in westlicher Richtung über die gleiche Distanz. Der Grund liegt im natürlichen Verlangen des Körpers, einem etwa fünfundzwanzigstündigen Schlaf-Wach-Zyklus zu folgen und nicht dem vierundzwanzigstündigen Zyklus der Sonne (siehe Kapitel 1). Diese Neigung des Körpers, den Tag auszudehnen, verträgt sich gut mit einem Flug nach Westen, der eben den Tag verlängert. Ein Flug nach Osten dagegen verkürzt den Tag und wirkt viel zerstörerischer auf Ihre natürlichen Zyklen.

Interessanterweise verursachen Flüge nach Norden oder Süden, gleichgültig wie weit oder wie schnell Sie fliegen, keine Jet-Krankheit, sofern Sie Ihrer heimischen Zeitzone nahe bleiben. Wenn Sie beispielsweise von Washington, D. C., nach Santiago in Chile fliegen, wobei Sie eine Entfernung von rund 8000 Kilometern zurücklegen, aber nur einen Zeitunterschied von einer Stunde haben, werden Sie am Ende der Reise zweifellos müde sein, aber an keinen der unangenehmeren Auswirkungen der Jet-Krankheit leiden.

Schlafverlust bei Nachtflügen:
Menschen, die in Flugzeugen gut schlafen, sind selten. Der Schlafverlust auf einem langen Flug kann Ihre Schlafzyklen schwer schädigen und Ihre Jet-Krankheit verschlimmern. Bei einem Flug nach Osten ist das Problem größer als bei einem nach Westen, besonders wenn Sie nachts fliegen, weil Sie nicht nur unter erschwerten Bedingungen zu schlafen versuchen müssen, sondern weil sich auch die Stunden Ihrer normalen »Nacht« verkürzen.

Die meisten Reisenden, die aus einer Nachtmaschine von den Vereinigten Staaten von Amerika nach Europa steigen, haben nicht nur ihre normalen Zeithinweise verloren, sondern auch den größten Teil ihres Nachtschlafs.

Flugbedingte Müdigkeit:
Flüge über weite Strecken, auch solche in Nord-Süd-Richtung, führen bei allen Menschen zu der Müdigkeit, die vom langen Sitzen in der dünnen Luft eines hoch fliegenden Jets verursacht wird. Diese Müdigkeit ist ganz anders und viel schlimmer als die Müdigkeit, die Sie nach gleich langem Sitzen im Auto verspüren. Die Luftfeuchtigkeit in der Kabine eines Flugzeugs ist niedrig, was leicht zu Entwässerung führen kann. Der Sauerstoffgehalt ist gering, entspricht etwa dem auf einem Berggipfel von 2000 bis 2700 Metern Höhe, und der Kabinendruck ist nicht viel besser. Diese Faktoren bedeuten für Ihren Körper eine ungeheure Belastung, die zu einer Verschlimmerung der Jet-Krankheitssymptome beiträgt.

Es spielt keine Rolle, ob Sie hin oder zurück fliegen

Früher glaubten die Wissenschaftler, daß Flugreisende nach Flügen, die sie von ihrem Heimatort fortbrachten, stärker an der Jet-Krankheit litten als nach Heimflügen. Sie stellten die Theorie auf, daß die normale Routine des häuslichen Lebens dem Flugreisenden helfe, seine Körperrhythmen schneller wieder zu synchronisieren. Neue Forschungsergebnisse zeigen jedoch, daß es bei der Jet-Krankheit kaum – oder gar nicht – von Belang ist, ob Sie fort- oder heimfliegen. An der Jet-Krankheit werden Sie in dem einen wie dem anderen Fall leiden.

Wie die Jet-Krankheit sich auf die Leistung auswirkt

Ob Sie ein Geschäftsmann sind und einen ausländischen Kunden für Ihr Unternehmen gewinnen wollen, oder ob Sie ein frisch eingetroffener Tourist sind, der sich im komplizierten U-Bahnsystem des Zielorts zurechtzufinden versucht, die Jet-Krankheit wird Ihre Fähigkeit zur Ausführung geistiger und physischer Aufgaben beeinträchtigen. Sie werden schlicht nicht in der Lage sein, so präzise zu denken und zu handeln, wie Sie es unter normalen Umständen täten. Geistig gesehen werden Ihre Kräfte für logisches Denken und das Erfassen neuer Informationen beeinträchtigt sein, ebenso Ihre Willenskraft und Ihr Gedächtnis. Außerdem wird Ihre Hand-Augen-Koordination gestört sein, und rein körperliche Eigenschaften – wie beispielsweise Ihre Kraft oder die Schnelligkeit, mit der Sie laufen können – werden deutlich abgenommen haben.

Warum? Einer der Hauptgründe betrifft den Schlaf. Wie wir in Kapitel 3 sahen, hat unser Körper ein prädeterminiertes Bedürfnis nach Schlaf, besonders Tief- und Traumschlaf. Der Tiefschlaf ist jene Zeit, in der sich Ihr Körper regeneriert; nach Ansicht von Experten ist er auch für unsere geistige Gesundheit wichtig. Der Traumschlaf ist jene Periode, in der unser Gehirn seinen täglichen Hausputz vornimmt, die Ereignisse des Tages ordnet und in unserem Gedächtnis ablegt. Wenn wir zuwenig Schlaf dieser beiden Arten bekommen, fühlen wir uns schlapp und gereizt, und unsere geistigen wie körperlichen Fähigkeiten sind beeinträchtigt.

Einem Langstreckenreisenden garantiert die Jet-Krankheit mit ziemlicher Sicherheit eine oder zwei Nächte unregelmäßigen Schlafs – also weniger Tief- und Traumschlaf als normal. Die Folge: körperliche und geistige Mattigkeit, die tagelang andauern kann.

Nach einem Langstreckenflug schlafen Sie unregelmäßig, weil Ihre Schlafzyklen und Ihre Körpertemperatur nicht mehr synchron laufen. Normalerweise gehen Sie schlafen, während Ihre Körpertemperatur sinkt, und Sie erwachen, kurz nachdem sie zu steigen beginnt. Sowohl die Dauer als auch die Qualität Ihres Schlafs hängen von dieser engen Verbindung zur Körpertemperatur ab.

Langstreckenflüge, besonders Nachtflüge in Richtung Osten, verändern Ihre normale Schlafenszeit abrupt, aber der Zyklus Ihrer Körpertemperatur ändert sich nicht sofort. Wenn Sie also endlich einschlafen, läuft der tägliche Rhythmus Ihrer Körpertemperatur nicht damit synchron, und als Folge davon schlafen Sie leichter als gewöhnlich. Statt erfrischt aufzuwachen, haben Sie beim Erwachen ein Gefühl geistiger Verworrenheit.

Doch nicht allein das gestörte Gleichgewicht Ihres Körpertemperatur- und Ihres Schlafzyklus macht Sie nach einem Langstreckenflug langsamer. Selbst bei einer fortbestehenden Synchronizität dieser Zyklen würden Sie eine Abnahme Ihrer Denkfähigkeit registrieren. Der Grund ist, daß auch alle Ihre anderen Zyklen – vom Steigen und Sinken Ihres Blutdrucks bis zum Auf und Ab der Verdauung – nicht mehr miteinander synchron sind.

Diese Kombination gestörter Funktionen – der leichte Schlaf und die totale innere Unabgestimmtheit der Körperrhythmen – verleiht der Jet-Krankheit ihre schlagkräftige Wirkung.

In einer Studie testete man die Reaktionszeit und die Koordination mehrerer Piloten einen Tag vor und einen Tag nach einem Ost-Flug über sechs Zeitzonen; die Leistung der Piloten in dem Test nahm nach dem Langstreckenflug um drei bis vier Prozent ab. Nach einem ähnlichen Flug in Richtung Westen waren die Ergebnisse nicht ganz so schlecht. In einer anderen Studie wurden mehrere Piloten vor und nach einem über mindestens sechs Zeitzonen führenden Ost-Flug in Flugsimulatoren getestet; die Piloten bedienten die Flugsimulatoren noch fünf Tage nach der Ankunft in der neuen Zeitzone schlechter als vor dem Flug.

Nutzung der Jet-Krankheit zu Ihrem geschäftlichen Vorteil

Die Langsamkeit, mit der Ihr Körper seine Zyklen umstellt, ist während einer Langstreckenreise meist eine große Belastung. Doch ein gewiefter Geschäftsmann oder Diplomat kann, wenn er in die richtige Richtung fliegt, einen Vorteil aus der Tatsache ziehen, daß er nicht im zeitlichen Gleichklang mit seinen Verhandlungspartnern ist.

Auf einer Ost-Reise aus den Vereinigten Staaten beispielsweise, die Sie nach Europa führt, müßten Sie (vorausgesetzt, Sie bekommen während Ihres Flugs genügend Schlaf) am ersten Tag nach Ihrer Ankunft eigentlich während des späten Nachmittags und frühen Abends wacher sein als Ihre europäischen Kollegen. Der Grund ist einfach. Viele der wichtigsten Zyklen Ihres Körpers laufen noch nach dem »alten« Zeitplan und erreichen ihren Höhepunkt am europäischen Abend, weil es für sie eigentlich später Vormittag oder früher Nachmittag ist. Die Zyklen Ihrer europäischen Verhandlungspartner dagegen haben ihren Höhepunkt bereits überschritten und beginnen zu sinken. Als Folge davon müßten Sie mehr Energie haben sowie schneller und klarer denken können als Ihre europäischen Kollegen.

Dieser Vorteil verschwindet jedoch, sobald Ihr Körper sich desynchronisiert und auf die neue Zeit umzustellen beginnt. Aber vielleicht können Sie irgendeine Person, mit der Sie Geschäfte machen wollen, zu einem Treffen an Ihrem ersten oder auch noch Ihrem zweiten Abend bewegen und erwischen sie dann »jenseits ihres Höhepunkts«.

Die Kehrseite der Medaille ist allerdings, daß bei einem Flug in Richtung Westen Ihre Zyklen den Höhepunkt gewöhnlich zu einer Zeit erreichen, die sich entschieden zu Ihrem Nachteil auswirkt. Nach einem West-Flug aus den Vereinigten Staaten nach Japan beispielsweise wird Ihre Leistungsfähigkeit am japanischen Nachmittag und Abend schlecht sein, weil Ihre noch auf die Heimatzeit eingestellte innere Uhr die Mitte der Nacht anzeigt. Etwas Trost können Sie jedoch aus der Tatsache schöpfen, daß Sie sich nach einem westwärts gerichteten Flug wesentlich schneller von der Jet-Krankheit erholen werden, also nicht so lange warten müssen, bis Sie wieder im Gleichklang mit Ihrer Umgebung sind.

Ein Vergnügungsreisender wird diese Schwächung der geistigen und körperlichen Fähigkeiten vielleicht gar nicht bemerken oder als geringe Beeinträchtigung empfinden. Doch bei Flugreisenden, die wichtige geschäftliche Angelegenheiten zu erledigen oder wichtige Verhandlungen zu führen haben, bei Weltklassesportlern, die an internationalen Wettkämpfen teilnehmen wollen, und natürlich bei Piloten, die für das Leben ihrer Passagiere verantwortlich sind, kann sogar ein kleiner Verlust an körperlicher oder geistiger Vitalität kritisch werden.

Bekämpfung der Jet-Krankheit

Flugreisende wenden alle nur denkbaren Hausmittel gegen die Jet-Krankheit an, angefangen von dem Verfahren des Fliegers

Bekämpfung der Jet-Krankheit

WILEY POST, zwei Wochen vor einem Flug die Schlafmuster radikal zu stören (siehe Kasten auf Seite 230), bis zur Akupunkturbehandlung der Symptome nach einem Flug.

Auch Wissenschaftler haben sich auf die Suche nach einem raschen, einfachen Weg zur Überwindung der Jet-Krankheit gemacht, kommen bisher aber nur langsam voran. Durchdachte Programme gegen die Jet-Krankheit wurden bereits erarbeitet, doch sie sind sehr kompliziert und zeitraubend, und jedes hat seinen Kritiker gefunden.

Das beliebteste Anti-Jet-Krankheit-Programm – jenes, das Ronald Reagan während seiner Präsidentschaft anwandte – entwickelte Dr. CHARLES EHRET vom *Argonne National Laboratory*. Ehrets Methode zur Bekämpfung der Jet-Krankheit beinhaltet Manipulationen des Lichts, der Ernährung, des Kaffeekonsums und des Schlafs (siehe Seiten 238 und 239). Das Außenministerium der USA bedient sich eines einfacheren Programms, das vom *Walter Reed Army Institute of Research in Washington, D. C.,* entwickelt wurde.

Mehrere Forscher untersuchen jetzt verschiedene Drogen im Hinblick auf ihre Fähigkeit zur Neueinstellung der inneren Uhren des Körpers. Einen Biologen versetzte die Wirkung eines Schlafmittels auf die Zyklen von Goldhamstern in solche Erregung, daß er von der Möglichkeit einer baldigen Herstellung wirksamer Pillen gegen die Jet-Krankheit sprach. Andere Wissenschaftler bezweifeln jedoch, daß die Jet-Krankheit je durch etwas so Einfaches wie die Einnahme einer Pille überwunden werden kann.

Ein Heilmittel für die Jet-Krankheit gibt es also bisher nicht, aber es gibt verschiedene Dinge, die Sie tun können, um die Auswirkungen zu reduzieren. Zunächst einmal müssen Sie wissen, daß die Jet-Krankheit einige Aspekte aufweist, über die Sie keine Kontrolle haben.

So können Sie beispielsweise nichts gegen die Richtung Ihres Flugs tun; genauso wenig können Sie Ihre Persönlichkeit oder Ihr Gewicht, das bei einer Jet-Krankheit ebenfalls eine Rolle spielt, plötzlich ändern.

Die Kenntnis dieser nicht kontrollierbaren sowie der kontrollierbaren Faktoren erlaubt Ihnen, Ihre Anfälligkeit für die Jet-Krankheit zu bestimmen und zu entscheiden, wieviel Mühe Sie in die Verringerung der Folgen investieren wollen oder müssen, wenn Sie Ihre nächste Flugreise machen.

Außerhalb Ihrer Kontrolle

Flugrichtung:
Wie bereits gesagt, verursachen Flüge nach Osten mehr Probleme als Flüge nach Westen, und bei ersteren braucht der Körper länger, um sich zu erholen. Wissenschaftler haben die Geschwindigkeit gemessen, mit der sich einige Zyklen umstellen. Sie ermittelten, daß sich die Rhythmen nach einem Flug in westlicher Richtung mit einem Durchschnittswert von fünfundvierzig Minuten pro Tag ändern, nach einem ähnlichen Flug in östlicher Richtung jedoch mit einem Durchschnittswert von nur sechsunddreißig Minuten pro Tag.

Alter:
Menschen jedes Alters, einschließlich Kleinkinder, leiden unter der Jet-Krankheit. Doch je älter sie sind, desto schlimmer wirkt sich die Jet-Krankheit gewöhnlich aus. Nach Ansicht von Wissenschaftlern ist dies darauf zurückzuführen, daß ältere Menschen leichter Schlafstörungen bekommen – und gestörter Schlaf ist ein entscheidender Faktor bei der Jet-Krankheit. Außerdem deuten Studien darauf hin, daß unsere Zyklen widerstandsfähiger gegen Veränderungen werden, wenn wir altern, und dies heißt, daß sie sich nicht mehr so rasch an eine neue Zeitzone anpassen können wie früher.

Gewicht:
Übergewichtige Menschen stört es in der Regel weniger als schlanke, wenn sie ihre normalen Essenszeiten nicht einhalten können. Darum ist bei übergewichtigen Menschen die Wahrscheinlichkeit geringer, daß sie auf Reisen zu unvorhergesehenen Zeiten Hungeranfälle bekommen. Dieser Vorteil ist jedoch sehr gering, und es steht nicht dafür, sich deswegen zu mästen.

Persönlichkeitstyp:
Kontaktfreudige Menschen, die ihre Hotelzimmer verlassen und sich unter die Leute mischen, passen sich schneller an eine neue Zeitzone an als jene, die allein in ihrem Hotel sitzen. Wenn Sie in geschlossenen Räumen bleiben und sich von anderen Menschen fernhalten, isolieren Sie sich von vielen der Zeitgeber, die Ihr Körper braucht, um seine biologische Uhr umstellen zu können. Die Folge ist, daß die Anpassung Ihrer inneren Uhren an die neue

Zeitzone viel länger dauert. Extravertierte haben gegenüber Introvertierten offenbar auch noch einen natürlichen biologischen Vorteil, denn ihre täglichen Temperaturzyklen sind variabler als jene der Introvertierten, was ihnen die Anpassung an eine neue Zeitzone zusätzlich erleichtert.

Eulen kontra Lerchen:
Bei dem Versuch, mit der Jet-Krankheit fertig zu werden, hängt es vor allem von der Richtung, in die Sie fliegen, ab, ob es ein Vorteil oder ein Nachteil ist, eine Lerche (Morgenmensch) oder eine Eule (Nachtmensch) zu sein. Lerchen, deren Körpertemperatur den Höhepunkt früher erreicht als jene der Eulen, sind bei Flügen nach Osten im Vorteil, denn solche Reisen verlegen die Stunden nach vorn, was sich mit den von Natur aus »phasenvorverlegten« Rhythmen der Lerchen verträgt. Eulen dagegen sind bei Reisen nach Westen im Vorteil, denn diese machen den Tag länger, was ihren »phasenverzögerten« Naturen entspricht. Die Lerchen haben einen zusätzlichen Vorteil, egal, ob sie nach Osten oder nach Westen fliegen, denn sie stehen früher auf und sind länger der Sonne ausgesetzt. Das Sonnenlicht ist bekanntlich einer der stärksten unter den Zeithinweisen, die Ihr Körper zur Neueinstellung seiner Zyklen benutzt. Doch auch die Eulen haben einen zusätzlichen Vorteil, denn sie sind in der Regel extravertiert, und das hilft ihnen bei der Überwindung der Jet-Krankheit.

Ihre fixierten Zyklen:
Genau wie wir als Eule oder als Lerche zur Welt kommen, werden wir auch mit einer bestimmten tief verwurzelten Flexibilität der Anpassungsfähigkeit unserer Zyklen geboren. Wissenschaftler, die sich mit der Jet-Krankheit befassen, bildeten drei Flexibilitätsgruppen, in welche die meisten von uns fallen: *inert* (träge), *intermediär* und *labil*. Inerte Menschen sind jene, wie die Bezeichnung andeutet, deren Zyklen dazu tendieren, zeitlich fixiert zu sein. Sie haben die größten Schwierigkeiten, sich einer plötzlichen Verschiebung der Zeitzonen anzupassen, und leiden viel stärker unter der Jet-Krankheit als andere Menschen. Als labil, was instabil oder leicht veränderbar bedeutet, werden jene Menschen eingestuft, deren Rhythmen sich bereitwillig umstellen. Sie haben selbstredend die geringsten Schwierigkeiten mit Zeitverschiebungen und Klimasprungen beim Fliegen. Intermediär sind jene Menschen, die zwischen diese beiden Kategorien fallen. Wissenschaft-

Eine Erfindung des Flugpioniers Wiley Post

An einem grauen, regnerischen Morgen im Sommer 1931 schob der Flugpionier WILEY POST den Gashebel seiner einmotorigen Propellermaschine, der *Winnie Mae,* nach vorn und startete von einem Grasflugfeld in New York City. Während der nächsten acht Tage flog Post um den Erdball, eine Glanzleistung, deren Verwegenheit die ganze Welt verblüffte.

Jahre später begannen sich Wissenschaftler für den Flug zu interessieren, freilich weniger wegen seiner Kühnheit als vielmehr wegen Posts »speziellem selbsterfundenem Kurs der körperlichen und geistigen Schulung«. Post war der erste, der die Auswirkungen der Zeitverschiebung beim Fliegen und ihre gefährlichen Folgen für Piloten erkannte. Sein Schulungskurs war dazu ausersehen, diesen Folgen entgegenzuwirken – und das mehr als ein Jahrzehnt vor dem Start der ersten Düsenmaschine!

Als Post sein Anti-Jet-lag-Programm entwarf, war er sich bewußt, daß die fortwährenden Wechsel der Zeitzonen auf seinem Flug um die Welt »zu akuter Müdigkeit führen würden, falls ich an regelmäßige Stunden gewöhnt wäre. Deshalb schlief ich im größten Teil des Winters vor dem Flug nie an zwei Tagen in der Woche während der gleichen Stunden. Die Loslösung von so verbreiteten Gewohnheiten wie regelmäßigen Schlafstunden ist viel schwerer, als ein Flugzeug zu fliegen«. Post änderte auch seine Ernährung und fand heraus, daß er weniger Schlaf brauchte, wenn er weniger aß.

Indem er seine Zeitgeber wiederholt durcheinanderbrachte, versetzte Post seinen Körper in einen labilen – oder flexiblen – Zustand, was ihm geholfen haben dürfte, als er in einer Woche und einem Tag durch vierundzwanzig Zeitzonen flog. Die meisten Flugreisenden werden es jedoch weder für machbar noch für wünschenswert halten, einen ganzen Winter lang unregelmäßige Schlafzeiten einzuhalten. Glücklicherweise kennen die Wissenschaftler einige weniger zerstörerische Mittel zur Bekämpfung des Jet-lag.

ler der NASA glauben, daß labile Menschen auch weniger Schwierigkeiten bei der Anpassung an den während Raumflügen ungewöhnlichen Schlaf-Wach-Zyklus haben und deshalb die besten Kandidaten für eine Ausbildung zu Astronauten wären. Leider gibt es keinen einfachen Test, um herauszufinden, ob Sie zu diesem Menschentyp gehören. Das Gesagte erklärt jedoch, warum zwei Menschen gleichen Alters und ähnlicher physischer Kondition dramatisch verschieden auf die Zeitverschiebung beim Fliegen reagieren können.

Was Sie ändern können

Wenn Sie sich anhand der unkontrollierbaren Faktoren eine Vorstellung davon geschaffen haben, wie anfällig Sie für die Jet-Krankheit sein dürften, ist es Zeit zu entscheiden, wieviel Mühe Sie für die Bekämpfung aufwenden wollen. Falls Sie jung, gesund, aktiv und extravertiert sind, wollen Sie sich vielleicht einige der einfacheren Maßnahmen gegen die Jet-Krankheit ansehen. Falls Sie jedoch glauben, daß die Jet-Krankheit zu einem ernsten Problem werden könnte, wollen Sie sich möglicherweise auch mehr zumuten bei dem Versuch, die schlimmsten Auswirkungen der Krankheit zu verhindern.

Die Jet-lag-Experten sind sich über die Einzelheiten der verschiedenen Gegenmaßnahmen nicht einig, doch über die Grundregeln. Bekämpfen können Sie die Jet-Krankheit in den drei Hauptphasen Ihrer Reise: vor dem Flug, während des Flugs und nach dem Flug. Jede dieser Phasen erfordert unterschiedliche Maßnahmen.

Vor dem Flug

Ziehen Sie eine Gruppenreise in Betracht.
Falls Sie besonders anfällig für die Jet-Krankheit sind, sollten Sie sich überlegen, ob Sie nicht in einer Gruppe reisen wollen. Mehrere Untersuchungen haben ergeben, daß Menschen, die in Gruppen reisen, auffallend weniger von der Jet-Krankheit befallen werden als allein reisende Menschen. Geselliger Umgang ist bekanntermaßen ein wichtiger Zeitgeber für biologische Zyklen, und Menschen, die in Gruppen reisen, verbringen gewöhnlich viel Zeit mit wechselseitiger Kommunikation.

Essen Sie leichte Kost.
In den vierundzwanzig Stunden vor Ihrem Flug sollten Sie nur leicht essen und tunlichst versuchen, Ihre Essenszeiten in einer Weise zu verschieben, daß sie sich den Essenszeiten Ihres Bestimmungsortes annähern. Schwere Kost und große Portionen zu Ihrer üblichen Essenszeit verfestigen Ihren heimischen Zeitplan. Lassen Sie deshalb die Finger davon, wenn es geht.

Denken Sie an Ihren Bestimmungsort.
Stellen Sie am Tag Ihres Flugs Ihre Uhr und Ihr Denken auf die Zeit Ihres Reiseziels um. Vermeiden Sie in den Stunden, bevor Sie an Bord der Maschine gehen, jede Bezugnahme auf Ihre heimische Zeitzone, so gut dies möglich ist, und konzentrieren Sie sich auf den Zeitplan Ihres Bestimmungsorts.

Verschieben Sie Ihren Schlafzyklus.
Versuchen Sie einen oder zwei Tage vor Ihrem Flug, bei der Umstellung Ihres Schlafzyklus einen Vorsprung zu gewinnen. Wenn Sie von New York nach Paris (ostwärts) fliegen, sollten Sie etwa eine Stunde früher als sonst ins Bett gehen und aufstehen, um den Mechanismus der »Phasenvorschiebung« Ihrer biologischen Rhythmen in Gang zu setzen. Wenn Sie in der umgekehrten Richtung (westwärts) fliegen, sollten Sie etwa eine Stunde später schlafen gehen und aufstehen, um in Ihrem Organismus die »Phasenverzögerung« einzuleiten.

Vereinfachen Sie Ihr Leben.
Versuchen Sie einen oder zwei Tage vor dem Flug, Ihre Zeitpläne unter Kontrolle zu haben. Sorgen Sie dafür, daß Sie genügend Ruhe finden, richtig essen und den Streß auf ein Mindestmaß reduzieren. Wenn Sie einen Flug hektisch und übermüdet beginnen, wird Ihnen die Bekämpfung der Jet-Krankheit nur noch schwerer fallen.

Während des Flugs

Vergessen Sie, wo Sie waren.
Jetzt ist es noch wichtiger als vor dem Flug, daß Sie sozusagen von Ihrem Zielort aus denken. Sorgen Sie dafür, daß Ihre Uhr auf die Zeit dieses Orts gestellt ist, und versuchen Sie, Ihre Aktivi-

täten auf diese Zeit auszurichten. Eine New Yorker Psychiaterin mißt dem so viel Bedeutung bei, daß sie Techniken der mentalen Bildvorstellungen anwendet, um den Menschen beim Kampf gegen die Jet-Krankheit zu helfen (die Menschen versetzen sich geistig in die neue Zeitzone, und dies trägt zur Überwindung der Zeitverschiebung bei).

Sorgen Sie für ein richtiges Timing Ihrer Mahlzeiten.
Serviert die Fluglinie zu der Zeit, zu der es an Ihrem Bestimmungsort zwei Uhr früh ist, ein großes Abendessen, dann essen Sie nichts. Sofern Sie einen der typischen Nachtflüge nach Europa antreten, ist in Europa die Abendessenszeit längst vorbei, wenn Ihre Maschine startet, und Sie wissen im voraus, daß das Essen in der Maschine zu einem für Ihre Umstellung ungünstigen Zeitpunkt serviert werden wird. Essen Sie also etwas Leichtes, bevor Sie an Bord gehen, damit Sie durchhalten. Bei Flügen nach Westen kann es sein, daß das Abendessen serviert wird, wenn es an Ihrem Bestimmungsort noch Nachmittag ist. Sie sollten dann nur wenig essen oder, je nach Ihrer Ankunftszeit, mit dem Abendessen bis nach der Landung warten.

Trinken Sie viel.
In Flugzeugkabinen ist die Luft sehr trocken, und Ihr Körper wird während eines langen Flugs entwässert. Trinken Sie in jeweils vier Flugstunden zwei bis drei Glas Wasser, Fruchtsaft oder koffeinfreien Kaffee.

Kontrollieren Sie Ihren Koffeinkonsum.
Jet-lag-Experten sind unterschiedlicher Meinung über die Anwendung von Koffein – vorwiegend in Form von Kaffee – zur Bekämpfung der Jet-Krankheit. Generell jedoch können Kaffee oder Tee die Anpassung der biologischen Zyklen beschleunigen, wenn Sie ihn zur genau richtigen Zeit trinken. Im Programm des amerikanischen Außenministeriums heißt es, daß mehrere Tassen Kaffee, am Morgen Ihres normalen Tages getrunken, die Körperrhythmen als Vorbereitung auf einen Flug nach Westen verzögern. Wenn Sie den Kaffee am frühen Abend trinken, hilft er, die Rhythmen in Vorbereitung auf einen Flug nach Osten vorzurücken. Damit diese Wirkung eintritt, müssen Sie jedoch einen oder zwei Tage vor und nach Ihrem Flug jedwedes Koffein vermeiden. Andere Experten sind anderer Ansicht und behaupten, das Kof-

fein, vor allem wenn Sie es auf einem Nachtflug nach Osten trinken, würde Sie nur wachhalten, während Sie schlafen sollten. Alle sind sich jedoch darüber einig, daß mehrfacher Kaffeegenuß zu verschiedenen Zeiten während eines Langstreckenflugs schlecht ist. Außerdem ist Koffein harntreibend, und eine solche Wirkung ist in der ohnehin schon entwässernden Atmosphäre einer Düsenmaschine wahrlich nicht wünschenswert.

Kontrollieren Sie das Sonnenlicht.
Wenn es an Ihrem Bestimmungsort Nacht ist, zu Ihrem Flugzeugfenster jedoch die Sonne hereinscheint, ziehen Sie die Vorhänge vor. Denken Sie daran, daß Sonnenlicht einer der stärksten Zeitgeber für den Körper ist. Deshalb sollten Sie die Zeit, zu der Sie sich ihm aussetzen, auf dem Flug sorgfältig dosieren.

Schlafen Sie zur richtigen Zeit.
Wenn Sie nach Osten fliegen (wir wollen wieder den typischen Nachtflug aus den Vereinigten Staaten nach Europa als Beispiel nehmen), dürften zu dem Zeitpunkt, wo Sie Ihre Maschine besteigen, an Ihrem Zielort die meisten Menschen bereits fest schlafen. Gehen Sie an Bord, richten Sie sich auf Ihrem Platz ein und versuchen Sie so rasch wie möglich zu schlafen. Das angebotene Essen oder ein laufender Film könnten Sie verlocken, wach zu bleiben, doch das müßten Sie möglicherweise mit einem oder zwei zusätzlichen Tagen der Jet-Krankheit büßen. Bei einem Flug in westlicher Richtung dagegen sollten Sie länger wach bleiben; lehnen Sie sich zurück und genießen Sie den Film. Sorgen Sie jedoch dafür, daß Sie wenigstens ein paar Stunden festen Schlafs bekommen, falls Sie nachts nach Westen fliegen.

Vermeiden Sie das Rauchen und den Genuß von Alkohol.
Der Druck in der Kabine einer Düsenmaschine mit einer Flughöhe von 10.000 Metern entspricht etwa dem auf einem knapp 1700 Meter hohen Berg. Sowohl das Rauchen als auch Alkoholgenuß beeinträchtigen die Fähigkeit Ihres Körpers, Sauerstoff zu verarbeiten, und können Ihnen das Gefühl geben, Sie befänden sich in einer Bergeshöhe von 3400 Metern und mehr. Dies ist eine große zusätzliche Belastung und kann entscheidenden Einfluß darauf haben, wie Sie sich beim Aussteigen aus der Maschine fühlen. Außerdem hat Alkohol genau wie Koffein die Tendenz, Ihren Körper zu entwässern.

Denken Sie an Ihre Bequemlichkeit.
Es ist schwer, in der dünnen Luft eines Jets halb sitzend zu schlafen. Noch schwerer ist dies jedoch, wenn Ihre Füße verkrampft sind, weil Sie unter dem Sitz vor Ihnen eine Tasche verstaut haben, oder wenn Sie auf Ihrem Fensterplatz festgenagelt sind, weil neben Ihnen Passagiere sitzen. Ein Mann, der häufig für die NASA fliegt, empfiehlt die Buchung eines Platzes am Gang möglichst weit vorn, vor allem in Jumbo-Jets. Wenn Sie am Gang sitzen, können Sie leichter aufstehen und herumgehen, und auf den vorderen Sitzen hört man den Lärm der Triebwerke weniger. Beim Jumbo-Jet findet im rückwärtigen Teil der Maschine eine leichte Fischschwanzbewegung statt, die Sie bewußt vielleicht gar nicht registrieren, die Ihre Muskeln aber spüren.

Nach dem Flug

Stellen Sie Ihre Aktivitäten auf die neue Zeit um.
Passen Sie sich nach der Ankunft in der neuen Zeitzone möglichst vielen der örtlichen Zeitgeber an. Vermeiden Sie es, sich bei Aktivitäten nach Ihrem alten Zeitplan zu richten, vor allem beim Schlafen und Essen.

Machen Sie kein Nickerchen.
Nach einem langen Flug werden Sie müde sein, allein schon von dem endlosen, anstrengenden Sitzen in der Flugzeugkabine, nicht zu reden von der Zeitverschiebung. Widerstehen Sie der Versuchung, in Ihr Hotelzimmer zu gehen und sich aufs Ohr zu legen. Sie würden sich zwar nach einem Nickerchen ein paar Stunden lang besser fühlen, aber das Schlafen würde nur Ihren alten Zeitplan zementieren und Ihre Anpassung an die neue Zeitzone verlangsamen. Durch das Wachbleiben am ersten Tag staut sich bei Ihnen Schlafmangel an, und der wird Ihnen das Einschlafen zu der neuen, früheren Schlafenszeit erleichtern. Duschen Sie also nach Ihrem Flug kurz, um sich zu erfrischen, und ziehen Sie los, um die Sehenswürdigkeiten und Geräusche Ihrer neuen Umgebung auf sich wirken zu lassen.

Setzen Sie sich der Sonne aus.
Die Sonne ist der stärkste Zeitgeber; gehen Sie also nach der Ankunft in einer neuen Zeitzone ins Freie, essen Sie in Straßenre-

staurants, und machen Sie es sich auf einer Parkbank bequem. Diese Aktivitäten entspannen nicht nur als solche, sondern können Ihre Anpassung an die neue Zeitzone wesentlich beschleunigen, sogar bis zu fünfzig Prozent.

Forscher an der Oregon Health Sciences University in Portland haben einen Plan ausgearbeitet, der zeigt, wie lange sich Fluggäste während der ersten Tage nach einem Langstreckenflug der Sonne aussetzen sollten. Er basiert auf der Feststellung, daß ein Aufenthalt in der Sonne früh am Tag zur Verschiebung der Körperrhythmen nach vorn beiträgt und ein Aufenthalt in der Sonne spät am Tag sie verzögert. Der Zeitplan befindet sich noch im Experimentalstadium, trotzdem dürfte er für Sie ein nützliches Hilfsmittel zur Beschleunigung Ihrer Anpassung an eine neue Zeitzone sein, und Sie sollten sich unbedingt daran halten.

Zeitplan für den Aufenthalt in der Sonne

Wenn Sie in eine frühere Zeitzone reisen (westwärts)

Zeitunterschied	*Ins Freie gehen*
2 Stunden	16 bis 18 Uhr
4 Stunden	14 bis 18 Uhr
6 Stunden	12 bis 18 Uhr

Wenn Sie in eine spätere Zeitzone reisen (ostwärts)

Zeitunterschied	*Im Zimmer bleiben*	*Ins Freie gehen*
2 Stunden	–	6 bis 8 Uhr
4 Stunden	–	6 bis 10 Uhr
6 Stunden	–	6 bis 12 Uhr
8 Stunden	6 bis 8 Uhr	8 bis 14 Uhr
10 Stunden	6 bis 10 Uhr	10 bis 16 Uhr

Achten Sie darauf, daß Sie während der genannten Stunden wirklich ins Freie gehen, auch bei bewölktem Himmel. Wichtig ist das Timing, nicht die Intensität des Sonnenlichts. Der obige Plan basiert auf einem Sonnenaufgang um sechs Uhr und einem Sonnenuntergang um achtzehn Uhr. Liegt die Sonnenaufgangszeit später, müssen Sie den Plan entsprechend abändern.

Sprechen Sie mit Menschen.
Kommunikation ist ebenfalls ein starker Zeitgeber. Ob Sie allein oder in einer Gruppe reisen, unterhalten Sie sich mit möglichst vielen Menschen. Fragen Sie nach dem Weg, sprechen Sie mit den Inhabern kleiner Läden oder Kioske, setzen Sie sich zu anderen Leuten an den Tisch, wenn Sie essen wollen – mit einem Wort, tun Sie, was Sie können, um möglichst viele soziale Zeitgeber zu erhalten. Diese wirken verstärkend auf die biologischen Zeitgeber von Sonnenlicht und Dunkelheit, beschleunigen also die Umstellung Ihrer Zyklen.

Achten Sie darauf, was Sie essen.
Kohlehydratreiche Kost macht uns wegen der chemischen Veränderungen, die sie im Gehirn auslöst, müde und schläfrig. Eine Mahlzeit mit vielen Kohlehydraten – sagen wir, ein Nudelgericht

---

Besondere Tips für Sportler

Wenn Sie über drei oder mehr Zeitzonen fliegen, um an einem sportlichen Wettkampf teilzunehmen, sollten Sie unbedingt die nachstehenden besonderen Vorsichtsmaßnahmen ergreifen, wenn Sie Ihre Bestleistung bringen wollen:

○ *Versuchen Sie, einige Tage vor dem Ereignis an den Ort des Geschehens zu reisen.* Die Reise über drei oder mehr Zeitzonen, sei es in östlicher oder westlicher Richtung, kann Ihre sportliche Leistung bis zu sechs Tagen beeinträchtigen. Dies gilt besonders für Sportarten, bei denen dynamische Muskelkraft, Ausdauer und Aufmerksamkeit erforderlich sind, wie beispielsweise beim Ringen, Laufen und Baseball.

○ *Wenn Sie über viele Zeitzonen reisen, sollten Sie tunlichst versuchen, Ihren Zielort in westlicher Richtung statt in östlicher zu erreichen.* Ihre Jet-Krankheitssymptome werden weniger heftig, und Ihre Anpassungszeit wird kürzer sein.

oder ein Reistopf mit Gemüse – kurz vor dem Schlafengehen sollte Ihnen folglich das Einschlafen erleichtern. Vermeiden sollten Sie kohlehydratreiche Speisen natürlich während jener Zeiten des Tages, an denen Sie wach bleiben wollen. (Eine Liste kohlehydratreicher Nährmittel finden Sie in Kapitel 7.)

Trinken Sie nach Ihrem Flug einen oder zwei Tage lang keine koffeinhaltigen Getränke und keinen Alkohol.
Sowohl Koffein als auch Alkohol können die Umstellung Ihrer Zyklen beeinträchtigen.

Das Anti-Jet-lag-Programm

Dieses Programm, nach seinem Schöpfer Dr. CHARLES EHRET vom Argonne National Laboratory *Ehret-Programm* genannt, empfiehlt zur Vorbereitung Ihrer Zyklen auf eine Änderung der Zeitzonen ein Wechselbad von »Schlemmen und Fasten«. Nach Ehrets Überzeugung kann man, indem man vor einem Langstreckenflug mehrere Tage hindurch an einem Tag viel ißt und am nächsten Tag fastet, seinen Körper im Hinblick auf die Zeitverschiebung labiler oder anpassungsfähiger machen.

Außerdem empfiehlt er proteinreiche Mahlzeiten als Energiespender und kohlehydratreiche Mahlzeiten zur Unterstützung des Schlafs.

Ehrets Programm ist beliebt, aber einige Wissenschaftler stehen ihm skeptisch gegenüber. Diese Wissenschaftler wenden sich unter anderem gegen die Vorstellung, man könne durch den Genuß einer proteinreichen Mahlzeit rasch neue Energie erlangen. Viele Reisende schwören jedoch auf das Programm und wenden es häufig an.

Die spezifischen Schritte von Ehrets Programm ändern sich je nach Länge und Richtung des Flugs ein wenig, aber der folgende Plan – er gilt für einen fünf- bis sechsstündigen Flug nach Osten – ist typisch:

Drei Tage vor dem Flug:
Essen Sie zu Ihren normalen Zeiten normale Mengen, aber zum Frühstück und Mittagessen proteinreiche Kost, zum Abendessen dagegen kohlehydratreiche Kost. Trinken Sie Kaffee oder andere koffeinhaltigen Getränke nur zwischen 15 und 17 Uhr.

Zwei Tage vor dem Flug:
Dies ist ein »Fasttag«. Halten Sie den gleichen Protein-Kohlehydrate-Essensplan ein wie am Vortag, reduzieren Sie jedoch die Menge auf 800 Kalorien. Beschränken Sie den Koffeingenuß wieder auf den Spätnachmittag.

Am Tag vor dem Flug:
Essen Sie reichlich, nach dem gleichen Protein-Kohlehydrate-Plan wie an den Vortagen.

Am Flugtag:
Stehen Sie etwas früher auf als gewöhnlich, um die Vorverlegung Ihres Schlafzyklus einzuleiten. Halten Sie sich wiederum an den Protein-Kohlehydrate-Plan, aber begnügen Sie sich mit 800 Kalorien.

Während des Flugs:
Schlafen Sie möglichst viel, sorgen Sie jedoch dafür, daß Sie mindestens eine halbe Stunde vor der Frühstückszeit Ihres Bestimmungsorts aufwachen. Essen Sie an Ihrem ersten Tag in der neuen Zeitzone soviel, wie Sie wollen, aber halten Sie sich an den Protein-Kohlehydrate-Plan der Vortage. Gehen Sie spätestens um 22 Uhr ins Bett.

Rein geschäftlich

Ein Geschäftsmann, der nur eine Zwei- oder Dreitagereise nach Übersee plant, kann sich für eine andere Methode zur Bewältigung der Zeitverschiebung entscheiden, nämlich sie einfach ignorieren.

Falls Sie sich nur kurze Zeit in einer neuen Zeitzone aufhalten, ist der Versuch, sich ihr anzupassen, sinnlos und unproduktiv. Denken Sie daran, daß die meisten biologischen Zyklen zwischen einigen Tagen und mehreren Wochen brauchen, um sich umzustellen. Wenn Sie also nur zwei oder drei Tage in Übersee verbringen und dann nach Hause fliegen, kehren Sie bereits in Ihren alten Zeitplan zurück, während sich Ihre Zyklen mitten in der Umstellung auf die Überseezeit befinden. Die Folge: zwei Zeitverschiebungen nacheinander, deren Überwindung doppelt schwer ist.

Zur Verringerung dieses Problems empfiehlt Dr. R. CURTIS GRAEBER, ein Wissenschaftler der NASA sowie Experte für Jet-lag und Fernreisen, Geschäftsleute sollten vor ihren Besprechungen oder anderen Terminen unbedingt genügend schlafen und danach möglichst schnell nach Hause zurückkehren. Bemühen Sie sich nicht, Ihren Zyklen die Anpassung an die neue Umgebung zu erleichtern; die Zeit Ihrer Anwesenheit ist zu kurz, als daß sich dies lohnen würde.

Natürlich beginnen sich Ihre zahllosen biologischen Zyklen auch bei einem kurzen Aufenthalt umzustellen. Deshalb können Sie nicht erwarten, daß Sie sich hundertprozentig fit fühlen und Ihre volle Leistungsfähigkeit haben. Aber wenn Sie genügend schlafen, dürften Sie nicht unter ernster physischer oder psychischer Trägheit leiden.

Als Unterstützung des Schlafs in einer neuen Zeitzone empfiehlt Graeber die Einnahme von Triazolam, einem verschreibungspflichtigen Mittel, das seit langem zur Behandlung von Schlaflosigkeit verwendet wird. Es ist unter dem Namen *Halcion* auf dem Markt, verhilft zu sechs Stunden festen Schlafs und ist nützlich, wenn Sie sich zum Schlafen zwingen müssen. Das Mittel macht zwar nicht physisch abhängig, aber bei länger dauerndem Gebrauch kann es psychische Abhängigkeit verursachen. Deshalb sollte es nur kurze Zeit genommen werden.

Geschäftsreisende, die mit einer Nachtmaschine für drei Tage nach Übersee fliegen, könnten am Beginn ihres Flugs eine kleine Dosis des Mittels nehmen, damit sie in der Maschine wirklich Schlaf finden. Doch ein Wort der Warnung: Das Mittel verhilft Ihnen zwar zu Schlaf, macht Sie unter Umständen aber auch benommen und verlangsamt Ihre Reaktionszeit bei einem etwaigen Notfall während des Flugs. Der amerikanische Ärzteverband rät wegen dieses möglichen Sicherheitsproblems ausdrücklich von der Einnahme schlaffördernder Mittel gegen die Folgen der Zeitverschiebung ab.

Ob Sie in der Maschine eine Schlaftablette nehmen oder nicht, vielleicht haben Sie an Ihrem Bestimmungsort ein paar Nächte lang das Bedürfnis, sich zur dortigen Schlafengehenszeit mit einer Pille in Schlaf zu versetzen. Bedenken Sie jedoch, daß der Schlaf, den Sie mit Hilfe einer Tablette bekommen, viel leichter ist als natürlicher Schlaf (siehe Kapitel 3). Sie erhalten mit der Tablette zwar mehr Tief- und Traumschlaf als bei stundenlangem Wachliegen, aber weit weniger, als Sie nach dem Einschlafen ohne Tablette bekämen.

Hören Sie mit der Einnahme auf, wenn Ihre Geschäftsreise zu

Ende ist und Sie wieder nach Hause fliegen. Sicher spüren Sie die Auswirkungen der Zeitverschiebung auch noch auf der Rückreise, aber Ihre Zyklen haben sich nicht so drastisch verschoben, deshalb müßten Sie sich in ein oder zwei Tagen wieder erholen.

Sommerzeit: Jet-lag in Ihrem Schlafzimmer

Selbst wenn Sie nicht zum Jet-set gehören und nie mit höherer Geschwindigkeit als hundert Stundenkilometern gereist sind, haben Sie das Jet-lag-Syndrom bereits am eigenen Leib verspürt. Jedes Mal, wenn Sie am Beginn und am Ende der Sommerzeit eine Stunde »vor-« und wieder »zurückschalten«, überqueren Sie genaugenommen eine Zeitzone.

Eine einstündige Zeitverschiebung scheint nicht viel zu sein, besonders wenn Ihr routinemäßiger Tagesablauf gleichbleibt, doch sie hat offenbar dramatische Auswirkungen auf das Leistungsniveau. Wissenschaftler fanden heraus, daß in der Woche, nachdem wir wegen der Umstellung auf die Sommerzeit eine Stunde Schlaf verloren – das entspricht einem Flug nach Osten in die nächste Zeitzone –, die Verkehrsunfälle drastisch zunahmen. Einer Studie zufolge betrug die Zunahme bis zu 10,8 Prozent. Einer anderen Studie zufolge stiegen die Verkehrsunfälle in der Woche nach dem herbstlichen Gewinn einer Stunde bei der Rückkehr zur Normalzeit um 3,4 Prozent.

Die Zeitverschiebung und die davon ausgelöste »Desynchronose« ist anscheinend signifikant genug, um Autofahrer nervöser sowie aggressiver zu machen und ihre Fähigkeit zu raschen richtigen Entscheidungen zu beeinträchtigen. Die Auswirkungen sind ziemlich langlebig, denn die Zunahme der Verkehrsunfälle hält nach jeder der Zeitumstellungen mindestens eine Woche an. Nach Ansicht der Wissenschaftler ist die Verhaltensänderung mit den Veränderungen in unserem Schlafmuster verknüpft.

Touristen und andere Menschen, die nicht geschäftlich unterwegs sind, sollten auf Fernreisen die Einnahme von Schlaftabletten vermeiden, weil diese die Anpassung an die neue Zeit verlangsamen. Wenn Sie Nacht für Nacht Schlaftabletten schlucken, laufen Sie Gefahr, ohne das Medikament nicht mehr schlafen zu können. Der Gebrauch von Schlaftabletten über mehr als einen Tag wird Sie in Verbindung mit den zahlreichen Folgen der Zeitverschiebung zu einem »Arm- und Beinamputierten« machen, wie es Dr. Graeber formuliert.

Ratschläge für das Reisen durch die Zeit

Im heutigen Düsenzeitalter reisen Sie nicht nur durch den Raum, sondern auch durch die Zeit. Es dauert zwar nur ein paar Sekunden, Ihre Uhr um fünf oder sechs Stunden vor- oder zurückzustellen, aber es dauert Tage oder sogar Wochen, bis sich Ihre inneren Rhythmen auf die neue Zeit eingestellt haben. Flugreisende, die mehr als fünf Zeitzonen überqueren, sollten an den biologischen Streß denken, dem sie ihren Körper aussetzen, und Schritte zur Linderung dieses Streß unternehmen.

o Ermitteln Sie Ihre Anfälligkeit gegen die Jet-Krankheit und stellen Sie fest, wieviel Mühe Sie investieren wollen, um deren Folgen entgegenzuwirken. (Siehe Befragung auf Seite 220.)

o Ergreifen Sie vor, während und nach einem Langstreckenflug nach Osten oder Westen die entsprechenden Maßnahmen, um die Auswirkungen der Zeitverschiebung möglichst geringzuhalten.

o Seien Sie in den Tagen nach der Umstellung auf die Sommerzeit und nach der Rückstellung auf Normalzeit besonders vorsichtig beim Autofahren und bei anderen Aktivitäten, die ein hohes Maß an Koordination und Aufmerksamkeit erfordern.

9
Gestörte Rhythmen: Schichtarbeit

Es kommt die Nacht, da niemand wirken kann.
Johannes 9,4

BOB arbeitete erst seit einigen Monaten als Computertechniker, hatte aber bereits die Achtung seiner Vorgesetzten errungen. War mit dem Computer, der das Montageband des Unternehmens steuerte, irgend etwas nicht in Ordnung, konnte man sich darauf verlassen, daß Bob den Defekt schnell aufspürte und behob. Er lernte rasch und hielt sich immer auf dem laufenden über die neue Computertechnologie.

Sein einziges Problem in seiner neuen Stellung war die Höhe seiner Gehaltsabrechnung. Seine Frau JENNY und er wollten in ein paar Jahren ein Baby haben und versuchten, genügend Geld für ein kleines Haus zusammenzusparen. Der leichteste und schnellste Weg, zu mehr Geld zu kommen, sagte sich Bob, sei der Wechsel in die von 23 Uhr bis 7 Uhr dauernde Nachtschicht. Sie wurde wesentlich besser bezahlt.

Anfangs genoß Bob den Wechsel. Im Betrieb war es nachts ruhiger, und das Arbeitstempo war weniger hektisch. Bob hatte fast das Gefühl, in einer anderen Firma zu arbeiten. In den ersten paar Nächten bemerkte er, daß ihm die Lösung einiger komplizierter Computerprobleme, mit denen er sich befassen mußte, schneller als sonst gelang.

Doch er stellte auch fest, daß ihm bei Routinekontrollen der verschiedenen Computersysteme des Unternehmens kleinere Störungen entgingen, die er normalerweise bemerkt hätte. Und seine Fertigkeit im Maschineschreiben, die zuvor schon nicht großartig gewesen war, verschlechterte sich zusehends. Er machte ständig Tippfehler, wenn er Befehle in die Computer eingab. Seine Produktivität begann zu leiden.

Bob nahm an, das alles werde sich nach ein paar Tagen – oder vielmehr Nächten – geben. Aber dies war nicht der Fall, sondern seine berufliche Leistung befand sich weiter auf dem absteigenden Ast. Die verbesserte Fähigkeit zur Problemlösung, die er in den ersten paar Nächten registriert hatte, verschwand bald.

Außerdem war er ständig müde. Es war viel schwieriger, als er gedacht hatte, am Tag erfrischenden Schlaf zu bekommen. Die Vorhänge in seinem Schlafzimmer waren nicht dick genug, um den Raum völlig dunkel zu machen, und die Geräusche des betriebsamen Tages weckten ihn häufig: das Kreischen der Reifen auf der nahen verkehrsreichen Straße, das Hämmern oder Bohren der städtischen Bauarbeiter, der Lärm eines vorüberfliegenden Flugzeugs und das Geschrei der Nachbarskinder. Statt seiner üblichen acht Stunden bekam Bob im Durchschnitt nur fünf oder sechs Stunden Schlaf.

Jenny wußte, daß Bob Schwierigkeiten bei der Anpassung an die Nachtschicht hatte, und bemühte sich um Verständnis. Aber sie wurde sauer, wenn er an den Wochenenden bis nach zehn Uhr morgens schlief. Sie drang darauf, daß er zu einer normalen Zeit aufstehe, damit sie zusammen etwas unternehmen könnten.

Nach ein paar Monaten begann Bob Schlaftabletten zu schlucken, um schlafen zu können, und säurebindende Mittel, um seinen ständig rebellierenden Magen zu beruhigen. Sosehr er versuchte, sich seinem neuen Zeitplan anzupassen, er konnte das Gefühl, »aus dem Gleis« zu sein, einfach nicht abschütteln. Er und Jenny stritten sich fast täglich.

Was Bob erlebte, ist fast allen Schichtarbeitern vertraut. Die Menschen sind von Natur aus Tagwesen, und wenn sie versuchen, Nachtwesen zu werden, bezahlen sie einen hohen physischen und psychischen Preis. Etwa 25 Prozent von uns arbeiten in der Nachtschicht, zumindest gelegentlich, und diese Zahl dürfte in den kommenden Jahren noch steigen. In den alten Zeiten mußten nur die Herdaufseher und Torwächter Schichtarbeit leisten. Heute, in unserer schnellebigen, auf Konsum ausgerichteten Gesellschaft, scheinen fast alle Berufe und Gewerbe ein gewisses Maß an Schichtarbeit mit sich zu bringen.

Im vorliegenden Kapitel werden wir untersuchen, wie das Arbeiten in der Nachtschicht, sei es vorübergehend oder auf Dauer, die biologischen Rhythmen verwüstet. Außerdem werden Sie erfahren, wie Sie feststellen können, ob Sie sich für Schichtarbeit eignen oder ob Sie lieber beim traditionellen Arbeitstag bleiben sollten. Sofern Sie einer der vielen Millionen Menschen sind, die mitten in der Nacht arbeiten müssen, werden Sie Möglichkeiten kennenlernen, mit dem Streß und den Anspannungen der Schichtarbeit fertig zu werden. Trotz der vielen negativen Aspekte der Schichtarbeit gibt es Menschen, die gern in der Nacht arbeiten. Wir werden sehen, welches ihr Geheimnis ist.

Schließlich werden wir prüfen, was die Unternehmen tun können, um ihre Schichtzeiten so zu ändern, daß sie besser mit den natürlichen Rhythmen des Körpers im Einklang stehen und folglich für die Arbeiter angenehmer sind.

Eignen Sie sich für die Schichtarbeit? – Eine Befragung

○ Sind Sie ein Morgenmensch, der früh zu Bett geht und mit den Hühnern aufsteht?
○ Haben Sie Probleme, einzuschlafen oder erfrischenden Schlaf zu finden?
○ Sind Sie mittleren Alters oder nähern sich dem Rentenalter?
○ Sind Sie ein introvertierter Mensch, der sich in neuen Situationen unbehaglich fühlt?
○ Leiden Sie oft an Verdauungsstörungen, oder haben Sie ernste Probleme im Verdauungssystem, zum Beispiel ein Magen- oder Zwölffingerdarmgeschwür?
○ Sind Sie verheiratet?
○ Haben Sie kleine Kinder?
○ Üben Sie zusätzlich zu Ihrem Beruf eine Nebenbeschäftigung aus?

Falls Sie irgendwelche Fragen mit Ja beantwortet haben, dürften Sie sich nicht für die Schichtarbeit eignen.

Zeitverschiebung bei Schichtarbeit: die Jet-Krankheit der Arbeitswelt

Die industrielle Revolution im achtzehnten und neunzehnten Jahrhundert löste den zunehmenden Einsatz von Schichtarbeitern aus. Man brauchte sie in den Fabriken, um die Produktion – und die Gewinne – hochzuhalten. Die Schichtarbeiter sind auch heute noch ein integrierter Bestandteil unserer Betriebe, doch Fabrikationsunternehmen sind nicht die einzigen Arbeitsstätten, an denen man sie findet. Krankenschwestern, Polizeibeamte, Fluglotsen, S-Bahn- oder U-Bahnführer und Menschen in vielen anderen Berufen üben ihr Gewerbe teilweise während der Nacht aus. Das Schwergewicht unserer Wirtschaft hat sich in den letzten Jahrzehnten von der Industrieproduktion zur Dienstleistung hin verlagert, wodurch die Nachfrage nach Schichtarbeitern stieg. Krankenhäuser, Hotels, Flughäfen und durchgehend geöffnete Geschäfte brauchen ebenso Nachtarbeiter wie die Fabrikationsbetriebe. Unsere Gesellschaft hat die Schichtarbeit vollkommen akzeptiert, in solchem Maße, daß etwa ein Viertel der Beschäftigten zumindest gelegentlich Schichtarbeit leistet. Man erwartet, daß diese Zahl in den kommenden Jahrzehnten weiter zunimmt.

Bei den Arbeitgebern mag die Schichtarbeit beliebt sein, bei den Arbeitnehmern ist sie es nicht. Sie fordert ihren Tribut, sowohl körperlich als auch seelisch-geistig. Die mit der Schichtarbeit verbundenen Probleme ähneln in vielem den Problemen, die von der Zeitverschiebung beim Fliegen verursacht werden, dem Jet-lag. Tatsächlich ist das von der nächtlichen Schichtarbeit ausgelöste allgemeine Gefühl des Unbehagens jenem des Jet-lag so ähnlich, daß Wissenschaftler es als »Schicht-lag« bezeichnen.

Bei Schichtarbeitern kommt es, genau wie bei Fernreisenden, zu einer Zerstörung ihrer natürlichen zirkadianen Rhythmen. Der Wechsel in eine achtstündige Arbeitszeit, die um 23 Uhr beginnt statt beispielsweise um 9 Uhr, kann auf die Rhythmen Ihres Körpers genauso wirken wie ein Flug über vierzehn Zeitzonen, das heißt, um den halben Erdball. Selbst der Wechsel in eine um 15 Uhr beginnende Arbeitszeit, den man vielleicht für gar nicht so drastisch hält, entspricht der Überquerung von sechs Zeitzonen oder der Strecke von Brüssel nach New York.

Indem Sie nachts arbeiten, zwingen Sie Ihren Körper, aktiv zu sein, wenn er normalerweise schlafen will, und zu schlafen, wenn er normalerweise aktiv sein will. Ihre biologischen Systeme, die mit dem täglichen Rhythmus der Sonne verbunden sind, werden durch diese Umkehr des normalen Zeitplans in ein Chaos gestürzt.

Erschwerend kommt hinzu, daß viele Menschen, die Nachtschicht machen, an den Wochenenden ihre Zeit wieder auf die eines Tagwesens umstellen. Rhythmen, die die ganze Woche lang versucht haben, sich auf die Nacht einzustimmen, werden plötzlich wieder mit den früheren Zeitgebern konfrontiert und beginnen auf den alten Tagzeitplan zurückzuschalten. Wenn dann das Wochenende vorbei ist, sehen sie sich von neuem dem nächtlichen Zeitplan gegenüber und müssen erneut umschalten. Die Folge ist natürlich eine permanente Desynchronisation, also ein Körper, der *nie* völlig mit sich selbst im Einklang steht.

Kein Wunder, daß Schichtarbeiter fast ohne Ausnahme eine schlechtere Leistung bringen als ihre am Tag arbeitenden Kollegen. Kein Wunder auch, daß Schichtarbeiter häufiger als andere Menschen an übermäßigem Streß, Magen-Darm-Krankheiten, Erkrankungen der Atemwege und weiteren Störungen leiden. Schichtarbeiter scheinen sogar ein schwächeres Immunsystem zu haben als Tagarbeiter, und dies kann nach Vermutung von Wissenschaftlern zu einer höheren Sterblichkeitsquote führen.

Eignen Sie sich für die Nachtschicht?

Niemand ist hundertprozentig für die Schichtarbeit geeignet. Angesichts des physischen, psychischen und sozialen Streß, den Nachtarbeit mit sich bringt, kann keiner von uns sie regelmäßig leisten, ohne schädliche Folgen zu erleiden. Doch einige von uns kommen mit der Schichtarbeit besser zurecht als andere. Wissenschaftler ermittelten bestimmte charakteristische Merkmale, die es ermöglichen, die für die Schichtarbeit geeigneten Menschen von den nicht geeigneten zu unterscheiden. Natürlich sind diese Kriterien nicht narrensicher, aber indem Sie sich danach beurteilen, dürften Sie ein ziemlich genaues Bild von Ihren Fähigkeiten zur Bewältigung der Schichtarbeit bekommen.

Lerchen kontra Eulen:
Das größte Problem für Schichtarbeiter ist der Schlaf – oder vielmehr der Schlafmangel. Wie wir später ausführlicher erörtern werden, zerstört Schichtarbeit unseren Schlaf-Wach-Zyklus, und sogar Menschen, die ständig in der Nachtschicht arbeiten, leiden unter chronischem Schlafmangel. Die meisten Schichtarbeiter gehen morgens zu Bett, bei Sonnenaufgang. Morgenmenschen oder Lerchen sind zu dieser Tageszeit von Natur aus wach. Also finden sie es doppelt schwierig, nach der Heimkehr von der Nachtschicht einzuschlafen. Abendmenschen oder Eulen dagegen sind am Morgen von Natur aus schläfrig. Also gelingt es ihnen

leichter, nach der Nachtarbeit einzuschlafen und sich an die bei der Nachtarbeit erforderliche Lebensweise anzupassen.

Persönlichkeit:
Sofern Sie extravertiert sind, werden Sie mit Schichtarbeit vermutlich besser zurechtkommen als ein introvertierterer Kollege. Einer der Gründe dafür ist, daß extravertierte Menschen dazu tendieren, Eulen zu sein. Außerdem sind die täglichen Temperaturzyklen der Extravertierten (Nachtmenschen) in der Regel weniger starr als jene der Introvertierten (Morgenmenschen), was es den ersteren leichter macht, sich an einen neuen Schlafzeitplan zu gewöhnen.

Ein weiterer wichtiger Persönlichkeitsfaktor, der Ihre Anpassungsfähigkeit an Schichtarbeit beeinflußt, ist der Grad Ihrer Stabilität. Menschen mit einer stabilen Persönlichkeit, seien sie nun gesellig oder schüchtern, kommen dem Anschein nach mit der Schichtarbeit besser zurecht als neurotische Menschen. Den Grund dafür versuchen Wissenschaftler zu ermitteln.

Der beste Schichtarbeiter ist also ein stabiler, extravertierter Mensch und der schlechteste ein introvertierter Neurotiker. Wenn Sie in die erste Kategorie gehören und in die Nachtschicht einsteigen wollen, sollte Ihnen bewußt sein, daß diese unnatürliche Arbeitszeit auf lange Sicht Ihre Persönlichkeit verändern und Sie zu einem Neurotiker machen kann! Die Ursache für eine solche Persönlichkeitsveränderung ist nicht bekannt, ironischerweise aber macht die Veränderung Sie ungeeignet für die Schichtarbeit.

Flexible Rhythmen kontra starre Rhythmen:
Wie wir in Kapitel 8 sahen, haben Menschen mit inerten oder starren biologischen Rhythmen mehr Schwierigkeiten bei der Anpassung an eine neue Zeitzone als Menschen mit labilen oder flexiblen Rhythmen. Das gleiche gilt für die Anpassung an Schichtarbeit. Studien erbrachten, daß Geräusche und andere Störungen Menschen mit starren Schlafmustern stärker belästigen, wenn sie tagsüber zu schlafen versuchen, als Menschen mit flexibleren Rhythmen. Und Nachtmenschen/Extravertierte haben in der Regel flexiblere Rhythmen als Morgenmenschen/Introvertierte.

Alter:
Das Arbeiten in der Nachtschicht – selbst wenn Sie es seit Jahren

tun – wird mit zunehmendem Alter schwieriger, besonders nachdem Sie die Fünfzig überschritten haben. Warum die Fähigkeit zur Bewältigung von Schichtarbeit nachläßt, weiß man nicht, aber die Wissenschaftler führen vier Hauptfaktoren als wahrscheinliche Ursache an: 1) die Kumulation der schädlichen Auswirkungen von Schichtarbeit, 2) die allgemeine Schwächung der Gesundheit in höherem Alter, 3) ein natürliches Schwinden der Flexibilität der täglichen Rhythmen und 4) die unter älteren Menschen verbreitete Verschlechterung der Schlafrhythmen. Dieser letzte Faktor ist der wichtigste, denn die Tatsache, daß unser Schlafzyklus zerbrechlicher wird, wenn wir altern, trägt zur Verschärfung der anderen körperlichen Probleme des Alterns bei. Mit zunehmendem Alter tendieren wir auch dazu, Morgenmenschen zu werden, selbst wenn wir in der Jugend Nachteulen waren. Diese schrittweise Umwandlung einer Eule in eine Lerche wirkt sich bei alternden Schichtarbeitern nachteilig aus.

Gesundheit:
Ihr Gesundheitszustand kann Ihre Anpassungsfähigkeit an die Schichtarbeit beeinflussen. Je schlechter Ihre Gesundheit, desto größere Schwierigkeiten werden Sie bei der Anpassung haben, denn man muß in guter körperlicher Verfassung sein, um die Härten eines wechselnden Zeitplans zu ertragen. Und je länger Sie in der Nachtschicht arbeiten, desto schlechter dürfte Ihre Gesundheit werden. Wie wir später in diesem Kapitel eingehend darstellen werden, bekommen die meisten Schichtarbeiter zu wenig Schlaf, ernähren sich schlecht und müssen oft mit einem hohen Maß an häuslichem und sozialem Streß leben. Und keines dieser Dinge fördert die Gesundheit.

Familienstand:
Schichtarbeit ist eine schwere Belastung für das Familienleben. Wenn einer der Ehepartner nachts arbeitet und tagsüber schläft, ist das normale Leben aller Familienmitglieder gestört. Der Schichtarbeiter ist während der frühen Abendstunden nicht anwesend, in denen gewöhnlich das eigentliche Familienleben stattfindet. Gemeinsame Mahlzeiten, ein wichtiges Ritual im Familienleben, sind schwer zu planen. In der Wohnung, die morgens üblicherweise von geschäftiger Aktivität erfüllt ist, muß Ruhe herrschen, damit der Schichtarbeiter schlafen kann. Und ein geselliges Leben gibt es praktisch nicht.

Weil die meisten Schichtarbeiter ein möglichst normales Familienleben führen wollen, versuchen sie oft, ihren Zeitplan am Wochenende zu ändern und Tagwesen zu werden, wenn auch nur für wenige Tage. Das erschwert ihnen natürlich die Wiederanpassung an die Nachtschicht, wenn der Montag kommt.

Männer kontra Frauen:
Krankenschwestern ausgenommen, wird Schichtarbeit traditionsgemäß von Männern geleistet. Tatsächlich erließ vor Jahrzehnten eine internationale Organisation eine Resolution gegen den Einsatz von Frauen bei der Nachtarbeit, und in vielen Ländern gibt es noch immer solche Gesetze. Heute jedoch werden Frauen zunehmend zur Schichtarbeit herangezogen. Leider finden kaum Untersuchungen darüber statt, ob sich die Schichtarbeit auf Frauen anders auswirkt als auf Männer.

Der Haupteinwand gegen Schichtarbeit von Frauen ist, daß sie den Menstruationszyklus zerstören könnte. Entsprechende Studien erbrachten bisher widersprüchliche Ergebnisse, derzeit aber glauben die Wissenschaftler, daß Frauen körperlich genauso zur Bewältigung von Schichtarbeit fähig sind wie Männer.

Doch in einer Gesellschaft, die es noch immer als Hauptaufgabe der Frauen ansieht, den Haushalt zu besorgen und für das leibliche Wohl der Familie zu sorgen, sind Schichtarbeiterinnen einem zusätzlichen Streß ausgesetzt, den ihre männlichen Kollegen nicht haben. Eine Schichtarbeiterin muß oft zu normalen Zeiten putzen, waschen, kochen und die Kinder für die Schule fertig machen – mit anderen Worten, während sie eigentlich schlafen sollte. Diese Belastung kommt zum natürlichen Streß der Schichtarbeit noch hinzu.

Engagiertheit:
Ihre Einstellung zur Schichtarbeit entscheidet genauso über Ihre Anpassungsfähigkeit wie jeder der anderen erörterten Faktoren. Wenn Sie engagiert versuchen, Ihr Familienleben so umzugestalten, daß es sich mit einer ungewöhnlichen Arbeitszeit vereinen läßt, dürfte Ihnen die Anpassung an die Schichtarbeit relativ leichtfallen. Doch es ist nicht leicht, sich für die Schichtarbeit zu engagieren, denn dies verlangt, daß Sie Ihre sämtlichen Aktivitäten dramatisch ändern müssen: die Zeit, zu der Sie schlafen, essen, sich vergnügen.

Falls Sie aber versuchen, ein Tagwesen zu bleiben und soweit wie möglich an Ihrem Tageszeitplan festzuhalten, wird länger dauernde Schichtarbeit schwierig sein, wenn nicht unmöglich. Denken Sie daran, daß Ihre natürlichen Rhythmen weitgehend auf das Sonnenlicht eingestellt sind. Deshalb ist der Versuch, nachts zu arbeiten und dabei ein Tagwesen zu bleiben, etwa so, als wollten Sie versuchen, gleichzeitig in zwei Zeitzonen zu leben.

Eine Untersuchung von Teilzeit- und Vollzeit-Nachtschwestern erbrachte, daß die über die volle Zeit arbeitenden Nachtschwestern nicht unter jenem Nachlassen der Energie und Wachheit litten, das die Teilzeitschwestern heimsuchte. Die Forscher stellten fest, daß eine weit größere Zahl der Teilzeitschwestern Kinder hatte und tagsüber einer anderen Beschäftigung nachging – Faktoren, die bedeuteten, daß sie ihren Zeitplan der Schichtarbeit gar nicht richtig anpassen konnten.

Die Auswirkungen der Schichtarbeit

Wie der Computertechniker Bob erfahren mußte, hat der Wechsel zur Nachtarbeit dramatische, weitreichende Auswirkungen. Alle Aspekte seines Lebens, angefangen von seiner Arbeitsleistung bis zu der Beziehung mit seiner Frau, begannen zu leiden, als er die Nachtarbeit aufnahm. Bobs Erfahrung ist typisch für viele Schichtarbeiter. Wir wollen uns nun die wichtigsten der Probleme, die Sie bei regelmäßiger Schichtarbeit bekommen dürften, genauer ansehen.

Das Arbeiten in der Nachtschicht ist jedoch nicht nur ein Verhängnis. Für einige von uns hat es seine Vorteile – und wir werden sehen, warum.

Wie die Schichtarbeit Ihr gesellschaftliches Leben beeinflußt

Wenn Sie ein lediger junger Mensch sind, der seine Abende gern in Nachtclubs, Discos oder Restaurants verbringt, sollten Sie die Finger von der Nachtarbeit lassen. Auch wenn Ihre Vorstellung von angenehm verbrachten Stunden »indischer« ist, beispielsweise das Kegeln in einem Verein beinhaltet oder den Besuch einer Gemeinderatssitzung in Ihrem Ort, sollten Sie Schichtarbeit vermeiden. Ein nur annähernd normales gesellschaftliches Leben ist fast unmöglich, wenn Sie in der Spätschicht arbeiten (etwa von 14 bis 23 Uhr), und bloß beschränkt möglich, wenn Sie in der Nachtschicht arbeiten (von 23 bis etwa 8 Uhr).

Der Grund liegt auf der Hand. Unsere Gesellschaft ist auf Tagesarbeit ausgerichtet, deshalb werden die meisten gesellschaftlichen Aktivitäten auf den Abend gelegt – jene Tageszeit, in der Schichtarbeiter entweder bei der Arbeit sind oder sich für die Arbeit rüsten, also nicht teilnehmen können.

Unterschätzen Sie die Zerstörung Ihres normalen gesellschaftlichen Lebens nicht, denn sie bedeutet mehr als nur das Verpassen einiger Zusammenkünfte oder Kneipenrunden mit Freunden. Das gesellschaftliche Leben von Schichtarbeitern ist völlig anders strukturiert, und als Folge davon führen sie meist ein isolierteres Dasein als ihre tagsüber arbeitenden Kollegen. Der Verlust eines normalen gesellschaftlichen Lebens wird als so schwerwiegend empfunden, daß er nach dem Schlafmangel das zweithäufigste Übel ist, über das sich Schichtarbeiter beklagen.

Wie entsprechende Untersuchungen zeigen, ist die Wahrscheinlichkeit, daß Sie Interessensverbänden oder gesellschaftlichen Vereinigungen beitreten, wesentlich geringer, wenn Sie Schichtarbeit machen; und falls Sie beitreten, bekommen Sie gewöhnlich kein Amt übertragen und werden in der Gruppe kaum aktiv. Schichtarbeiter engagieren sich kaum in der Politik, in Elternverbänden oder auch nur Sportvereinen wie einem Kegel- oder Tennisklub.

Wegen der gesellschaftlichen Isolation können sich Freundschaften schwer entwickeln. Schichtarbeiter haben oft weniger Freunde als ihre tagsüber arbeitenden Kollegen, und diese wenigen Freunde kommen fast ausschließlich aus dem Kreis der Menschen, mit denen sie arbeiten.

Für jemand, der die Einsamkeit liebt, hat das durch Schichtarbeit bedingte isolierte Dasein entschiedene Vorteile. Viele Nachtarbeiter nutzen es aus, daß sie tagsüber frei haben. Sie gehen ihren Hobbys oder anderen Vorhaben mit einer Intensität nach, die den Tagarbeitern kaum möglich ist. Menschen, die einsame Beschäftigungen, wie Angeln, Gärtnern, das Aufpolieren alter Autos und Reparaturen im Heim, lieben, eignen sich oft hervorragend für Schichtarbeit und sind glücklich damit.

Untersuchungen brachten auch ans Licht, daß viele Schichtarbeiter ihre Hobbys zu Teilzeitbeschäftigungen machen und mit ihren Kenntnissen in Garten- oder Reparaturarbeit etwas dazuverdienen.

Wie Schichtarbeit Ihr häusliches Leben beeinflußt

Wenn Sie verheiratet sind oder mit jemandem zusammenleben, können Sie sicher sein, daß häufige Schichtarbeit Ihre Beziehung auf eine harte Probe stellen wird. Sofern die Beziehung zwischen Ihnen und Ihrem Partner fest und glücklich ist, sollten Sie in der Lage sein, mit der größeren Belastung fertig zu werden. Ist Ihre Beziehung jedoch nicht sehr fest, könnte der zusätzliche Streß durch die Schichtarbeit ihr irreparablen Schaden zufügen. Schichtarbeit schafft nicht nur neue Probleme, sondern vergrößert auch die bereits bestehenden. Wenn Sie in einer schwierigen Beziehung leben, die Sie retten wollen, sollten Sie sich einen Wechsel in die Nachtschicht gründlich überlegen.

Die Ursache der aus Schichtarbeit erwachsenden Spannung ist der Mangel an Synchronizität zwischen Ihnen und Ihrem Partner. Sofern Sie nicht beide Schichtarbeiter sind und in der gleichen Schicht arbeiten, wirken sich Ihre unterschiedlichen Zeitpläne, wie gesagt, etwa so aus, als würden Sie in zwei verschiedenen Zeitzonen leben. Es kann dann äußerst schwierig sein, Zeit für ein Gespräch, für die Liebe oder einfach für ein gemütliches Beisammensein zu finden. Die Nachtschicht macht auch einen Strich durch die meisten festlichen Abendveranstaltungen, und dies kann auf beiden Seiten Groll verursachen: beim Schichtarbeiter, der auf das Fest verzichten muß, und bei seinem Partner, der allein hingehen muß.

Wie bereits erwähnt, konzentriert sich die Forschung auf dem Gebiet der Schichtarbeit vorwiegend auf männliche Arbeiter. Deshalb betreffen Untersuchungen über die Auswirkung von Schichtarbeit auf die *Ehepartner* hauptsächlich Frauen. Doch die Ergebnisse deuten an, daß beide Partner, wer immer die Schichtarbeit macht, mit einem ungeheuren Ausmaß an Streß fertig werden müssen. Ehefrauen von Schichtarbeitern berichten, daß ihr Leben von den Arbeitszeiten ihrer Männer arg gestört wird. Damit ihr Haushalt einigermaßen funktioniert, müssen auch sie, wie ihre Männer, gleichzeitig in der Tag- und der Nachtwelt leben. Ihre häufigsten Klagen sind:

1. die Unmöglichkeit, alltägliche Arbeiten im Haus zu erledigen, weil der Ehemann schläft;
2. Schwierigkeiten, die Kinder ruhig zu halten, während der Mann schläft;

3. die Angst und das Alleinsein in der Nacht;
4. abends zu Hause bleiben zu müssen;
5. Probleme mit der zeitlichen Planung der Mahlzeiten; und
6. einen Mann zu haben, der oft schlecht gelaunt ist, weil er Nachtschicht macht.

Die Klagen der Schichtarbeiter betreffen nicht so sehr spezifische Probleme, sondern eher das Bild, das sie von sich selbst als Familienmitglieder haben. Oft bereitet es ihnen Sorge, daß sie wegen ihrer Arbeitszeit nicht in der Lage sind, ihrer traditionellen Rolle als Familienoberhaupt gerecht zu werden. Es macht ihnen Kummer, daß sie nachts nicht zu Hause sind, um Frau und Kinder zu beschützen. Sie klagen darüber, daß sie ihren Frauen kein richtiger Gefährte sein können. Und sie fürchten, ihre Abwesenheit von zu Hause könnte dazu führen, daß die Kinder verzogen sind und den nötigen Respekt vor Autoritätspersonen vermissen lassen.

Tatsächlich deuten einige Forschungen darauf hin, daß die Kinder von Schichtarbeitern in der Schule schlechter sind als andere Kinder. Doch eine umfassende Langzeitstudie mit 16.000 englischen Schulkindern ergab, daß die Kinder von Schichtarbeitern in der Schule genauso gut mitkommen und emotionell genauso gut angepaßt sind wie ihre Klassenkameraden. Dennoch herrscht bei vielen Schichtarbeitern die Angst, daß ihre Kinder irgendwie mißraten könnten.

Schichtarbeit stellt Ehepaare zwar vor zahlreiche Probleme, kann aber auch einige Vorteile haben. Nehmen wir beispielsweise Ted und Barbara, ein Ehepaar Ende der Zwanzig mit zwei Kindern im Vorschulalter. Die beiden glauben, daß sie zu zweit arbeiten müssen, um finanziell zurechtzukommen. Ted hat eine reguläre Tagesstellung als Gebäudeaufseher, und Barbara macht in einer Privatklinik Spätschicht, das heißt, sie arbeitet dort von 15 Uhr bis Mitternacht.

Die unterschiedlichen Arbeitszeiten sind von Zeit zu Zeit eine Belastung für die Beziehung der beiden, bedeuten aber auch, daß immer einer von ihnen daheim ist, um die Kinder zu versorgen – mit Ausnahme von zwei Stunden am Nachmittag, doch da können die Kinder bei einer Nachbarfamilie sein. Ted und Barbara ersparen sich also die mühsame Sucherei nach einer Betreuung für ihre Kinder und alle die anderen Probleme, mit denen sich berufstätige Eltern herumschlagen müssen. Und sie sparen sich die Ausgaben, die anderen Eltern für eine Betreuerin entstehen.

Arbeit in der Nachtschicht bedeutet außerdem oft, daß ein

Ehepaar tagsüber zusammen sein kann, was viele als höchst erfreulich empfinden. Und Männer, die tagsüber daheim sind, zeigen laut entsprechenden Studien größere Bereitschaft, einen Teil der traditionellerweise von ihren Frauen erledigten Hausarbeiten zu übernehmen – ein entscheidender Vorteil für die Ehepartnerinnen von Schichtarbeitern.

Wie Schichtarbeit Ihren Schlaf beeinflußt

Der Schlaf, oder vielmehr der Schlafmangel, ist das Hauptproblem fast aller Schichtarbeiter. Im Durchschnitt bekommen Schichtarbeiter pro Woche sieben Stunden weniger Schlaf als ihre tagsüber arbeitenden Kollegen. Der Versuch, in einem nicht ganz dunklen Zimmer zu schlafen, das häufige Wachwerden vom Lärm der Tagwelt, die Teilnahme an tagsüber stattfindenden gesellschaftlichen oder familiären Ereignissen, eine Nebenbeschäftigung am Tag – dies und anderes kann die Schlafenszeit eines Schichtarbeiters verkürzen.

Auch auf einer eher fundamentalen Ebene erschwert die Schichtarbeit das Schlafen, denn sie zerstört die natürlichen zirkadianen Rhythmen des Körpers, einschließlich des Schlaf-Wach-Zyklus. Weil die Rhythmen praktisch nie ihre normalen Phasen durchlaufen, sondern sich ständig auf die widersprüchlichsten Zeitgeber einzustellen versuchen, die sie infolge der Schichtarbeit erhalten, kann sich der Schlaf-Wach-Zyklus einfach nicht auf ein Routinemuster einpendeln.

Selbst wenn Sie jahrelang in der Nachtschicht bleiben und eine ziemlich regelmäßige tägliche Schlafenszeit einhalten, werden Sie Probleme bekommen. Wenn Sie altern, arbeitet die Natur gegen Sie und macht es Ihnen in der Regel schwerer, tagsüber zu schlafen; daß Sie im Alter weniger Schlaf brauchen (siehe Kapitel 3), ändert hieran nichts. Der Grund für diese Erschwernis? Wenn Sie älter werden, neigen Sie dazu, weniger fest zu schlafen und leichter aufzuwachen – ein ernstes Problem für Schichtarbeiter, die in den Morgenstunden zu schlafen versuchen müssen. Laut verschiedener Studien bezeichnen 60 bis 80 Prozent der Schichtarbeiter den Lärm als größtes Hindernis für einen erfrischenden Schlaf am Tage.

Bei vielen Schichtarbeitern ist der Schlafmangel chronisch, sie gehen mit einem Schlafdefizit durchs Leben und sind ständig mindestens ein bißchen müde. In dem Bemühen, Schlaf nachzuholen, versuchen Schichtarbeiter an Wochenenden oft, länger als andere Menschen zu schlafen. Doch wie Untersuchungen zeigen, tragen ein paar zusätzliche Schlafstunden am Samstag- oder Sonntagmorgen wenig zur Linderung des allgemeinen Müdigkeitsgefühls bei.

Die unter Schichtarbeitern verbreitete chronische Müdigkeit wirkt sich negativ auf die Arbeit aus – besonders wenn diese Arbeit langweilig oder eintönig ist. Wer irgendwann schon einen langweiligen Vortrag durchgestanden oder vielmehr durchgesessen hat, der weiß, wieviel Mühe es kostet, wach zu bleiben, wenn man müde und mit etwas Uninteressantem beschäftigt ist.

Sofern Sie regelmäßig Schichtarbeit machen, können Sie nicht ganz vermeiden, daß Sie müde sind. Aber Sie können dazu beitragen, Ihren Schlafverlust zu verringern, indem Sie nach der Schicht so schnell wie möglich zu Bett gehen. Bleiben Sie, wenn Sie zwischen sechs oder sieben Uhr morgens heimkommen, nicht eine oder zwei Stunden auf, um die Zeitung zu lesen, sondern legen Sie sich sofort hin. Auf diese Weise bekommen Sie etwas zusätzlichen Schlaf.

Wie Schichtarbeit Ihre Gesundheit beeinflußt

Schichtarbeit ist schlecht für Ihre Gesundheit. Sie zerstört Ihre biologischen Rhythmen, einschließlich Ihres Schlafzyklus, und verursacht ein ungeheures Maß an emotionellem Streß. Dies alles wirkt sich auf Ihre körperliche Gesundheit aus. Das Arbeiten zu ungewöhnlichen Stunden erschwert es Ihnen auch, anständig zu essen, was für Ihren Körper eine zusätzliche Belastung bedeutet. Zu allem Übel werden Sie mit zunehmendem Alter anfälliger für die mit Schichtarbeit verbundenen Probleme. Je länger Sie also Schichtarbeit machen, desto schlimmer wird sie.

Wissenschaftler sehen die Folgen der Schichtarbeit für die Gesundheit unter mehreren Gesichtspunkten. Der allgemeinste betrifft die Gesamtwirkung der Schichtarbeit, die den Menschen verschleißt, physisch wie psychisch, und anfälliger für Krankheiten macht. Diese generelle »Abnahme des Wohlbefindens«, wie ein Forscher sagt, hängt nicht nur mit dem Schlafmangel zusammen, sondern auch mit schlechten Eßgewohnheiten.

Allzu oft bedeutet Schichtarbeit schlechtes Essen zu unregelmäßigen Zeiten. Während Schichtarbeiter ihre Stunden ableisten, sind die Werkskantinen meist geschlossen, und läßt Kantinenessen auch häufig den richtigen Nährwert vermissen, so ist es doch besser als die Billigwaren, die es in Automaten gibt. Schichtarbeiter holen sich, besonders wenn sie spätnachts arbeiten, den größten Teil ihres Essens aus Automaten. Falls Sie Schichtarbeiter sind und Ihnen das Obige bekannt vorkommt, sollten Sie beim nächsten Blick auf die hinter den Automatenscheiben liegenden verschrumpelten, chemisch behandelten, in Plastik verpackten Hamburger oder Sandwiches an das alte Sprichwort denken: »Du bist, was du ißt.«

Linderung des mit der Schichtarbeit verbundenen Streß

Die mit Schichtarbeit einhergehenden seelischen und körperlichen Probleme lassen sich zwar nicht ganz ausschalten, aber es gibt einiges, was Sie zur Linderung der Überbelastung tun können.

Halten Sie sich fit.
Einer der Wege, den Körper besser für die Bewältigung des Streß und der Belastung von Schichtarbeit zu rüsten, besteht darin, ihn mittels sportlicher Betätigung fit zu halten. Schichtarbeit ist zwar kein sportlicher Wettkampf, erfordert aber ein gewisses Maß an körperlicher Ausdauer. Je besser Ihr Körper in Form ist, desto besser ertragen Sie die Störung Ihrer Rhythmen.

Essen Sie ordentlich.
Achten Sie sorgfältig darauf, was – und wann – Sie essen. Statt sich mit Imbissen durch die Nachtschicht zu wursteln, sollten Sie eine regelmäßige »Mittagessenszeit« festlegen und einhalten, sofern das möglich ist. Und bemühen Sie sich, ordentlich zu essen. Verlassen Sie sich nicht auf Automaten, sondern nehmen Sie lieber von zu Hause nahrhafte Kost mit, die Sie während Ihrer Schicht wirklich stärkt. Denken Sie daran, daß fettes und kohlehydratreiches Essen Sie schläfrig machen kann; füllen Sie Ihre Essensdose deshalb mit fettarmer, proteinreicher Kost. (Eine Liste mit gesunden, proteinreichen Nährmitteln und eine Erklärung, warum diese Sie wach halten helfen, finden Sie in Kapitel 7.) Achten Sie auf Ihren Koffeinkonsum. Eine oder zwei Tassen Kaffee bei Schichtbeginn können Sie munterer für Ihre Arbeit machen, doch in den

letzten fünf Schichtstunden sollten Sie Koffein in jeder Form meiden, denn sonst dürfte Ihnen das Einschlafen schwerfallen, wenn Sie nach Hause kommen.

Machen Sie Nickerchen.
Schlafen während der Arbeit führt bei den meisten Arbeitern zur Entlassung, doch in einigen japanischen Betrieben haben die Nachtschichtarbeiter Schlaferlaubnis, das heißt, sie dürfen kurze Nickerchen machen, um sich zu erfrischen. Ihre Arbeitgeber glauben, daß es besser ist, ihnen einen kurzen Schlaf zwischendurch zu gestatten, als sie zu zwingen, sich während der Nacht mühsam wach zu halten. Manche Wissenschaftler empfehlen in der Tat kurze Schlafpausen für die Schichtarbeiter jener Betriebe, die mit der öffentlichen Sicherheit zu tun haben. Ein NASA-Forscher schlägt sogar vor, auf langen Nachtflügen für die einzelnen Crew-Mitglieder Schlafpausen einzuführen, um die Gefahr auszuschalten, daß die ganze Flugzeugbesatzung gleichzeitig einschläft – was tatsächlich bereits vorgekommen ist. Die Botschaft ist klar: Nickerchen helfen den Nachtschichtarbeitern. Wenn Sie also die Möglichkeit haben, während Ihrer Schicht ein paar Minuten zu dösen, ohne ein Risiko im Hinblick auf Ihre Arbeit oder Ihre Stellung einzugehen, dann tun Sie es.

Sichern Sie sich Ihren Schlaf.
Sogar unter idealen Bedingungen ist es schwer, tagsüber lange und fest zu schlafen, weil Sie gegen Ihre natürlichen Rhythmen verstoßen. Sorgen Sie dafür, daß Sie ein ruhiges, dunkles Schlafzimmer haben; setzen Sie eine strikte Schlafengehenszeit fest und halten Sie sich daran. Schlafmangel ist der schlimmste Feind des Schichtarbeiters.

Unterziehen Sie sich regelmäßigen Gesundheitskontrollen.
Wenn Sie Schichtarbeiter sind, ist es wichtig, daß Sie Ihre Gesundheit sorgfältig überwachen lassen. Eine deutsche Studiengruppe, bestehend aus Wissenschaftlern und Berufsfachleuten im Gesundheitswesen, arbeitete für Schichtarbeiter folgende Empfehlungen aus: Falls Sie regelmäßig in einer Schicht arbeiten wollen, die bis mindestens drei Uhr früh dauert, sollten Sie sich von Ihrem Arzt gründlich untersuchen lassen, *bevor* Sie mit der Schichtarbeit beginnen. Lassen Sie sich nach einem halben Jahr der Schichtarbeit erneut untersuchen und dann regelmäßig während Ihrer Berufs-

laufbahn. Arbeiter im Alter zwischen fünfundzwanzig und fünfzig Jahren sollten sich alle fünf Jahre einer Generaluntersuchung unterziehen, Arbeiter zwischen fünfzig und sechzig alle zwei oder drei Jahre und jene, die älter als sechzig sind, jedes Jahr.

Der Niedergang Ihrer Gesundheit

Menschen, die regelmäßig in der Nachtschicht arbeiten, durchlaufen vier verschiedene vorhersagbare Phasen. Und jede Phase hat ihre Auswirkungen auf die Gesundheit. Forscher sagen folgendes über diese vier Phasen abnehmender Gesundheit:

Anpassungsphase (die Jahre 1 bis 5):
Wenn Sie die Schichtarbeit aufnehmen, sehen Sie sich der emotionellen und physischen Belastung der Anpassung an die neue Lebensweise gegenüber. Ihr Körper muß bei dem Versuch, in Einklang mit Ihren neuen Arbeitsstunden zu gelangen, seine Rhythmen ändern; Sie müssen sich daran gewöhnen, daß Sie weniger Schlaf bekommen; und Ihr familiäres sowie gesellschaftliches Leben müssen eine neue Struktur erhalten. Die Belastung infolge dieser Veränderung schwankt von Mensch zu Mensch, doch während der ersten fünf Jahre führt dieser Gesamtstreß zu den meisten der mit Schichtarbeit einhergehenden Krankheiten.

Sensibilisierungsphase (die Jahre 5 bis 20):
Mittlerweile sind Sie auf Ihrem Arbeitsgebiet kein Neuling mehr, also machen Sie sich vermutlich Gedanken über Ihre Karriere und Ihre Arbeitsbedingungen. Dies bedeutet zusätzlichen Streß zu jenem, den Schichtarbeit ohnehin mit sich bringt. Falls Sie verheiratet sind, haben Sie wahrscheinlich Kinder, die das schulpflichtige Alter erreichen, und Sie denken an den Kauf eines Hauses. Während dieser Jahre passiert es vielen Schichtarbeitern, daß ihnen die Schichtarbeit plötzlich nicht mehr gefällt. Weil Zufriedenheit mit der Arbeit – oder vielmehr ihr Fehlen – eine wichtige Rolle für die gesundheitliche Verfassung des Arbeiters spielt, kann die Unzufriedenheit mit der Schichtarbeit die bestehenden Probleme verstärken.

Kumulationsphase (die Jahre 20 bis 40):
In dieser Zeit Ihres Lebens bestehen gewöhnlich kaum familiäre, gesellschaftliche und finanziellen Probleme, und das Leben geht seinen ruhigen Gang. Dennoch können das jahrelange Schlafdefizit und schlechte Essen sowie andere streßbedingte Probleme allmählich ihren Tribut fordern. Aus Gründen, die den Forschern nicht klar sind, gehen Schichtarbeiter, vor allem jene in gefährlichen Berufen, in der Phase bei der Arbeit mehr Risiken ein. Die Häufung dieser Faktoren kann zu zunehmenden Arbeitsunfällen und Gesundheitsproblemen führen.

Manifestationsphase (die Jahre über 40):
Dies ist die Zeit, in der jene Krankheiten, die am nachweislichsten eine Folge von Schichtarbeit sind – chronische Gastritis, Magen- und Zwölffingerdarmgeschwüre sowie andere Magen-Darm-Krankheiten –, ihren Höhepunkt erreichen. Außerdem verschlimmern sich unter der Belastung fortdauernder Schichtarbeit andere streßbedingte gesundheitliche Störungen, die sich während der Kumulationsphase langsam entwickelt haben, beispielsweise Bluthochdruck.

Warnung: Machen Sie keine Nachtschicht, wenn Sie eine der angeführten Krankheiten haben!

Das Arbeiten zu unnormalen Zeiten, vor allem in der gesundheitsschädlichen Nachtschicht, ist besonders problematisch bei Menschen, die an bestimmten Krankheiten leiden. Aus den oben erörterten Gründen sollten Sie regelmäßige Schichtarbeit jeglicher Art unterlassen, wenn Sie Verdauungsbeschwerden, Diabetes, Epilepsie oder eine ernste Geisteskrankheit haben.

Chronische Erkrankungen des Verdauungstrakts:
Unregelmäßige Essenszeiten und schlechte Kost sind zwei der bekanntesten Schichtarbeiterprobleme. Beide sollten

jedem zur Warnung dienen, der bereits Gastritis, Geschwüre oder andere Verdauungsbeschwerden hat. Forscher glauben, daß auch der emotionelle Streß, unter dem viele Schichtarbeiter (infolge familiärer und gesellschaftlicher Schwierigkeiten) stehen, zu Magenproblemen beitragen. Sogar Menschen mit starker Konstitution neigen dazu, bald nach Aufnahme der Schichtarbeit zu säurebindenden Medikamenten zu greifen. Sofern Sie prädisponiert für solche Probleme sind, kann Schichtarbeit zu ernsten Komplikationen führen.

Diabetes:
Zuckerkranke Menschen müssen eine streng kontrollierte Diät einhalten, was die Essenszeiten und was die Zusammensetzung des Essens anbelangt. Das ist aus vielen Gründen, die wir bereits erörtert haben, für Schichtarbeiter fast unmöglich.

Epilepsie:
Epileptische Anfälle und Schlaf stehen in enger Beziehung zueinander (siehe Kapitel 6). Schichtarbeit garantiert praktisch Schlafmangel, was bedeutet, daß bei einem Epileptiker, wenn er Schichtarbeit macht, die Anfälle zunehmen.

Schwere Geisteskrankheit:
Der Mangel an gesundem Schlaf, den Schichtarbeit mit sich bringt, ist auch bei einer Vielzahl von schweren Geisteskrankheiten für die Betroffenen gefährlich. Gestörte Schlafmuster können Anfälle von ernster Depression und andere Formen von Geisteskrankheit auslösen oder verschlimmern. (Siehe Kapitel 4.)

Wie sich Schichtarbeit auf Ihre Leistung auswirkt

Seit Jahrzehnten wissen Industrieunternehmer, Schichtarbeiter und Forscher, daß Menschen, die in der Nachtschicht arbeiten, keine so guten Leistungen bringen wie ihre tagsüber arbeitenden Kollegen. In der Nachtschicht wird nachlässiger gearbeitet, die Arbeiter erleiden häufiger Unfälle, und generell wird weniger getan. Diesem Problem widmeten sich lange Zeit hindurch ausschließlich die mit der menschlichen Leistungsfähigkeit befaßten Forscher und die um das Produktionsniveau besorgten Betriebsleiter. Zu ändern begann sich das im Spätwinter 1979 an einem Mittwoch morgens um vier Uhr. Müde Arbeiter, die ihre Nachtschicht zur Hälfte hinter sich hatten, machten eine Reihe ungewöhnlicher Fehler, und die Folge war eine beispiellose Freisetzung von Radioaktivität: im Kernkraftwerk Three Mile Island bei Harrisburg, Pennsylvanien. Die Debatte über Schichtarbeit und Leistung bekam plötzlich einen ernsten Hintergrund. Was bisher ein Problem für Unternehmer gewesen war, die eine Steigerung der Produktivität erreichen wollten, war jetzt eine Frage der öffentlichen Sicherheit.

Der Störfall von Three Mile Island vergrößerte zwar die Besorgnis über die Auswirkungen der Schichtarbeit auf die Leistung, führte aber zu keinen weitreichenden Änderungen im Umgang mit der Schichtarbeit. Ebensowenig wurde das Problem gelöst, daß müden Schichtarbeitern, die mit diffizilen Aufgaben betraut sind, Fehler unterlaufen können. Acht Jahre später kam es im sowjetischen Kernkraftwerk Tschernobyl, halb um die Welt von Three Mile Island entfernt, infolge einer ähnlichen Serie menschlicher Fehler bei einem frühmorgens durchgeführten Experiment zu einem katastrophalen Brand und zur Freisetzung von Radioaktivität aus einem der Kernreaktoren. Dieses Mal gab es einunddreißig Tote, Zehntausende von Menschen waren einer gefährlichen Strahlendosis ausgesetzt, und ganze Städte wurden unbewohnbar.

Daß diese Unfälle passierten und beide Male menschliches Versagen die Hauptursache war, dürfte eigentlich nicht überraschen. Und angesichts der Zunahme von Schichtarbeit bei zunehmend komplizierten Aufgaben wäre es nicht überraschend, wenn solche lebensbedrohlichen Unfälle wieder passierten. Denn wie wir im ganzen vorliegenden Kapitel immer wieder nachdrücklich betonten, sind Müdigkeit, Schlafmangel und emotioneller Streß bei Schichtarbeitern unvermeidbar. Und das ist gleichbedeutend mit schlechter Leistung.

Laboruntersuchungen der Leistung bei Schichtarbeit untermauern diese Erkenntnisse, genauso die wenigen Feldstudien, die mit Arbeitern während der Arbeit durchgeführt wurden. In den Feldstudien, insgesamt sind es sechs aus der Zeit von 1949 bis 1978, wurde untersucht, wie schnell sich Telefonisten am Klappenschrank meldeten, wie viele Fehler beim Ablesen von Zählern passierten, wie oft Fahrer unterwegs einnickten, wie rasch Arbeiter aufgefädelte Teile verbinden konnten, wie oft Lokomotivführer Signale übersahen und wie viele kleinere Unfälle sich in Krankenhäusern ereigneten.

Die Zahl der Fehler beispielsweise, die Arbeiter beim Ablesen von Zählern machten, nahm etwa um Mitternacht rapide zu und stieg dann bis etwa vier Uhr weiter. Danach nahmen die Fehler bis zum Schichtende vier Stunden später stetig ab. Die anderen Untersuchungen weisen ähnliche Muster auf.

Das Aufspüren der Gründe, warum die Leistung zu einer bestimmten Nachtzeit besser ist als zu einer anderen, ist nicht so einfach wie die Untersuchung der tagsüber auftretenden Leistungsschwankungen. Bedenken Sie, daß Schichtarbeiter unter chronischem Schlafmangel und anderen streßerzeugenden Belastungen leiden, denen Tagarbeiter gewöhnlich nicht ausgesetzt sind. Bis vor kurzem glaubten Forscher, die Leistungsrhythmen würden vom täglichen Temperaturrhythmus des Körpers gesteuert. Sie meinten, mit dem Ansteigen der Körpertemperatur nehme die Fähigkeit zu fehlerfreiem Arbeiten zu, und wenn man erreiche, daß die Rhythmen der Körpertemperatur während der Nacht statt tagsüber stiegen, würden die Arbeitsleistungen auf das Niveau steigen, das ein Tagarbeiter erreichte.

Die meisten Chronobiologen sind jedoch der Ansicht, daß der Temperatur- und der Leistungsrhythmus nicht miteinander verbunden sind, obwohl die beiden Rhythmen parallel verlaufen können, sondern unabhängig voneinander funktionieren. Tatsächlich braucht der Temperaturrhythmus eines Arbeiters, der von Tagarbeit in die Nachtschicht wechselt, etwa zwölf Tage, bis er wieder synchron ist.

Doch die Fähigkeit des Arbeiters zur Ausführung komplizierter Arbeiten, bei denen er sein Erkenntnisvermögen einsetzen muß, paßt sich innerhalb weniger Tage an. Die Fähigkeit des Arbeiters zur Ausführung einfacher Arbeiten dagegen, wie das Einlegen einer Schraube in eine Maschine oder die Beobachtung eines Montagebandes im Hinblick auf defekte Teile, benötigt für die Anpassung länger als der Temperaturrhythmus.

Deshalb stellen viele Arbeiter während ihrer ersten »Tage« in der Nachtschicht fest, daß ihre Fähigkeit zur Lösung schwieriger Probleme sehr gut ist. Doch diese besondere Fähigkeit verschwindet nach einigen Tagen wieder, und die Fehler sowie die Müdigkeit setzen ein.

Nicht alle Zeitpläne für Schichtarbeit sind gleich

Die Arbeitgeber haben im Laufe der Jahre viele verschiedene Arten von Zeitplänen für ihre Schichtarbeiter ersonnen. Die drei üblichsten Systeme sind die beständige Schicht, der langsam wechselnde Arbeitsturnus und der rasch wechselnde Arbeitsturnus.

Das System der *beständigen* Schicht bedeutet, daß die Arbeiter Woche für Woche die gleiche Schicht machen und sie niemals wechseln. Beim *langsam wechselnden Arbeitsturnus* wird die Schicht wöchentlich gewechselt: Eine Woche lang machen die Arbeiter Frühschicht, in der folgenden Woche Spätschicht, in der dritten Woche Nachtschicht, in der vierten wieder Frühschicht und so fort. Beim *rasch wechselnden Arbeitsturnus* erfolgt der Schichtwechsel viel schneller. Die Arbeiter machen hier jede Schicht nur zwei Tage lang (was eine Arbeitswoche von sechs Tagen ergibt), und daran schließen sich zwei freie Tage an.

Die langsam wechselnde Schicht ist das belastendste der drei Systeme, weil es am verwirrendsten für Ihre Rhythmen ist. Wenn die Rhythmen gerade begonnen haben, sich auf eine Reihe neuer Zeitgeber einzustellen, wechseln Sie die Schicht und bringen sie wieder durcheinander. Dies wirkt sich auf Ihren Körper genauso aus, als würden Sie alle fünf Tage über sieben oder acht Zeitzonen fliegen. Der ständige Wechsel gibt Ihrem Körper nie die Chance, zeitlich aufzuholen, und als Folge davon wird Ihre Leistung ständig schlecht sein.

Die beiden anderen Systeme haben sowohl Vorteile als auch Nachteile, was die Leistung anbelangt. Entscheidend ist hier, welche Art von Arbeit Sie verrichten. Müssen Sie komplizierte geistige Aufgaben ausführen, beispielsweise einen Computer programmieren oder Probleme lösen, ist Ihre Leistung vielleicht besser, wenn Sie im rasch wechselnden Turnus arbeiten. Die meisten Menschen, deren Schicht in diesem raschen zweitägigen Turnus wechselt, orientieren sich weiterhin an der Tageszeit. Als Folge davon bleiben ihre biologischen Rhythmen ebenfalls an den täglichen Zeitplan gebunden. Das ist nicht nur weniger belastend für den Körper, sondern bedeutet auch, daß die nach diesem System arbeitenden Menschen in den Genuß des geheimnisvollen geistigen Schwungs kommen, der nach dem Wechsel in die Nachtschicht einsetzt und einige Nächte lang vorhält.

Für einfache, monotone Arbeit, die körperliche Geschicklichkeit verlangt, wie die Arbeit am Montageband, scheint sich die beständige Schicht mit gleichbleibender Arbeitszeit am besten zu eignen. Die körperliche Geschicklichkeit braucht zwei Wochen, um sich an einen neuen Zeitplan anzupassen. Während der Nacht wird Ihre Leistung zwar nie so gut sein, wie sie es am Tag wäre, doch bei diesem System haben Ihre Rhythmen wenigstens Zeit, sich so weit wie möglich an den neuen Zeitplan anzupassen.

Tips zur besseren Bewältigung von Schichtarbeit

Weil die Schichtarbeit sich auf alle Aspekte Ihres Lebens schädlich auswirken kann, würde der beste Rat zur Bewältigung von Schichtarbeit lauten, gar nicht erst damit anzufangen! Doch sofern Sie Schichtarbeit machen müssen, sei es auf Dauer oder vorübergehend, sollten Sie folgendes tun, um ihre Auswirkungen zu lindern:
o Falls Sie wählen können, entscheiden Sie sich für den rasch wechselnden Arbeitsturnus und nicht für den langsam wechselnden.
o Engagieren Sie sich für Ihre Schicht. Ändern Sie nach Möglichkeit alle anderen Aspekte Ihres Lebens, so daß sie in Ihren neuen Zeitplan passen.
o Gehen Sie nach der Heimkehr von einer Spät- oder Nachtschicht sofort schlafen.
o Bleiben Sie bei nahrhafter Kost. Vermeiden Sie es, Ihr nächtliches »Mittagessen« aus einem Automaten zu holen.
o Treiben Sie viel Sport. Ihr Körper braucht jede Kräftigung, die er bekommen kann.
o Seien Sie sich bewußt, daß Sie anfälliger für Unfälle und Fehler sind, wenn Sie in der Nachtschicht arbeiten.

10
Der Takt der Zukunft

Ob auch unser äußerlicher Mensch verdirbt,
so wird doch der innerliche von Tag zu Tag erneuert.
2. Korinther 4,16

Unsere Vorfahren lebten in alter Zeit nach dem Takt ihrer inneren Rhythmen. Sie aßen, wenn sie Hunger hatten, schliefen, wenn sie müde waren, und arbeiteten oder ruhten gemäß den Bedürfnissen ihrer Körper. Sonne, Mond und die Jahreszeiten waren ihre einzigen »Uhren«, an ihnen lasen sie ab, wann sie Wild jagen, ihre Felder bestellen oder Unterkünfte für den Winter bauen mußten. Gleich den Tieren, mit denen sie ihre Behausungen teilten, standen sie im Einklang mit der Natur.

In der hochtechnifizierten Welt, in der wir heute leben, ignorieren die meisten von uns die inneren Rhythmen und beachten gewöhnlich auch die äußeren nicht. Wir essen zu festgesetzten Tageszeiten, ob wir Hunger haben oder nicht; wir arbeiten während aller Stunden des Tages und der Nacht; wir setzen uns oft über das Verlangen unseres Körpers nach Schlaf hinweg, indem wir bis in die frühen Morgenstunden hinein aufbleiben. Elektrizität, Zentralheizung, Klimaanlagen, Reisen mit Jets und eine Reihe technischer Nebenerscheinungen, wie rund um die Uhr geöffnete Geschäfte und Lokale verschiedenster Art, verleiten uns, ein Leben zu führen, das nicht synchron ist mit den Rhythmen der Natur.

Doch wie sich zeigt, müssen wir wieder Kontakt mit unseren biologischen Rhythmen – und mit jenen der Natur – aufnehmen, sowohl unserer körperlichen Gesundheit als auch unserem geistigen Wohlbefinden zuliebe. Gemeint ist damit keine Rückkehr zur primitiven Lebensweise unserer Vorfahren. Gemeint ist vielmehr, daß wir die Art, in der unser Leben strukturiert ist, mit neuen Augen betrachten und in unseren Zeitplänen Änderungen vornehmen müssen, um die rhytmischen Schwankungen unseres Körpers zu berücksichtigen. Gemeint ist ferner, daß wir uns im täglichen

Leben eine Gangart angewöhnen müssen, die besser mit dem Tempo der natürlichen Schrittmacher in unserem Inneren übereinstimmt.

Institutionen müssen sich, genau wie jeder einzelne von uns, des ungeheuren Einflusses bewußt werden, den unsere inneren Rhythmen auf unser Leben haben. Noch mehr Firmen müssen die gleitende Arbeitszeit einführen, die es den Arbeitnehmern ermöglicht, ihre Arbeit zu unterschiedlichen Zeiten zu beginnen – sagen wir, zwischen sieben und zehn Uhr früh –, unter der Voraussetzung, daß sie dann die geforderte Stundenzahl ableisten. Die Morgen- und die Nachtmenschen könnten so ihren Arbeitstag gemäß ihren inneren Rhythmen planen. Außerdem sollten mehr Unternehmen an die zirkadianen Rhythmen denken, wenn sie die Zeitpläne für ihre Arbeitsschichten aufstellen. Polizeibeamte in Philadelphia beispielsweise führten vor kurzem einen Schichtwechsel mit Berücksichtigung der zirkadianen Rhythmen ein und erzielten damit überwältigende Erfolge. Die Beamten waren weniger müde und machten weniger Fehler.

Nach und nach findet die Chronobiologie Eingang in unsere medizinischen Institutionen, wo sie vielleicht die stärkste Wirkung auf unser Leben erlangen wird. Wie in Kapitel 6 erwähnt, experimentieren einige Krankenhäuser bereits mit der Verabreichung von Krebsmitteln zu genau festgesetzten Zeiten, und einige Psychiater berücksichtigen bei der Behandlung bestimmter Formen der Depression die Körperrhythmen. In der Zukunft könnten Chronotherapien dieser Art allgemein üblich werden.

Wie es jedoch heute aussieht, müssen wir noch sehr lange darauf warten, daß sich die Menschheit im allgemeinen der großen Bedeutung der Chronobiologie bewußt wird. Piloten und Krankenhausärzte beispielsweise arbeiten immer noch in langen, ihre Rhythmen zerstörenden Schichten, was sie anfälliger für lebensgefährliche Fehler macht. Wichtige internationale Gipfeltreffen werden immer noch ohne die geringste Beachtung des Jet-lag anberaumt. Und die Forschungslaboratorien großer pharmazeutischer Unternehmen erproben weiterhin Arzneimittel, ohne sie auf die zirkadianen Rhythmen abzustimmen.

In der Zukunft, mit dem zunehmenden Wissen über die Chronobiologie, werden sich die Praktiken unserer größeren Institutionen ändern, und man wird die biologischen Rhythmen berücksichtigen. Bis es soweit ist, kann jeder von uns seine Kenntnis der *eigenen* Rhythmen ausweiten. Zeichnen Sie Ihren Temperaturzyklus, den Zyklus Ihres Blutdrucks und andere täglichen Zyklen auf! Wenn Sie eine Frau sind, dann finden Sie heraus, welche Veränderungen sich allmonatlich in Ihrem Körper vollziehen! Lernen Sie, auf die Takte der »inneren Uhren« *Ihres* Körpers zu hören, und richten Sie Ihre tägliche Gangart nach diesen Takten aus! Dann wird Ihr Leben gesünder – und glücklicher – sein.

Literaturhinweise

Dr. med. ROBERT C. ATKINS: Dr. Atkins' Gesundheitsrevolution – Länger und gesünder leben – Das Handbuch der komplementären Medizin. Ariston Verlag, Genf/München 1989.

ELSYE BIRKINSHAW: Denken Sie sich jung! – So bleiben Sie jung. Ariston Verlag, Genf/München 1988.

ELSYE BIRKINSHAW: Denken Sie sich schlank! Diätfrei abnehmen in 21 Tagen. Ariston Verlag, Genf/München 1989.

Dr. med. LEONHARD HOCHENEGG, ANITA HÖHNE: Die Kunst, nicht krank zu werden. – So stärken Sie die Immunabwehr Ihres Körpers. Ariston Verlag, Genf/München 1988.

GERHARD H. JANTZEN: Biorhythmus – Wer klug ist, lebt danach. Ariston Paperback, Ariston Verlag, Genf/München 1986.

KEVIN und BARBARA KUNZ: Das große Buch der Reflexzonenmassage – Selbstbehandlung an Hand und Fuß. Ariston Verlag, Genf/München 1987.

Dr. JACK J. R. VAN MINDEN: Psychologische Eignungstests – Wer sie kennt, hat nichts zu fürchten. Ariston Verlag, Genf/München 1989.

Prof. Dr. med. LILA NACHTIGALL, JOAN R. HEILMAN: Östrogen – Was heutige sichere Therapie zu bewirken vermag. Ariston Verlag, Genf/München 1987.

DONALD NORFOLK: Nie mehr müde und erschöpft – Frisch und vital in 28 Schritten. Ariston Verlag, Genf/München 1987.

Dr. med. MARGARETE RAIDA: Überlisten Sie die Zahl Ihrer Jahre! – Jugend aus der Apotheke und anderen Quellen der Gesundheit. Ariston Verlag, Genf/München 1989.

GERTI SENGER, Doz. Dr. Dr. med. JOHANNES HUBER: Hormone – Was sie sind und was sie bewirken. Ariston Verlag, Genf/München 1989.

Dr. med. MICHAEL WIEDEMANN: Der Gesundheit auf der Spur – Die Mikro-Nährstoffe der Orthomolekularmedizin. Ariston Verlag, Genf/München 1989.

SACHBÜCHER AKTUELLER MEDIZIN
in Balacron mit Goldprägung und cellophaniertem, farbigem Schutzumschlag

DAS HANDBUCH GANZHEITLICHER SELBSTHEILUNG
HANDGRIFFE DES MEDIZINISCHEN TAO-SYSTEMS
Von Dr. med. Stephen T. Chang

Dieses Buch (Bestseller in den USA und Frankreich) stammt von einem Arzt, der in China und in den USA in Medizin promoviert hat. Die in seiner Praxis bewährten Revitalisierungsübungen heilen den Organismus und führen ihm Energie zu. Es gibt z. B. Übungen zur Schmerzlinderung, zur Aktivierung der Leberfunktion, zur Gewichtsabnahme, zur Stärkung der Sehkraft und des Herzens. Diese Übungen taoistischer Selbstheilung sind anhand von 100 Abbildungen mühelos anzuwenden und problemlos im Alltag durchzuführen. 280 Seiten, 100 Abb., geb., ISBN 3-7205-1599-0.

DAS GROSSE BUCH DER REFLEXZONENMASSAGE
SELBSTBEHANDLUNG AN HAND UND FUSS
Von Kevin und Barbara Kunz

Die Reflexzonentherapie oder -massage ist eine neuartige und äußerst wirksame Methode der Physiotherapie und hat sich in den letzten Jahren erfolgreich durchgesetzt: zur Entspannungsförderung, zur günstigen Beeinflussung einzelner Körperregionen und Organe, zur Behandlung zahlreicher Beschwerden, Schmerzzustände und Erkrankungen. Aus vieljähriger Erfahrung in der Reflexzonenarbeit haben die Autoren alle erprobten Techniken in diesem Handbuch zusammengestellt und jeden Griff genau beschrieben und in Zeichnungen demonstriert. 1000 Abbildungen veranschaulichen die Therapiemaßnahmen und -programme für über 60 alphabetisch nachzuschlagende Störungen: von Akne bis Zwerchfellbruch. 320 Seiten, 1000 Abb., geb., ISBN 3-7205-1433-1.

ÜBERLISTEN SIE DIE ZAHL IHRER JAHRE!
JUGEND AUS DER APOTHEKE UND ANDEREN QUELLEN DER GESUNDHEIT
Von Dr. med. Margarete Raida

Es gibt eine Fülle von pflanzlichen, homöopathischen und chemischen Substanzen, altbewährten Hausmitteln und neuentwickelten Regenerationstherapeutika, die wahre Wunder wirken. Man muß jedoch wissen, was wie wirkt und warum das so ist, wer was benötigt und wo man es erhält. Die klinikerfahrene Ärztin berät Sie zuverlässig und erläutert bewährte und auch neueste Verjüngungsmethoden und Regenerationskuren, die dazu beitragen, auf natürlichem Wege die Vitalkraft und Lebensqualität wiederherzustellen, zu erhalten und zu steigern. 192 Seiten, geb., ISBN 3-7205-1569-9.

DIESE FASZINIERENDEN BÜCHER ERHALTEN SIE IM BUCHHANDEL

Ein umfangreiches, farbiges Bücher-Magazin mit sämtlichen Titeln unseres auf Medizin, angewandte Psychologie und Esoterik spezialisierten Verlagsprogramms können Sie gratis anfordern bei

ARISTON VERLAG · GENF/MÜNCHEN
CH-1211 GENF 6 · POSTFACH 176 TEL. 022/786 18 10 · FAX 022/786 18 95
D-8000 MÜNCHEN 70 · BOSCHETSRIEDER STRASSE 12 · TEL. 089/724 10 34

SACHBÜCHER AKTUELLER MEDIZIN

in Balacron mit Goldprägung und cellophaniertem, farbigem Schutzumschlag

DIE HORMONTHERAPIE
GESUNDHEIT, JUGENDLICHKEIT, BLÜHENDES AUSSEHEN
Von Prof. Dr. Dr. med. Johannes Huber

Einer der führenden europäischen Endokrinologen verrät: Beschwerden, Krankheiten und organische Funktionsstörungen unterschiedlichster Art, die als lästig und behandlungsresistent galten, haben ihre Ursachen in Unstimmigkeiten des körpereigenen Informationssystems, des Hormonhaushalts; von Migräne bis Übergewicht, von Bluthochdruck bis Verkalkung, von Haarausfall bis Blasenentzündung. Gibt es Störungen in diesem Kommunikationssystem, wird die Funktion der Empfängerorgane beeinträchtigt. An deren Symptomen herumzukurieren hilft jedoch nichts – die Hormone sind die Schaltstelle für die Therapie! 180 Seiten, geb., ISBN 3-7205-1603-2.

DR. ATKINS' GESUNDHEITSREVOLUTION
DAS HANDBUCH DER KOMPLEMENTÄREN MEDIZIN
Von Dr. med. Robert Atkins

Als Verfechter einer neuen, der »komplementären« Medizin, legt hier der weltberühmte Arzt und Autor sein jahrelang erarbeitetes Hauptwerk vor, das, so urteilt die Fachwelt, bahnbrechend ist. Die Lösung heißt, die Methoden der Schul- und Alternativmedizin zu kombinieren und zu ergänzen. Laut Dr. med. H. A. Nieper, Hannover, der das Vorwort schrieb, »trifft Dr. Atkins' Buch maßgeschneidert in die Situation unseres Gesundheitswesens und verhilft dem Leser, zur Gesundheitserhaltung und Gesundheitsgewinnung richtige und moderne biologische Wege zu finden«. Es leitet eine Revolution zum Wohl aufgeklärter Patienten ein. 368 Seiten, geb., ISBN 3-7205-1571-0.

DAS GROSSE HANDBUCH DER HOMÖOPATHIE
EIN RATGEBER FÜR DIE GANZE FAMILIE
Von Eric Meyer (Hrsg.)

Die Homöopathie erlebt heute eine Renaissance ohnegleichen, weil sie auf besondere Weise den Erfordernissen der Gesunderhaltung gerecht wird. Homöopathische Mittel sind billig und belasten den Körper nicht durch nachteilige Nebenwirkungen. Sie mobilisieren die körpereigenen Abwehrmechanismen und Selbstheilungskräfte. Die Homöopathie gestattet mit geringen Risiken und hohen Erfolgschancen die Selbstbehandlung und trägt zu einer zeitgemäßen Ökologie in der Medizin bei. Dieses umfassende enzyklopädische Kompendium eines Expertenteams macht Sie mit 350 Krankheitsbildern bekannt. Sie schlagen wie in einem Lexikon nach und erfahren nach neuesten Erkenntnissen die möglichen Ursachen und die zur Heilbehandlung geeigneten Mittel. 320 Seiten, geb., ISBN 3-7205-1567-2.

ARISTON VERLAG · GENF/MÜNCHEN
CH-1211 GENF 6 · POSTFACH 176 · TEL. 022/786 18 10 · FAX 022/786 18 95
D-8000 MÜNCHEN 70 · BOSCHETSRIEDER STRASSE 12 · TEL. 089/724 10 34